PT・OTのための

高次脳機能障害 ABC

編集
網本 和
首都大学東京教授

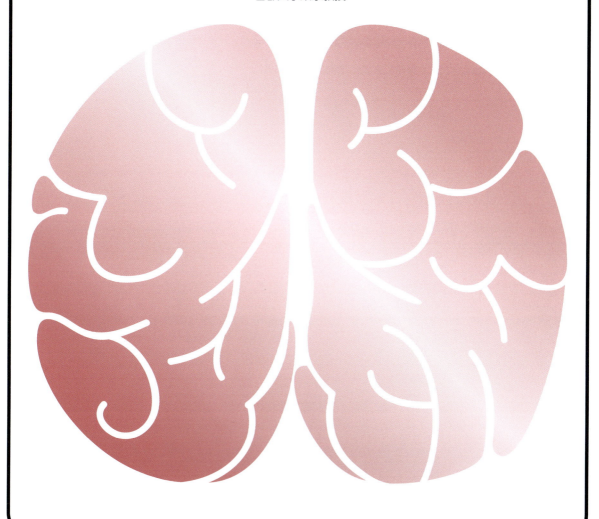

文光堂

● 編　集

網本	和	首都大学東京大学院人間健康科学研究科教授

● 執　筆（執筆順）

網本	和	首都大学東京大学院人間健康科学研究科教授
藤野	雄次	埼玉医科大学国際医療センターリハビリテーションセンター主任
宮本	真明	渕野辺総合病院リハビリテーション室主任
鈴木	誠	北里大学医療衛生学部リハビリテーション学科教授
渡辺	眞澄	県立広島大学保健福祉学部コミュニケーション障害学科准教授
能登	真一	新潟医療福祉大学医療技術学部作業療法学科教授
渡辺	学	北里大学メディカルセンターリハビリテーションセンター係長
平林	一	鹿教湯三才山リハビリテーションセンター鹿教湯病院心理療法科科長
渡邉	修	東京慈恵会医科大学附属第三病院リハビリテーション科教授
松田	雅弘	植草学園大学保健医療学部理学療法学科講師

序

　1979年4月，筆者はその頃はまだ存続していた国立療養所東京病院附属リハビリテーション学院（通称清瀬リハ学院）の理学療法学科15期生として卒業し長野県鹿教湯病院に着任した．当時リハビリテーション病院の多くは鹿教湯，七沢，有馬など風光明媚な温泉地に立地していて，現在でいう回復期から維持期の症例を対象としていたのである．その鹿教湯で駆け出しの新人であった筆者が，最初に担当した症例は発症3ヵ月経過し重度の左片麻痺を呈し，顔面は右を向き，介助立位を試みると所謂健側下肢で強く押して抵抗する患者であった．今思えばその病態が半側空間無視とPusher現象の合併例であることは容易に理解でき，またその対応にも一定の方法を講ずることも可能であるが，拙い臨床実習経験しか持ち合わせていなかった筆者には衝撃の出会いとなった．学院時代にこの領域のトップランナーであった鎌倉矩子先生（老人総合研究所，当時）から教授された1コマ～2コマ分の講義ノートをひっくり返して文字通り必死で理学療法プログラムを試行したのである．HécaenとAlbertの「Human Neuropsychology」が出版されたのが1978年，高次脳機能障害に関する情報に飢えていた筆者が早速その原著を入手したのが1981年8月のことであり，爾来この領域における評価法，治療アプローチに臨床家として関心を強く寄せてきた．

　「脳の時代」である21世紀の今日，高次脳機能，ニューロリハビリテーション，認知リハビリテーションなどの命題は，いまや完全に市民権を得て，数少ない神経学者，神経心理学者の掌の枠外に展開して多くのリハビリテーションのセラピストが直面する重要な課題となったのである．現在では「高次脳機能障害」に関する多数の文献，書籍が存在し，むしろ情報の整理が必要となっている．そのため脳血管障害，脳外傷などによる「脳損傷例 brain-damaged」の評価，治療，リハビリテーションに携わる関係者にとっては，基本的かつ不可欠な事項を理解して臨床的適用に反映することが求められている．

　本書は，その書名（ABC）が示すようにリハビリテーション関連の学生，臨床経験の浅い初学者を基本的な対象と想定しているが，一方指導的立場にある経験者にあっても知識・情報を整理して新たな展望を拓くことにも役立つものと確信する．その意味では，本書は理論書ではなく臨床家（professional）のための実践書であることを宣言（profess）しておきたい．本書に示された内容を一つのステップとして活用していただき，臨床現場からの批判を礎としてさらに洗練していくことが使命であると考えている．

　筆者を代表して
　2015年初冬

　　　　　　　　　　　　　　首都大学東京 人間健康科学研究科　網本　　和

目次

第1章　高次脳機能障害のABC

高次脳機能障害のABC ─ 網本　和　2

- Ⓐ 高次脳機能障害をめぐって（aspects of higher brain dysfunction）……… 2
- Ⓑ 脳の可塑性（brain plasticity）……… 3
- Ⓒ 認知リハビリテーション（cognitive rehabilitation）……… 5

第2章　高次脳機能障害の実際

1　意識障害 ─ 藤野雄次　10

- ❶ 意識障害とは？……… 11
- ❷ 意識の中枢はどこ？……… 11
- ❸ 意識障害の原因は？……… 12
- ❹ 重症の意識障害患者の大切なサイン……… 12
- ❺ 意識障害を評価する……… 14
- ❻ 意識障害の判断に迷う病態……… 15
- ❼ 意識障害に対するアプローチ……… 16
- ❽ 評価と治療アプローチの流れ……… 17
- ❾ 症例提示……… 18
- ❿ 治療経過のまとめと解釈……… 20
- ⓫ ADVANCED LEVEL ▶頭部画像から診る意識障害……… 20
- ⓬ まとめ……… 21

2　注意障害 ─ 宮本真明　22

- ❶ 注意とは？……… 23
- ❷ 注意障害の評価……… 25
  - 1）机上検査……… 26
  - 2）日常生活の観察による評価……… 29
- ❸ 注意障害の責任病巣……… 30
- ❹ 注意障害に対するアプローチ……… 31
- ❺ 治療アプローチ決定までの流れ……… 33
- ❻ 症例提示……… 33
- ❼ ADVANCED LEVEL ▶運動課題と認知課題，どちらの処理を優先する？……… 36
- ❽ まとめ……… 37

3　認知症 ─ 鈴木　誠　38

- ❶ 認知症とは？……… 39
- ❷ なぜ認知症が出現するのか？……… 40
- ❸ 認知症に伴う症状は？……… 40
- ❹ 認知症に対する評価は？……… 41
- ❺ 認知症に対するアプローチは？……… 43
  1. 認知トレーニング……… 43
  2. 運動療法……… 43
  3. 日常生活への支援……… 43
  4. 介護者への支援……… 44
- ❻ 評価と治療アプローチの流れ……… 44
- ❼ 症例提示……… 44
  1. 基本情報……… 44
  2. 特別養護老人ホーム入居時の評価……… 45
- ❽ 初期評価中の担当セラピストの考察内容と治療経過……… 46

❾ ADVANCED LEVEL ▶日常生活動作の基礎と
なる機能を向上する ……………… 46
❿ まとめ ……………………………… 48

4 失語症 ──── 渡辺眞澄 49

❶ 失語症とは？ ……………………… 49
❷ 失語症のタイプと症状，損傷部位 … 49
　1. 失語症研究の流れ ………………… 49
　　1）古典論─ウェルニッケ-リヒトハイムの
　　　モデル ……………………………… 49
　　2）ボストン学派による失語症候群 … 51
❸ 失語症研究の最近の動向 ………… 54
　1. 認知神経心理学的アプローチ …… 54
　2. 計算論的認知神経心理学 ………… 55
　3. 表出や理解に影響を及ぼす語の属性 … 55
❹ 失語症の評価と訓練 ……………… 57
　1. 評　価 ……………………………… 59
　2. 訓　練 ……………………………… 59
❺ ADVANCED LEVEL ▶ブローカ失語およびウェ
ルニッケ失語患者における文の発話 …… 61
　1. 文発話のプロセス ………………… 61
　　1）語彙プロセス：XバーとD構造 … 62
　　2）統語処理とS構造 ……………… 62
　　3）形態・音韻処理 ………………… 63
　2. ブローカ失語における文発話の障害
　　─助詞の誤用 ……………………… 63
　　1）仮名単語，仮名非語の音読 …… 64
　　2）名詞，動詞，助詞の読み ……… 64
　　3）助詞の音読成績と頻度 ………… 65
　　4）患者Aの音読障害と文法障害 … 66
　3. ウェルニッケ失語患者の発話─意味不明の
　　ジャーゴン発話 …………………… 68
　　1）動詞の活用検査 ………………… 69
　　2）外国語話者のジャーゴン発話 … 71
　4. 脳の損傷部位と症状 ……………… 71

❻ まとめ ……………………………… 72

5 失行症 ──── 能登真一 75

❶ 失行とは？ ………………………… 76
❷ なぜ失行が出現するのか？ ……… 76
❸ 失行にはどのような種類があるのか？… 76
❹ 脳のどこが損傷されると出現するのか？… 78
❺ 失行を評価する …………………… 78
❻ 失行に対するアプローチ ………… 81
❼ 評価とアプローチの流れ ………… 83
❽ 症例提示 …………………………… 83
❾ ADVANCED LEVEL ▶失行メカニズムの解明に
向けて ……………………………… 87
❿ まとめ ……………………………… 87

6 失認症 ──── 能登真一 89

❶ 失認とは？ ………………………… 90
❷ なぜ失認が出現するのか？ ……… 90
❸ 失認にはどのような種類があるのか？… 91
❹ 脳のどこが損傷されると出現するのか？… 93
❺ 失認を評価する …………………… 93
❻ 失認に対するアプローチ ………… 95
❼ 評価とアプローチの流れ ………… 97
❽ 症例提示 …………………………… 97
❾ 動く対象の認知 …………………… 102
❿ まとめ ……………………………… 102

7 半側空間無視 ──── 渡辺　学 104

❶ 半側空間無視とは？ ……………… 105
❷ 半側空間無視の一般的症状 ……… 106
❸ 左側が見えないのか？ …………… 107
❹ なぜ無視が生じるのか？（症候学的仮説）
　………………………………………… 108

❺ 脳のどこが損傷すると半側空間無視が生じるのか？ …… 110
❻ なぜ無視が生じるのか？（神経科学的仮説） …… 113
❼ 半側空間無視だけか？ …… 114
❽ 半側空間無視の評価 …… 115
❾ 半側空間無視へのアプローチ …… 121
❿ 評価と治療アプローチの流れ …… 123
⓫ 症例提示 …… 124
⓬ ADVANCED LEVEL ▶視覚的注意の制御 …… 130
⓭ まとめ …… 130

8 Pusher現象 ——— 宮本真明 132

❶ Pusher現象とは？ …… 133
❷ なぜPusher現象が出現するのか？ …… 133
❸ 脳のどこが損傷されると出現するのか？ …… 134
❹ 麻痺側へ傾いているからといって，すべてがPusher現象ではない！ …… 134
❺ Pusher現象を評価する …… 135
❻ Pusher現象に対するアプローチ …… 136
❼ 評価と治療アプローチの流れ …… 141
❽ 症例提示 …… 141
❾ 初期評価中の担当セラピストの考察内容と治療経過 …… 144
❿ ADVANCED LEVEL ▶脳機能解剖の視点からの戦略 …… 146
⓫ まとめ …… 147

9 記憶障害 ——— 平林 — 149

❶ 記憶障害とは？ …… 150
❷ 記憶にもいろいろな種類がある …… 150
　1. 記憶している時間による分類 …… 150
　2. 生活時間の流れに沿った分類 …… 150
　　1) 過去から積み上げられてきた記憶 …… 150
　　2) 現在の意識を作り上げている記憶 …… 151
　　3) 近未来に予定した行動を駆動する記憶 …… 151
❸ 記憶障害にもいろいろなタイプがある …… 152
　1. 純粋健忘症候群 …… 152
　2. コルサコフ症候群 …… 152
　3. 頭部外傷後遺症による健忘症状 …… 152
　4. 意味記憶障害 …… 153
❹ 記憶障害をどのように検査するか …… 153
❺ 記憶障害のリハビリテーション（「脳トレ」「メモ取れ」「枠はめ」トレーニング） …… 157
❻ ADVANCED LEVEL ▶障害の気づき（アウェアネス）へのアプローチ …… 162
❼ 認知症の記憶障害に対する対応 …… 162
❽ 症例提示 …… 163
❾ まとめ …… 167

10 遂行機能障害 ——— 平林 — 171

❶ 遂行機能とは？ …… 171
❷ 前頭葉機能を理解するための枠組み …… 171
❸ 遂行機能の検査にはどのようなものがあるか …… 172
❹ 遂行機能障害によって社会生活に起きそうな問題を予想する …… 174
❺ 遂行機能障害のリハビリテーション …… 176
　1. 遂行機能障害の改善を目指す直接トレーニング …… 177
　2. 遂行機能障害を有する患者の日常生活への適応を向上させるアプローチ …… 178
　3. 遂行機能障害を有する患者の就労支援 …… 178
　4. 遂行機能障害の外的代償手段 …… 178
　5. まとめ …… 179
❻ ADVANCED LEVEL ▶前頭葉損傷による物品の系列的操作の障害—action disorganization syndrome— …… 179
❼ まとめ …… 183

第3章 解剖学的基盤と画像診断

1 画像の診かたの基礎
　　　　　　　　　　　　渡邉　修・松田雅弘　186

1. 機能解剖の基礎　186
2. 形態画像と機能画像　188

2 前頭葉障害画像と臨床症状
　　　　　　　　　　　　渡邉　修・松田雅弘　191

1. 発動性の低下（アパシー）　191
2. ワーキングメモリーの障害　191
3. 遂行機能障害　191
4. 注意障害　191
5. 流暢性の障害　192
6. 病識の低下　193
7. 情緒・感情のコントロールの障害　194
8. 道具の強迫的使用・他人の手徴候（alien hand）　194
9. 展望的記憶の障害　195
10. 運動障害　195

3 頭頂葉障害画像と臨床症状
　　　　　　　　　　　　渡邉　修・松田雅弘　197

1. 右頭頂葉　197
2. 左頭頂葉　199

4 側頭葉障害画像と臨床症状
　　　　　　　　　　　　渡邉　修・松田雅弘　201

1. 聴覚情報の処理の障害　201
2. 記憶障害　201
3. クリューヴァー・ビューシー症候群　204

5 後頭葉障害画像と臨床症状
　　　　　　　　　　　　渡邉　修・松田雅弘　205

1. 一次視覚野（17野）を主とする障害　205
2. 二次視覚野（18野, 19野）を主とする障害　205
3. 相貌失認　205
4. バリント症候群　206
5. 同時失認　207
6. 街並失認　207

6 基底核障害画像と臨床症状
　　　　　　　　　　　　渡邉　修・松田雅弘　208

1. 基底核の構造と機能, 大脳半球との線維連絡　208
2. 視床の構造と機能, 大脳半球との線維連絡　210

7 fMRI, fNIRSなど脳機能画像
　　　　　　　　　　　　松田雅弘・渡邉　修　213

1. ニューロイメージングの技術が脳機能を視覚化する　213
2. fMRI（機能的MRI）は脳活動の何を見ているのか　213
3. fMRIの実際　214
4. fNIRS（機能的NIRS）は脳活動の何を見ているのか　214
5. fNIRSの実際　216
6. fMRI/fNIRSを利用した脳卒中の機能回復に関する研究　216

索引　221

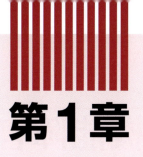

第1章

高次脳機能障害のABC

高次脳機能障害のABC

A 高次脳機能障害をめぐって（aspects of higher brain dysfunction）

　ヒトには，腎，肺など左右一対の器官が存在しその生理学的機能もまた同一であるが，脳は左右一対の構造を持ちながら言語，巧緻動作に関する行為，空間認知などの「高次な機能」には左右差があることが知られてきた．脳血管障害，頭部外傷，脳腫瘍などによって脳が損傷されると運動麻痺や感覚障害などの一次的障害に加えて注意障害，記憶障害，遂行機能障害などの全般的症状を呈することがあり，また失語症，失行症，失認症などの局所的症状が出現することがある．このような「高次な機能」の障害は，higher brain dysfunctionあるいはcognitive dysfunctionと記載され高次脳機能障害あるいは認知（機能）障害とされる．後者は知能の障害である「認知症dementia」と紛らわしいためわが国では主として前者が汎用されている．この場合の「脳」は大脳（皮質および皮質下）だけでなく，間脳，中脳，基底核，小脳を含んでいるため「高次神経機能障害」とも記載される．

　高次脳機能障害をターゲットとする学問領域は，大脳病理学，神経心理学，認知神経心理学などであり，1861年にBrocaがtan症例（**図1**）を報告したことを嚆矢とする．

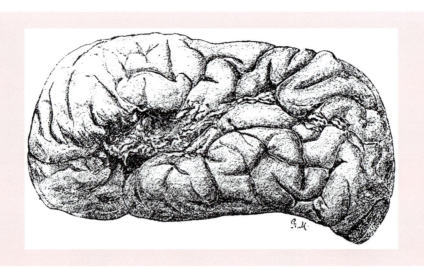

図1 Brocaの症例tanの剖検図
（Hécaen H, Lantéri-Laura G：Evolution des connaissances et des doctrines sur les localisations cérébrales. Desclée de Brouwer, Paris, 1977. 浜中淑彦，大東祥孝（訳）：大脳局在論の成立と展開．p 87，医学書院，1983より引用）

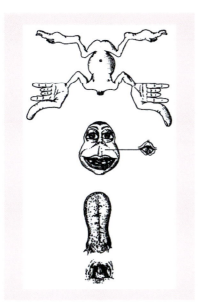

図2 最初のhomunculus
(Penfield W, Boldrey E：Somatic motor and sensory representation in the cerebral cortex of man as studied by electrical stimulation. Brain. 60(4)：432, 1937 より引用)

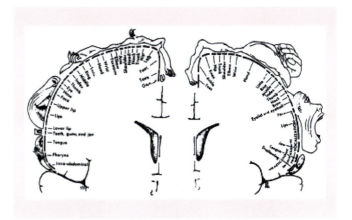

図3 脳の冠状断から見た機能局在
(Penfield W, Rasmussen T：Somatic Sensation and Movement. The Cerebral Cortex of Man. pp 214-215, Macmillan, New York, 1950 より引用)

Hécaenら[1]の「大脳局在論の成立と展開」には「Broca以前には十分知られていなかった（左）大脳半球優位性という思いがけない知見がもたらされた」と記されている．すなわち脳機能には左右差が存在することが認識されるようになったのである．さらに1874年26歳のWernickeは「語音の受容と了解の変容として現れるはずの今一つの失語型が存在するはず」としていわゆる感覚言語中枢の存在を示した．すなわちBrocaによって示された左右の半球間差だけでなく，同じ左半球内での部位差があることを指摘したのである．

Penfieldは1937年163例のてんかん患者の局所麻酔下の術中皮質刺激で得られた結果をまとめた最初の脳機能局在地図（図2）を発表し[2]，さらに1950年には現在最も有名なマップ（homunculus 図3）を報告した[3]．1960年代にはSperry[4]による難治性てんかん患者に対する分離脳実験を経て，従来の損傷脳研究では示すことができなかったそれぞれの脳半球の機能を検討することが可能となり，「脳のある部位にはある特定の機能が局在する」ことが確認されてきた．一方でfMRIなどの脳機能画像が侵襲，損傷のない状態での脳機能の解明に接近しつつあり，さまざまな部位が機能的に連合して機能することが報告されてきている．このことはまた，後述するように新たな治療アプローチへの貢献をもたらすようになった．この点において高次脳機能障害の理解とそのリハビリテーションは，現在喫緊の課題として多大な関心を集めているといえよう．

B 脳の可塑性（brain plasticity）

脳の可塑性は，神経可塑性（neuroplasticity）とも呼ばれ，新しい経験によって神経細

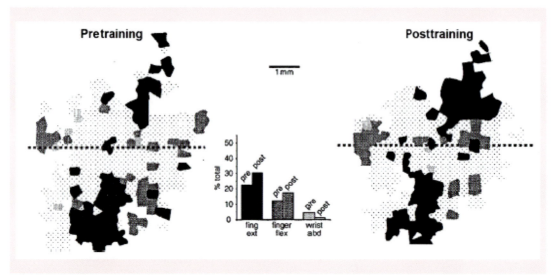

図4　M1における手指伸展，屈曲，手関節外転の領域のトレーニング前後での変化
(Nudo RJ, Milliken GW, Jenkins WM, et al：Use-dependent alterations of movement representations in primary motor cortex of adult squirrel monkeys. J Neurosci. 16(2)：795, 1996 より許諾を得て転載)

胞の活動が変化し，新たな神経細胞間のネットワークが形成され，その機能が変化することとされる．1949年Hebb[5]は，同期して活動する神経細胞間には，それが離れていても神経回路が生成され，反復して頻繁に使用される神経回路網の機能は強化され，使用しない機能は失われるという「使用依存性可塑性」について言及した．1996年Nudoら[6]は，リスザルにおける実験から，餌をとる時に手指の巧緻動作が必要となる課題を反復すると運動野の手指領域が拡大すること(図4)を示し，脳機能地図が可逆的であることを報告した．この研究が脳のリハビリテーションに与えた影響は大きく，その後ヒトにおいて「拘束誘発性運動療法(constraint-induced movement therapy：CI療法あるいはCIMT)」が適用されるようになる．

　Dancauseら[7]によれば可塑性は①脳損傷部位には隣接しないが，機能的に連絡している遠隔領域への脳活動の抑制作用を示しているdiaschisisの解除，②脳損傷後の関節と筋の運動学的変化は共通部分が多いため代償性パターンによって課題を遂行すること，③局所的または遠隔の過程を経由した神経系の再結合，によってもたらされるという．このような適応的可塑性として長期増強，長期抑制，すでに存在する神経回路およびシナプスが使用されていなかったものが，損傷による環境変化の際シナプスとして機能するようになるunmasking，シナプス再モデル化，神経伝達物質の変化，競合的半球間抑制の解除が知られている．

　競合的半球間抑制の解除については，とりわけ上肢運動麻痺の改善を目的とした非侵襲的脳刺激(反復経頭蓋磁気刺激(repetitive transcranial magnetic stimulation：rTMS)と経頭蓋直流電気刺激(transcranial direct current stimulation：tDCS)の研究によってその機序が考察されてきた．TMSは頭蓋上においたコイルに高電圧の高電流

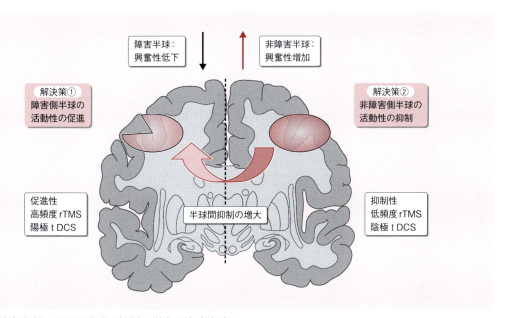

図5 脳障害患者における半球間抑制の増大と治療方略（Fregni F, Pascual-Leone A：Technology Insight：noninvasive brain stimulation in neurology-perspectives on the therapeutic potential of rTMS and tDCS. Nat Clin Pract Neurol. 3(7)：385, 2007 より引用，著者訳）
① 障害後は非障害側から障害側に向けての抑制が増大する．
② 低下した障害側の活動性の促進を高頻度rTMS・陽極tDCSによって図る．
③ 過活動となっている非障害側の活動性の抑制を低頻度rTMS・陰極tDCSによって図る．

を流し，渦電流を引き起こすことによって大脳皮質を刺激すると考えられ，抑制性に作用する低頻度rTMS（1 Hz以下）と興奮性に作用する高頻度rTMS（5 Hz以上）が知られている．tDCSは表面電極を頭皮上におき直流を通電する手法で，陽極刺激は大脳皮質の興奮性を増加させ，陰極刺激は大脳皮質の興奮性を低下させる効果を持つとされる（図5）[8]．このような特性を利用して，両側大脳半球間の興奮性の不均衡を改善すること，すなわち健側運動野から障害側運動野への半球間抑制の相対的過剰状態を解除することで運動麻痺を改善するメカニズムが考えられている[9,10]．このメカニズムを利用した失語[11]，半側空間無視[12]などの高次脳機能障害への効果に関する報告も近年増加しており今後の発展に期待できる．

C 認知リハビリテーション（cognitive rehabilitation）

　高次脳機能障害の認知リハビリテーションにおいては，少なくとも2つの視点の組み合わせが重要である．まず対象とするのは高次脳機能障害という症状であるのか，それを伴った症例なのかという点が第一の視点である．すなわち高次脳機能障害症状を治療対象とする時は，失語の言語症状や半側空間無視という現象そのものに対応する，いわばimpairmentのレベルの治療であり従来神経心理学的領域で多くの報告がなされてきた．一方高次脳機能障害を伴った症例を対象とする場合には，日常生活活動の障害を含

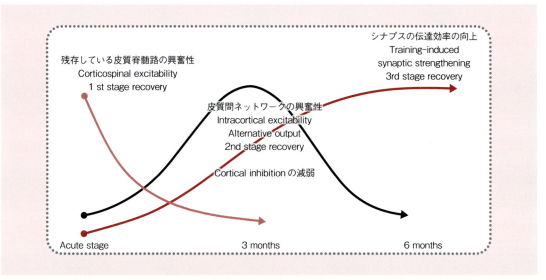

図6　シナプス伝達の効率化による代替ネットワークの再構築
（原　寛美：脳卒中運動麻痺回復可塑性理論とステージ理論に依拠したリハビリテーション．脳外誌．21(7)：518，2012より引用）

めての対応となりいわゆるdisabilityへの対応である．治療アプローチを試行する際のモデルとして，Diller[13]は経験不足による不足モデル（deficiency），様相間の対立としての干渉モデル（interference），機能的欠如によって惹起する欠如モデル（absence）があることを指摘した．特に高次脳機能障害に対しては干渉モデルが重要であり，例えば「読み」が困難な症状に対して指でなぞるという運動覚モダリティーを利用することで治療的接近が可能となることを論じている．

　第二の重要な視点はどの病期における治療アプローチなのか，という視点である．運動麻痺への治療戦略においてSwayneら[14]の知見を背景として原[15]は，脳血管障害後急性期からの機能回復ステージ理論を論じている．すなわち発症3ヵ月までの急性期では残存する皮質脊髄路の刺激が重要であり，3ヵ月から6ヵ月の間は皮質間の新たなネットワークの興奮性に依存して皮質間の抑制解除によって回復する時期であり，その後はシナプス伝達の効率化による代替ネットワークが再構築されるという（図6）．ここで提唱されているのは主として運動麻痺に関するものであるが，高次脳機能障害への対応においても脳の病期を考慮する必要がある．渡邉[16]は，急性期から回復期は高次脳機能障害の自然回復が期待される一方で，言語能力，記憶能力の改善など要素的なレベルでの改善が期待できると指摘した．さらに時期が経過するとこれらのアプローチよりもむしろ，代償手段を身につける方法に重点をおき特定の環境に適応する技術を身につけるようなアプローチを行うべきであるとしている．

　認知リハビリテーションの具体的方法については，それぞれの章において解説されるが近年の発展について触れておきたい．トップダウンのアプローチとしては非侵襲的脳刺激が，運動麻痺だけでなく高次脳機能障害の改善に対しても有望な方法であることは

すでに述べたとおりである．ボトムアップアプローチとしては，半側空間無視に対するプリズムアダプテーションの有効性が支持されており（半側空間無視の項を参照），さらにヴァーチャルリアリティを利用した視覚イメージ変容による無視症例での評価と治療が報告されている[17]．このように認知リハビリテーションは，神経心理学あるいは認知神経科学を基盤としながら，ロボティクス，ブレインマシンインターフェイスなど学際的領域を包含しつつ展開されてきており，多くの職種の知的交流と理解が重要課題である．

● 文献

1) Hécaen H, Lantéri-Laura G：Evolution des connaissances et des doctrines sur les localisations cérébrales. Desclée de Brouwer, Paris, 1977（浜中淑彦，大東祥孝 訳：大脳局在論の成立と展開. pp 81-168, 医学書院, 1983）
2) Penfield W, Boldrey E：Somatic motor and sensory representation in the cerebral cortex of man as studied by electrical stimulation. Brain. 60(4)：389-443, 1937
3) Penfield W, Rasmussen T：Somatic Sensation and Movement. The Cerebral Cortex of Man. pp 214-215, Macmillan, New York, 1950
4) Sperry RW：Cerebral Organization and Behavior：The split brain behaves in many respects like two separate brains, providing new research possibilities. Science. 133(3466)：1749-1757, 1961
5) Hebb DO：The Organization of Behavior：A Neuropsychological Theory. John Wiley & Sons, New York, 1949
6) Nudo RJ, Milliken GW, Jenkins WM, et al：Use-dependent alterations of movement representations in primary motor cortex of adult squirrel monkeys. J Neurosci. 16(2)：785-807, 1996
7) Dancause N, Nudo RJ：Shaping plasticity to enhance recovery after injury. Prog Brain Res. 192：273-295, 2011
8) Fregni F, Pascual-Leone A：Technology Insight：noninvasive brain stimulation in neurology-perspectives on the therapeutic potential of rTMS and tDCS. Nat Clin Pract Neurol. 3(7)：383-393, 2007
9) Murase N, Duque J, Mazzocchio R, et al：Influence of interhemispheric interactions on motor function in chronic stroke. Ann Neurol. 55(3)：400-409, 2004
10) Takeuchi N, Chuma T, Matsuo Y, et al：Repetitive transcranial magnetic stimulation of contralesional primary motor cortex improves hand function after stroke. Stroke. 36(12)：2681-2686, 2005
11) Weiduschat N, Thiel A, Rubi-Fessen I, et al：Effects of repetitive transcranial magnetic stimulation in aphasic stroke：a randomized controlled pilot study. Stroke. 42(2)：409-415, 2011
12) Oliveri M, Bisiach E, Brighina F, et al：rTMS of the unaffected hemisphere transiently reduces contralesional visuospatial hemineglect. Neurology. 57(7)：1338-1340, 2001
13) Diller L：Neuropsychological rehabilitation. Neuropsychological rehabilitation. Meier MJ, Benton AL, Diller L (eds.), pp 3-17, Churchill Livingstone, Edinburgh, 1987
14) Swayne OB, Rothwell JC, Ward NS, et al：Stages of motor output reorganization after hemispheric stroke suggested by longitudinal studies of cortical physiology. Cereb Cortex. 18(8)：1909-1922, 2008
15) 原　寛美：脳卒中運動麻痺回復可塑性理論とステージ理論に依拠したリハビリテーション．脳外誌. 21(7)：516-526, 2012
16) 渡邉　修：認知リハビリテーションのエビデンス．Jpn J Rehabil Med. 50(7)：530-535, 2013
17) Tanaka T, Ifukube T, Sugihara S, et al：A case study of new assessment and training of unilateral spatial neglect in stroke patients：effect of visual image transformation and visual stimulation by using a Head Mounted Display system (HMD). J Neuroeng Rehabil. 7：20, 2010

（網本　和）

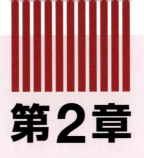

第2章

高次脳機能障害の実際

第2章 高次脳機能障害の実際

1 意識障害

FOCAL POINT
A 意識障害に関する基礎知識を理解する
B 意識障害を評価できる
C 意識障害における運動療法の考え方や進め方を学ぶ

▶図のような患者を担当したら，セラピストとして何ができるのか？◀

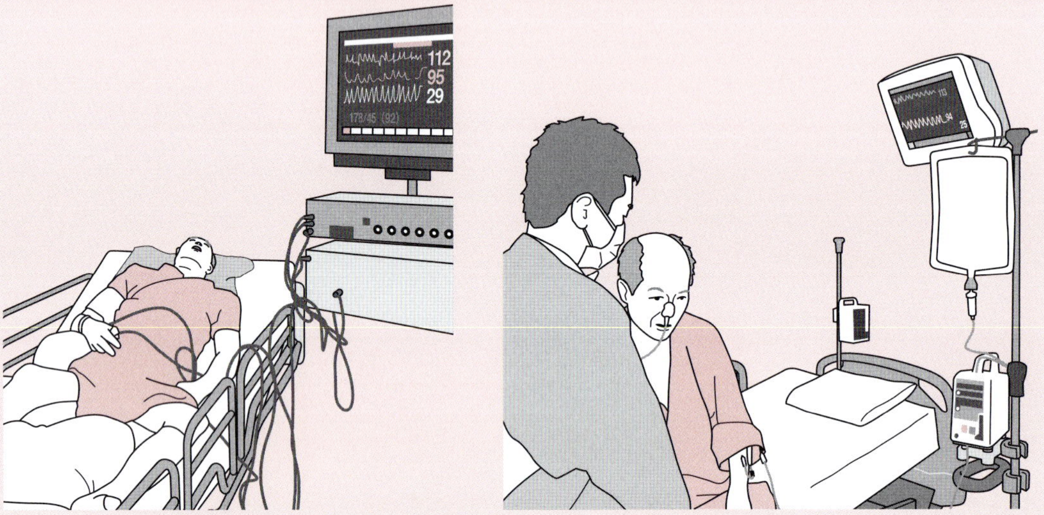

図1　ベッドサイドの様子

　図1に示した患者は，脳血管障害によって意識障害を呈しており，血圧や心電図，呼吸状態がモニタリングされている．また，意識障害や全身状態の経過を記録・管理され，さまざまな投薬によって呼吸・循環動態がコントロールされている．セラピストは患者の様子やバイタルサインをみながら，意識がもうろうとしている患者を介助で座位にしている．このような患者を担当した時，セラピストはどのようなことをどの程度できるのだろうか．それを考えるには，なぜ意識障害があるのか，脳の損傷はどのような状態か，どう評価していけばよいのかといった知識を整理し，患者が発信する重要な生体情報からそれを判断していくことが大切である．

表1　意識障害の分類

覚醒度	
傾眠	呼びかけや命令には応じるが，刺激がなくなると意識が低下し，眠りこんでしまう
昏迷	強い刺激に短時間は覚醒し，運動反応がある．痛み刺激に反応し，手足を引っ込めたり，払いのける動作がある
半昏睡	呼びかけに反応せず，運動反応もほとんどない．痛み刺激には逃避反応を示す
昏睡	強い刺激に反応することがある．深昏睡では強い痛みにも反応せず，運動反射や瞳孔反射は消失する
意識変容	
せん妄	錯乱状態に錯覚，幻覚が組み合わさった状態．夜間のみにせん妄が起こるのを夜間せん妄という
もうろう状態	もうろうとしていて全体的な判断力が欠けている状態
その他	

1　意識障害とは？

　意識とは，自己と周囲の状況とを認識している状態であり，昏睡はその反対である．すなわち，昏睡はたとえ外的刺激が加えられても，患者は自己および周囲の状況認識が全くできない状態と定義される．さらに，意識には覚醒（目を覚ましている状態）と意識内容（質問や命令に対する応答具合）という2つの要素に分かれていることを理解する必要がある．

　では，意識障害はどのような状態であろうか．意識障害には，先に示したとおり覚醒度が低下した状態（意識混濁）と，意識内容が変化した状態（意識変容）がある．覚醒度の低下には傾眠，昏迷，半昏睡，昏睡があり，意識変容には興奮や幻覚，妄想を伴ったせん妄，もうろう状態などがある（**表1**）．すなわち，意識障害は覚醒あるいは意識内容のいずれかが障害されている状態をいい，意識清明とは覚醒と意識内容のいずれも正常であり，自己と周囲の環境を正しく認識している状態のことである．このように，意識の評価には覚醒度と意識内容のいずれの異常であるかを判断することが重要となる．しかしながら，覚醒度の低下によって意識内容も並行して障害されるため，臨床的にはこの2つを明確に区分することが難しいことも多い．そのため，一般的には覚醒と意識内容の明確な区分がなくても，生年月日や名前，場所などの見当識の評価による意識内容の障害の程度を把握することで，大まかな意識の評価が可能である．

2　意識の中枢はどこ？

　意識の局在はまだ十分に解明されていないが，脳幹（延髄，橋，中脳），視床下部，大脳皮質が関連するとされる．このうち，延髄，橋，中脳のほぼ中心を走り，視床に至る系を上行性網様体賦活系（ascending reticular activating system：ARAS）といい，ARASは脊髄視床路など多くの感覚経路からの刺激を受けて賦活され，視床を経て大脳皮質全体に投射して覚醒反応を生じる（**図2**）．視床下部は，睡眠・覚醒リズムを調整する

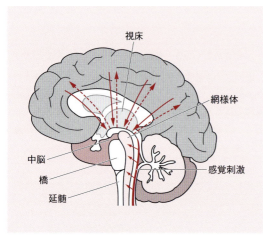

図2 上行性網様体賦活系

表2 意識障害の原因

頭蓋内の病変によるもの	
脳血管疾患	脳出血，脳梗塞，くも膜下出血，硬膜下血腫，硬膜外血腫など
脳腫瘍	悪性リンパ腫，神経膠腫，転移性脳腫瘍，髄膜腫など
頭部外傷	脳挫傷，びまん性脳損傷など
感染性疾患	髄膜炎，脳膿瘍，脳炎など
その他	てんかん，急性水頭症など
頭蓋外の病変によるもの	
呼吸器疾患	CO_2ナルコーシス，低酸素脳症など
循環器疾患	心筋梗塞，虚血性心不全，重症不整脈など
代謝障害	糖尿病，低血糖，低Na血症，高Na血症，腎不全など
その他	内分泌疾患，中毒症，体温異常（熱中症など），精神疾患など

役割があり，視床下部からの指令は大脳辺縁系と，中脳レベルに下行し，再び上行して大脳皮質に刺激を送る．これを視床下部調節系（hypothalamic controlling system）といい，大脳皮質はARASと視床下部の両者から制御を受けている．意識障害はこの系のいずれかの障害によって生じるが，大脳皮質の機能低下によっても意識内容の変容をきたし，大脳皮質の機能低下や障害が急激かつ広範囲であれば意識レベルの変化も生じる．

3 意識障害の原因は？

　意識障害の原因は，脳血管障害や脳腫瘍などの頭蓋内の病変によるものと，呼吸・循環器疾患や代謝性疾患などの頭蓋外の原因によるものに大別される（**表2**）．頭蓋内病変では，脳幹や間脳といった意識の中枢が直接的あるいは間接的に障害されることによって意識障害が生じる．一方，頭蓋外病変では，酸素やエネルギーの障害もしくはそれを運搬する脳血流の障害によって脳機能を維持できないことなどが要因となる．いずれの原因においても，脳の機能が低下した状態であり，可逆的に変化しうる状態のため，認知症などの非可逆的な疾患とは区別する必要がある．
　ここでは頭蓋内病変による意識障害について解説する．

4 重症の意識障害患者の大切なサイン

　重症の意識障害では，生命にも直結しうる呼吸・循環障害を生じることがある．そのため，意識障害の程度など意識そのものの評価だけではなく，意識障害に伴う大切なサインを理解する必要がある．**表3**には意識障害に伴う症状を示す．
　では，これらの情報をどのように活用するのか．例えば，脳梗塞患者において前日より意識障害と運動麻痺が悪化していれば，脳梗塞の進行や再発などを疑うことができ

表3 意識障害に伴う症状

神経学的所見	瞳孔異常	瞳孔不同	脳卒中などによる脳ヘルニアなど
		対光反射	中脳や動眼神経などの障害など
		その他	
	眼症候	共同偏視	病巣と同側ではテント上病変，病巣と反対側ではテント下（橋）病変
		斜偏倚	脳幹の障害
		その他	
	髄膜刺激徴候	項部硬直，ケルニッヒ徴候	くも膜下出血，髄膜炎
	姿勢	除脳硬直	中脳や橋の部分的な両側障害
		除皮質硬直	大脳半球の広範な障害
	運動機能	片麻痺	脳卒中などの脳障害
		運動失調	脳幹や小脳の障害
一般状態	呼吸	失調性呼吸	延髄の障害
		中枢性過呼吸	橋上部または中脳下部
		その他	
	脈拍	徐脈	脳圧の急激な亢進など
		不整脈	心不全，脳塞栓症など
		その他	
	血圧	上昇	脳出血，頭蓋内圧亢進，高血圧性脳症など
		下降	脳幹障害末期，心筋梗塞，降圧薬過量など
	体温	発熱	中枢性の発熱，感染症など
		低体温	末梢性循環不全，低血糖昏睡など

る．このような症状の変化は気づきやすいが，瞳孔（瞳孔不同の有無）や呼吸状態（チェーン・ストークス呼吸など），クッシング現象（血圧上昇・徐脈）などの症状も見逃さないよう全身を細かく観察する必要がある．瞳孔所見や呼吸・循環動態の変化は，脳ヘルニアの出現や進行を判断するヒントになりうるものであり，意識を評価するうえで重要なサインとなる．

このように，これらの症状は患者の病態を的確に捉え，リハビリテーションを安全かつ適切に実施する際の判断材料となる．そのため，医師や看護師などの記録からこれらの情報を得て，日々の変化や経過を把握することが大切である．

MEMO ▶ 脳ヘルニアについて

脳組織は硬い頭蓋骨で覆われているが，頭蓋腔は小脳テントによってテント上腔と下腔に分かれ，さらにテント上腔は大脳鎌によって左右両腔に，蝶形骨縁によって前・中頭蓋窩に分けられる．脳ヘルニアとは，脳血管障害による病変（血腫，浮腫など）によって局所的に頭蓋内の圧が高まり（頭蓋内圧亢進），脳実質の一部がいずれかの区画に押し出された状態をいう．脳ヘルニアは押し出された脳幹にある生命維持中枢を圧迫し，脳血管障害の直接死因として最も重要である．

 POINT チェーン・ストークス呼吸などの異常呼吸，対光反射や瞳孔径などの瞳孔所見，除皮質硬直や除脳硬直など，脳ヘルニアの進行によってどのような症状が出現するかは十分学習して理解を深めること．

表4 Japan Coma Scale(JCS：3-3-9度方式)

Ⅰ	覚醒している	1	だいたい意識清明だが今ひとつはっきりしない
		2	時・人・場所がわからない(失見当識)
		3	自分の名前・生年月日が言えない
Ⅱ	刺激すると覚醒する	10	普通の呼びかけで容易に開眼する
		20	大声または揺さぶりで開眼する
		30	痛みを加えつつ呼びかけを繰り返すとかろうじて開眼する
Ⅲ	刺激しても覚醒しない	100	痛み刺激に払いのける動作をする
		200	痛み刺激に少し手足を動かしたり顔をしかめる
		300	痛み刺激に全く反応しない

注1) 意識清明は"0"とする．
注2) R：不穏状態，I：失禁，A：無動無言，失外套症候群

5 意識障害を評価する

　簡便で客観的な意識障害の評価法として代表的なものは，JCS(Japan Coma Scale)[1]とGCS(Glasgow Coma Scale)[2]がある．JCS(**表4**)は日本で開発された評価法であり，意識清明を0とし，自発的に覚醒している状態をⅠ桁，刺激すると覚醒する状態をⅡ桁，刺激しても覚醒しない状態をⅢ桁の意識障害として分類する．さらに，おのおのを3段階に分けて評価する．JCSⅠ-3やJCSⅡ-20といった記載は誤りであり，JCS3やJCS20などと記載する．**表4**下の注は，R：不穏，I：失禁，A：無動無言，失外套症候群であり，必要に応じてJCS30-RやJCS100-RIなどと記載する．

　GCS(**表5**)は，イギリスで開発されたものであり，開眼の有無(E)，言語による応答(V)，運動による最良の応答(M)の3項目をそれぞれ評価し，その合計点で評価する方法である．GCS3が最も重症の深昏睡を，GCS15が最も軽症を意味し，GCS12(E3V4M5)などのように記載する．言語反応(V)に関しては，気管内挿管や気管切開によって発声できない場合はTとし，1点として扱いGCS11(E4VTM6)のように表記する．ここで注意すべきことは，GCSの場合，合計点が同じ点数でも3項目の点数の組み合わせが異なると，意識障害の内容も異なる点である．すなわち，GCSが同じ点数の患者を単純に比較するのではなく，JCSとGCS両者を用いて意識レベルを把握していくことが望ましい．さらに，急性期や亜急性期など，意識レベルに変動がある時期では，JCSやGCSを用いた定量的かつ頻回な評価が求められる．また，一般に軽症の意識障害は見落としやすく，一見，覚醒して普通に話をしていても，会話の内容が障害されている場合もある．場所や時間についての失見当はないか，というように意識内容に目を向けて評価する必要がある．

> **POINT** 覚醒障害なのか，意識変容なのかを常に念頭において評価することが大切である．

表5 Glasgow Coma Scale(GCS)

開眼（E） (eye opening)	自発的に開眼	E4
	呼びかけで開眼	E3
	痛み刺激で開眼	E2
	開眼せず	E1
言語反応（V） (verbal response)	見当識が正常	V5
	やや混乱した会話	V4
	意味の通じない言葉	V3
	意味のない発声	V2
	発語せず	V1
運動機能（M） (motor response)	命令に従う	M6
	刺激を払いのける	M5
	逃避的屈曲	M4
	異常屈曲反応	M3
	異常伸展反応	M2
	全く動かず	M1

3点が最重症，15点が最軽症

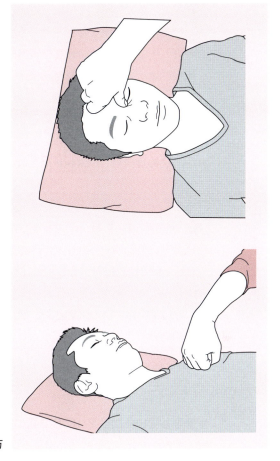

図3 痛み刺激の与え方

> **POINT** 軽症の意識障害では，表情や問いかけに対する応答の変化など，日頃の観察からわずかな変化に気づくことも多い．

MEMO ▶ 開眼が不可能な場合のJCSの判断方法
合目的的な運動（例えば右手を握る・離す）ができて言葉も出るが，間違いが多い場合はJCS10，簡単な命令に応じる（例えば離握手）場合はJCS20と判定する．

MEMO ▶ 昏睡の患者に対する痛み刺激の与え方
意識レベルが昏睡の場合，強い痛み刺激でないと正確な反応が得られない．痛み刺激の与え方は，三叉神経第1枝の部位である鼻の骨と目の境目のくぼみの部分を下から上へ突き上げたり，胸骨部にこぶしを押し付けて刺激する（図3）．

意識障害の判断に迷う病態

● 認知症や失語症がある場合は意識障害？

　JCSやGCSを用いて認知症や失語症の患者を評価した場合，日時や場所の見当識を正しく答えることができないため，意識障害ありと判断されることがある．はたしてこの評価は正しいのか．JCSやGCSは客観的かつ簡便な評価方法である反面，評価者が

病態を正確に理解して使用しないと誤った判定をしやすいため注意すべきである．

認知症は，刺激を与えなくても覚醒しているが，「知能が低下」している状態である．一方，失語症は言葉の理解や表出が難しくなった「言語の障害」である．すなわち，覚醒障害に比べて意識内容や言語機能が特異的に障害されている状態である．そのため，覚醒レベルやせん妄など意識内容の変化が生じた状態とは区別して考えなければならない．しかし，頭蓋内病変を発症した後，とくに急性期ではこれらの症状に意識障害が加わっていることもあるため，十分な観察と病態の理解をもとに判断する必要がある．

● 閉じ込め症候群（locked-in syndrome）

閉じ込め症候群とは，意識は清明で精神活動も正常であるが，眼球の随意運動以外に意思を伝える方法がなく，手足と口に鍵がかけられたような状態という意味でlocked-in syndromeという．この状態は，脳底動脈血栓症の慢性期にみられることがあり，橋底部や大脳脚のレベルで両側性に錐体路が障害されることによって生じる．locked-in syndromeは無動無言症（akinetic mutism）に類似するが，意識が清明である点が本質的に異なる．また，発語などによる意思表示ができないため，意識障害と間違われやすいが，保たれている眼球運動と瞬目によって完全な意思疎通が可能である．

MEMO ▶ 無動無言
眼球運動を除いて自発的な身体の動きがない状態．言葉や文字による命令には応じることができず，特殊な意識障害の一つとされている．locked-in syndromeは，意識に関連する中脳から橋上部被蓋の網様体は損傷されていないのに対し，無動無言症の病変は脳幹網様体，視床，視床下部の一部である．

● 熟睡しているだけ？ JCSⅡ桁の意識障害

疲れがたまっていたり，寝不足の人が熟睡した場合，刺激によって覚醒するJCS20程度になることがある．では，睡眠とJCSⅡ桁の意識障害はどう区別するのか．睡眠と意識障害を見分けるためには，瞳孔や呼吸状態など他の症状に異常はないか，急激な意識レベルの変化がないかを確認する必要がある．また，睡眠中であれば刺激を与えれば容易に目を覚ますが，もしⅡ桁の意識障害ならば刺激が途絶えると覚醒状態を保持できない．さらに，普段の睡眠の時間やリズム（昼夜逆転の有無），睡眠導入剤の種類や用量などに変化がないかを確認することも重要である．

急性期の脳血管障害患者では，昼夜逆転のような睡眠覚醒サイクルの異常例と意識障害例とを混同しやすいので注意が必要．

睡眠中の瞳孔は縮瞳している．

7 意識障害に対するアプローチ

意識障害に対する治療方法は現在のところ確立されていない．一般的には早期から離床（座位・立位）を促すことが重要とされ，覚醒のための感覚入力を基本としている．他にも，音楽運動療法など視覚・聴覚・触覚など五感に刺激を与える治療法も提唱されて

いる．いずれの治療アプローチも，上行性網様体賦活系を賦活するためにさまざまな刺激による感覚入力を行う点は共通している．また，全身状態や意識レベルが不安定な時期には，呼吸器合併症や拘縮などの二次的障害，廃用症候群などを予防することがリハビリテーションの主目的となる．

● 離床プログラムの開始について

　従来から脳血管障害患者に対する早期リハビリテーションの座位耐性練習の開始基準として，①バイタルサイン安定，②麻痺進行の停止，③意識レベルJCSでⅠ桁であることが挙げられている[3]．一方，①JCS100以下，②神経学的所見と頭部CT上，脳ヘルニアの所見がない，③重篤な循環器疾患や腎不全，上部消化管出血などリハビリテーションのリスクファクターがなければ座位耐性練習を開始するとの報告もある[4]．筆者らもJCS100程度までは全身状態や病態に応じて離床プログラムを進めることがある．プログラムの休止，中止基準は土肥-Andersonの基準が一般的であるが，開始・中止基準は施設によって異なることは少なくない．そのため，医師と協議のうえで施設ごとに明確な基準を設けてプログラムを進めていくことが大切である．

● 抗重力位への姿勢変換（座位・立位耐性練習）

　座位・立位耐性練習には，血圧や心電図波形，呼吸状態などをモニターしながら段階的にベッドを起こしていき，自他覚症状の変動がなければリクライニング車椅子に乗車させていく．頸部や体幹が不安定であれば，ヘッドレストを用いたり，シーティングなどによって座位での良肢位を保持する．患者の状態によっては，ベッド端座位から通常型車椅子へ乗車していくこともある．この際，声をかける，手を握るなどの刺激入力とその反応を見守り，異常の察知に努める．車椅子座位時のバイタルサインや自他覚症状が安定もしくは改善してくれば，日中の車椅子乗車練習の時間・頻度を増やしていき，生活リズムの形成を促していく．同時に，段階的にティルトテーブルを用いた他動的立位も試みていく（図4）．早期から可及的に抗重力位へ姿勢を変換させていくことで覚醒を促し，患者の自発性が出てきたら，立ち上がり練習や歩行練習など能動的なプログラムへと移行していく．

● 合併症の予防（ポジショニングと関節可動域練習）

　全身状態や意識レベルが不安定な時期では，褥瘡や呼吸器合併症の予防を目的にポジショニングを行う．筋緊張や呼吸状態の評価（胸部X線所見や呼吸音など）に基づき，症例ごとに適切なポジショニングを検討する必要がある．関節可動域練習は拘縮の予防には必須であり，深部静脈血栓症に対する予防効果もある．意識レベルによっては，痛みなど自覚症状を訴えることができないため，骨折や異所性骨化，関節損傷などの誤用症候群に留意する必要がある．いずれも刺激入力という点からは意識障害へのアプローチともなるため，患者への声かけや家族指導も実施していく．

8 評価と治療アプローチの流れ

　急性期では，1日の中でも意識障害の変動がみられる．そのため，画像所見や経過表などから症状が安定してきているかどうかを的確に評価する必要がある．離床プログラ

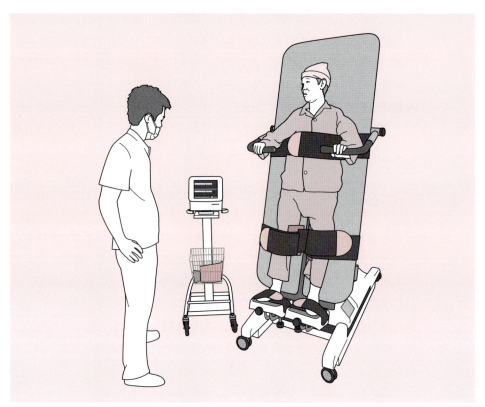

図4　ティルトテーブルを用いた他動的な立位耐性練習
血圧や心電図波形，呼吸状態などをモニターしながら実施する．

ムの開始基準を満たせば，速やかに座位耐性練習や立位耐性練習へ移行し，覚醒障害の改善に努めていく．他のスタッフとの情報共有により，離床時間や頻度を増やしていくことも重要である．意識障害患者へのアプローチとチェックポイントをフローチャートで示す(図5)．

9 症例提示

● 基本情報

年齢：60歳代　性別：男性　利き手：右　診断名：心原性脳塞栓症　画像所見：右中大脳動脈領域の広範な梗塞があり，浮腫によるmid-line shiftや間脳への圧迫所見を認めた．

発症後経過：発症当日（第1病日）の意識状態はJCS3，GCS14（E4V4M6）であり，血圧140/70 mmHg，心拍数は80回/分（心房細動），呼吸リズムは正常だった．第4病日から反応が低下していき，第6病日の意識レベルはJCS30，GCS7（E2V1M4），瞳孔不同が出現し，対光反射は緩慢となった．この時の頭部CTではテント切痕ヘルニアを認め，血圧200/110 mmHg，心拍数70回/分，チェーン・ストークス呼吸であった．頭部CT上，脳ヘルニアは第10病日を極期としてバイタルサインや呼吸状態，瞳孔異

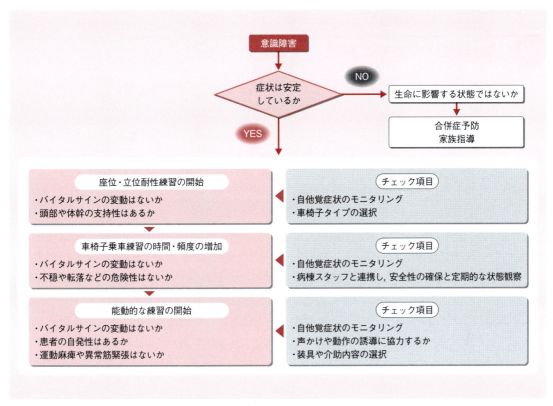

図5 意識障害患者へのアプローチとチェックポイント

常は徐々に改善し，第20病日にはJCS10，GCS14（E3V4M5）となった．全身状態や意識レベルは安定し，第36病日に回復期リハビリテーション病院に転院となった．

● **急性期病院　入院時の評価**

第2病日からリハビリテーションを開始．

意識レベル：JCS3，GCS14（E4V4M6）

コミュニケーション：言語表出と理解は可能であり，簡単な指示にも応じられる．日付や場所に関する見当識障害あり．

運動：腕落下試験や膝落下試験は陽性であり，重度の左片麻痺が疑われた．

感覚：痛み刺激に対する反応から重度の鈍麻が疑われた．

緊張：麻痺側上下肢および体幹の筋緊張低下

筋力：非麻痺側の上下肢筋力　MMT4レベル

関節可動域：制限なし

認知機能：MMSE17点

高次脳機能：左側への注意が向かないことが見て取れ，半側空間無視が疑われた．また，運動麻痺や自身の手足について認識ができておらず，病態失認と身体失認を呈していると考えられた．

日常生活：意識障害や急性期の管理・治療のため全介助レベル（ベッド上安静）．

10 治療経過のまとめと解釈

　本症例は，広範な脳梗塞によって初回評価時からmid-line shiftや間脳への圧迫所見があり，発症後1週間程度をピークとする高度の脳浮腫（脳ヘルニア）と，それに伴う神経学的所見の悪化が予測された．そのため，リハビリテーションはベッド上でのアプローチにとどまり，二次障害の予防を目的としてポジショニングや関節可動域練習を実施した．意識レベルの低下とともに呼吸・循環動態は不安定となり，瞳孔異常なども出現したが，対光反射の消失や中枢性過呼吸など脳ヘルニアに起因する症状の進行は認められなかったため，ベッド上でのアプローチは継続した．

　第10病日以降，頭部画像所見は改善し，バイタルサインも安定した．第12病日から離床プログラムを開始した．頭部や体幹の抗重力保持が困難であったため，車椅子はリクライニングタイプを選択した．車椅子への乗車時間・頻度の増加に伴い頭部の保持が可能となり，第16病日からは通常の車椅子に変更した．同時に，ティルトテーブルでの立位耐性練習も開始し，第20病日からは声かけや誘導，介助によって自発的な運動が可能となったため，車椅子駆動練習や長下肢装具を用いた起立・立位練習を実施した．急性期病院では，早期離床による意識レベルの改善と，座位ベースでの日常生活動作練習や移乗動作獲得に備えた起立・立位練習を導入し，回復期リハビリテーションへの円滑な移行を目指した．

11 ADVANCED LEVEL ▶頭部画像から診る意識障害

　意識障害は先に述べた意識の中枢が障害されることによって生じるが，実際に脳が損傷された場合，頭部の画像をどのように読み解くのか．

　図6の頭部CT所見は左視床と第4脳室に出血がみられ，脳室を穿破している．この画像を見て意識障害の程度や期間をどう予想できるだろうか．視床は前述したとおり，意識の中枢の重要な部位であるが，とくに正中中心核（CM）と束傍核（PF）は脳幹網様体と密接に関与している．また，血腫が脳室に穿破していることも意識障害に影響している．脳室穿破のなかでも第3・第4脳室に鋳型状血腫がある場合，意識障害が重度で長期化しやすいとの報告がある[5]．これは，周囲脳組織を圧迫して覚醒に関わる中枢機能が障害されることで，意識障害が増悪することが要因と考えられている．図の出血部位は視床の内側部を中心としており，CMやPFの損傷が示唆され，第4脳室に血腫が穿破していることから，意識障害は重度かつ長期化することが予想される．

　ここでは，臨床的な解釈の一例として紹介したが，意識障害は必ずしも画像所見と一致せず，その予測は難しいことが多い．そのため，画像所見は評価・治療の補助的な位置づけとしてとらえるべきであろう．

POINT　視床の主な核とその機能について学習すること．

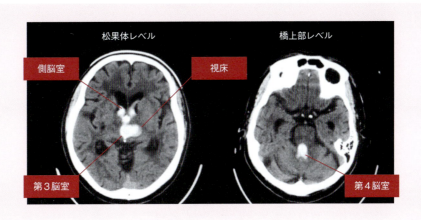

図6 頭部CT
左：左視床内側部の出血と第3脳室と側脳室の一部に出血が穿破している．
右：第4脳室に出血が穿破している．

> **POINT** 脳幹網様体は脳幹のほぼ中央を走行する．画像所見における網様体の位置についても確認すること．

12 まとめ

　　意識障害の患者に対して，発症後すぐに積極的なリハビリテーションを実施することは，患者本人や家族にとっては大変な不安を伴う．しかしながら，意識は運動や認知的な活動の基盤になるものであり，将来的な運動能力や日常生活動作能力などの改善のためには早期からの対応は必須である．そのため，われわれは患者や家族，他職種の信頼が得られるよう，専門的かつ医学的な情報から適切に病状を検証し，リハビリテーションの意義について説明し，実施できる能力を身につけていく必要がある．

● 文献
1) 太田富雄，和賀志郎，半田　肇，他：意識障害の新しい分類法試案—数量的表現（Ⅲ群3段階方式）の可能性について．脳神経外科．2(9)：623-627, 1974
2) Teasdale G, Jennett B：Assessment of coma and impaired consciousness. A practical scale. Lancet. 2(7872)：81-84, 1974
3) 石神重信：急性期リハビリテーションと予後(脳血管障害治療の最前線：外科vs内科vsリハ科)．リハ医学．33(9)：605-608, 1996
4) 伊藤秀樹，塩井美紀，押田直子，他：脳血管障害急性期リハビリテーションの開始時期．リハ医学．34(8)：564-572, 1997
5) Graeb DA, Robertson WD, Lapointe JS, et al：Computed tomographic diagnosis of intraventricular hemorrhage. Etiology and prognosis. Radiology. 143(1)：91-96, 1982

（藤野　雄次）

2 注意障害

A 注意機能の分類についての知識を整理する
B 注意機能評価についての知識を整理する
C 注意機能障害を呈する患者へのアプローチを立案できる

▶図のような患者を担当したら，セラピストとして何ができるのか？◀

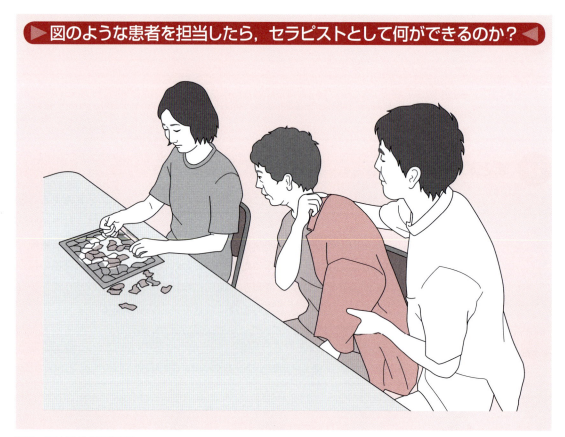

図1 更衣動作練習場面

　　事例1：図1に示した脳血管障害患者は日常生活動作能力の改善を目的としてリハビリ
　　テーション病院に入院していた．図は作業療法士の指導に基づき更衣動作の練習をし
　　ている場面である．担当のセラピストは片麻痺の状態に合わせた更衣動作方法の詳細
　　を指導しているが，患者は他の患者の練習内容に気を取られて練習が中断してしまっ

ていた.

事例2：一次運動野の体部位局在を明らかにしたカナダの脳外科医Penfieldは，彼の執刀で姉の右前頭葉にできた脳腫瘍の切除術を行っている．その後，Penfieldは姉に関する報告[1,2]の中で調理場面について次のように指摘した．「身体的な問題は何もなかったが，以前はたやすく行えていた食事の準備が時間をかけてもできなくなっていた．明らかに複数のことを同時に行うのが困難であった」と．

事例1，2の患者はともに注意障害を呈している病態と捉えることができる．注意はあらゆる認知活動の基盤となる機能であり，その障害は記憶や行為などさまざまな高次脳機能にも重大な影響を及ぼす．また，上記のような症状においても複数の高次脳機能障害を併発している場合があるため，アプローチの立案にあたっては半側空間無視や失行，記憶障害，さらに遂行機能障害など対象者の病態に合わせた対応が重要となるが，本稿では注意障害の観点から，その概念や評価法について学習を進めていくこととする．

1 注意とは？

「急な雨にご注意ください」「お忘れ物にご注意ください」など，注意という言葉は一般的に「気をつける，用心する」といった意味で用いられる．「障害物に注意して歩いてください」「車椅子のブレーキをかけ忘れないように注意しましょう」など，臨床においても使用頻度の高い言葉である．しかし，高次脳機能の「注意」はそれと同じ意味ではない．その注意機能は，全般性の注意（generalized attention）と方向性の注意（directed attention）に大別される．方向性注意の障害は半側空間無視（unilateral neglect）であり，空間や身体に対する一定の方向性をもった注意障害である．これについては「半側空間無視」の稿で詳しく紹介されるので，本稿では全般性注意の障害について解説を進める．

全般性の注意機能は非常にたくさんの因子によって構成されているため，その定義に関しては諸説があって，まだ定説はない．一般的に，全般性の注意は多くの情報の中から課題の進行に合わせて必要な情報を抽出し（不必要な情報を排除し），行動に持続性，一貫性，柔軟性をもたせる機能として捉えられている．

このように，注意は多くの要素から成り立っているため研究者によってさまざまな機能分類がなされている．この分類も諸家により違いがあるが，ここでは臨床で広く用いられているSohlbergらの分類に基づいて解説する．

注意機能の多様な側面に関して，彼らはそれを5つの機能に分類している．すなわち，注意の焦点化（focused attention），持続性注意（sustained attention），選択性注意（selective attention），転換性注意（alternating attention），配分性注意（divided attention）である（図2）．この機能分類は，注意の焦点化が最下層となる階層性をもち，下層の機能が上層の機能の基礎となると考えられている．

● 注意の焦点化（focused attention）

最も低次の注意機能であり，内的・外的な刺激に対して反応できるということを意味する．

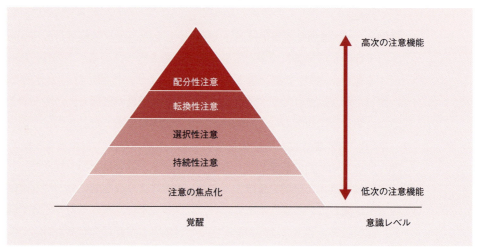

図2 注意機能の分類
覚醒状態という地盤の上に各注意機能が階層性をなす.

●持続性注意(sustained attention)

　ある対象に向けた注意を，一定の強度で保持し続ける注意の働きのことである．この機能が障害されると，簡単な課題が続けられずに投げ出してしまうというような，いわゆる集中力が続かないといった状態となる．

●選択性注意(selective attention)

　多くの刺激の中から干渉刺激を抑制し，特定の刺激を選択して処理する働きのことである．この機能が障害されると，課題の遂行に必要な情報と干渉刺激との区別がつかなくなる．その結果，課題施行中に干渉刺激によって注意がそれてしまい，目的とした行為の継続に支障をきたしてしまう．冒頭で図1に示した事例では主にこの機能の障害が考えられる．

MEMO ▶カクテルパーティー効果
選択性注意はカクテルパーティー効果とも呼ばれる．パーティー会場のような騒音の多い状況においても特定の友人との会話が成立するのはこの機能が働いているからである．

●転換性注意(alternating attention)

　1つの課題に注意を保持している状態で，必要に応じて注意を向ける対象を変更する働きのことである．この機能が人の行動に柔軟性をもたせている．例えば夕食の準備中に来客があった場合，調理から来客の対応へと注意を変更し，その後にまた調理を再開するといった一連の行動はこの機能の働きによる．これが障害されると1つの課題に注意を保持できても，他の課題に移ることが困難となる．

●配分性注意(divided attention)

　複数の課題に同時に注意を向ける機能のことであり，最も高次の注意機能である．車を運転しながら同乗者との会話を楽しめるのはこの機能を有しているからである．この機能が障害されると課題の同時進行が困難となる．例えば，食事の準備中にスープを火にかけてその温まり具合に配慮しつつ，サラダ用の野菜を切るといった同時作業が困難

になる.

　冒頭で紹介した事例2ではこの種の注意障害が疑われる．このような機能障害は，課題の同時進行を要求される場面が少ない入院中には認められず，家庭復帰や復職などの社会復帰を果たした際に問題として顕在化することも少なくない．

MEMO ▶ 注意の容量

Sohlbergらによる分類には含まれないが，臨床症状の理解に役立つ捉え方として注意の容量（容量性注意）という視点がある．注意の容量とは，同時に明瞭化できる刺激や情報の量のことを意味しており，一度に注意を向けられる範囲として捉えることができる．この機能が障害され注意の容量が低下すると，一度に処理できる情報量が減少し，結果的には作業効率の低下を引き起こしてしまう．注意を向けられる容量が低下すれば，それを配分することが要求される二重課題においても必然的にミスが多くなる．

　Sohlbergらによる注意機能の分類を紹介したが，臨床で対象者が示す注意の問題をこのうちのどれか一つの要素として明確にすることが困難である場合も多い．例えば，標的刺激の選択課題においては干渉刺激が多くなるほど，より高い選択性注意機能が要求される．これは机上検査において選択性注意の障害が軽度であり，転換性注意の障害がその患者の示す症状の本質であると思われても，干渉刺激の多い実生活においては選択性の注意機能が破綻してしまう場合があることを意味している．実生活において選択性注意機能が障害されれば，当然のことながら適切な刺激に柔軟に注意を転換していくことや，2つの課題に注意を配分することも困難となる．このように，注意障害をもつ対象者が発揮できる能力は環境によっても変化するため，患者の注意障害を全体像として上記分類の枠にはめることが難しいこともある．しかし，環境因子という視点も含めて対象者のゴールを詳細に設定し，注意機能のどの要素の障害が問題の中心であるかを考察することはその後のアプローチの立案にあたって重要である．

　難易度の高い机上課題が可能となった対象者においても，多種多様な干渉刺激が無数に存在している日常生活や社会生活において問題が生じていないかを注意深く評価しよう．

❷ 注意障害の評価

　被検者の意識が低い状態ではその方の持つ機能を十分に評価することはできない．よって注意機能を評価するにあたっては意識障害がないことが前提となる．臨床場面では軽度の意識障害と注意障害（焦点化や持続性の要素）との間に明確な線引きをすることが難しい場合もあるが，アプローチに際してはその鑑別が重要であることを念頭におき，対象者の経過や環境の変化に対する反応などから評価することが大切である．また，注意はあらゆる認知活動の基盤となっているため，それが障害されるとすべての認知機能になんらかの影響を与えることとなる．記憶を例に挙げると，まず記憶するべき情報を入力する時点で，その情報に注意を集中できなければ記憶されにくいのは当然である．その他の高次脳機能の各種検査においても，その検査に注意を向けられなければよい結果を得ることができない．よって高次脳機能障害について考える際には，まず注意障害の存在の有無について検討することが重要となる．

　注意機能の検査には机上課題による評価法と日常生活の観察による評価法がある．机

表1　感覚モダリティ別の注意機能検査
対象者の障害像に応じて注意機能を評価しやすい検査法を選択する．

聴覚性検査	Auditory Detection Task Memory Updating Test Paced Auditory Serial Addition Test (PASAT)
視覚性検査	Trail Making Test Visual Cancellation Task（抹消課題） 仮名ひろいテスト Symbol Digit Modalities Test (SDMT) Stroop Test

上課題には視覚性のものと聴覚性のものがあるが，その成績は意識障害だけでなく，被検者の視野および視力，聴力，知的能力，その他の高次脳機能障害（とくに半側空間無視や失語）の影響も反映された結果であることに留意しておく．被検者がそれらの障害を呈しているのであれば，できるだけその影響の少ない検査法を選択し，結果の判定も慎重に行う必要がある（**表1**）．

MEMO ▶ 意識障害と注意障害の鑑別
一般的に意識障害の場合は静かな環境において反応が不良となるが，注意障害の場合は静かな環境において作業効率が向上する．

1）机上検査

以下に臨床でよく使用されている注意障害の評価法について記載する．机上課題の実施にあたっては，その結果だけでなく課題施行中の態度や視線の観察から注意障害の有無を推察することも重要である．ここでは，可能な範囲で上述した注意機能の分類に沿って解説していく．

● 覚醒水準の評価

Digit Span

1〜9までの数字が毎秒1つの速度でランダムに提示され，それを復唱するという聴覚性の課題である．提示された数列をそのまま復唱する課題（順唱）と，逆の順序に並べ替えて回答する課題（逆唱）の2つからなり，正答できた最長桁数で評価する．順唱課題で障害の有無を判断する際のカットオフ値は，20代で6桁以下，30〜50代では5桁以下，60〜70代では4桁以下とされている[3]．

MEMO ▶ Tapping Span
SpanにはTapping Spanという視覚性の課題もある．1〜9までの数字が書かれた9個の正方形が提示され，検査者が指し示した順序通りに指を差す課題と，逆順序で指を差す課題から構成されている．

● 持続性注意の評価

Continuous Performance Test (CPT)

1950年代に開発された評価法であり，現在までに多くの改変が行われている．ここでは後述する標準注意検査法（Clinical Assessment for Attention：CAT）に採用されている方法を紹介する[3]．

コンピュータ画面に提示される数字に注目し，⑦が出現した際にできるだけ早くキーを押すという課題であり，反応時間課題，X課題，AX課題の3つからなる．反応時間課題では数字の⑦のみが不規則な時間間隔で合計80回提示される．X課題では①〜⑨までの数字がランダムに400回提示されるが，⑦が出現した場合にのみ反応することが求められる．400回のうち⑦は80回出現するように設定されている．AX課題でも①〜⑨までの数字がランダムに400回提示されるが，③の直後に⑦が出現した場合のみに反応することが求められる．AX課題ではターゲットとなる⑦は40回出現するように設定されている．測定値はパソコン上で自動計算され，反応時間や正答率が算出される．さらに時間経過を横軸，反応時間を縦軸としたグラフも作成され，注意が一定して持続しているかを評価できる．

Trail Making Test A（TMT-A）

part Aとpart Bの2種からなる視覚性の検査である．part Aではランダムに配置された1〜25までの数字を昇順に線で結ぶことが要求される．課題完了までの時間から注意機能を評価する．なお，途中で誤りを認めた際は検査者が指摘し修正を促す．注意の持続性要素だけでなく，25個の数字から次々とターゲットを選ぶという意味では選択性の要素も求められる検査である．part Bについては後述する．

POINT　同じ課題を一定時間行う課題にはすべて持続性注意が関与している．

● 選択性注意の評価

Visual Cancellation Task（視覚性抹消課題）[3]

多くの干渉刺激の中に含まれるターゲットを抹消していく課題である．課題は図形での出題が2題，数字と平仮名での課題が1題ずつ用意されており，おのおのの課題ごとに1つのターゲットが設定されている．図形の抹消課題では156個（6行×26列）の図形の中に57個のターゲットが含まれており，数字および平仮名の抹消課題では312個（6行×52列）の中にターゲットが114個含まれている．各課題とも1行目の左端から右方向へ進み，1行目が終わったら2行目，3行目へと進めてゆく．迅速かつ正確にターゲットを抹消することが要求され，その所要時間と正答率，的中率から注意機能を評価する．被検者が左半側空間無視を呈している場合は実施および結果の解釈に注意が必要である．

仮名ひろいテスト

Visual Cancellation Taskの平仮名課題と同様に，干渉刺激の中に含まれるターゲットを抹消することを要求する視覚性の検査である．仮名ひろいテストでターゲットとなる平仮名は「あ・い・う・え・お」の5つであり，前述のVisual Cancellation Taskよりも難易度が高くなっている．文字の無意味な羅列の中からターゲットを抹消する課題と，物語文の中からターゲットとなる文字を抹消しつつ内容を把握するという課題の2種類からなる．物語文での課題では終了後に物語の内容把握に関する質問が用意されている．いずれも2分間の制限時間内に遂行できた範囲で採点され，正答数から誤答数を引いたものが点数となる．干渉刺激の中からターゲットを選ぶという検査のため選択性注意の評価として挙

げたが，とくに物語文の課題では注意の転換性や配分性の要素も多く含まれている．

Auditory Detection Task（聴覚性検出課題）[3]

CDより「ト・ド・コ・ゴ・ポ」の5種類の語音がランダムに毎秒1音の速度で提示され，「ト」の音でのみ反応することが求められる聴覚性の検査である．1分間を1セットとし，5セット実施する．1セット内でのターゲット出現回数は10回に設定されており，正答数と的中率で注意機能を評価する．

● 転換性注意の評価

Trail Making Test B（TMT-B）

TMTのpart Bはランダムに配置された数字と平仮名を，それぞれ昇順および五十音順で，「1→あ→2→い→3→う→……」のように交互に線で結んでいく視覚性の課題である．part Aと同様に誤りを認めた場合は検査者が修正を促しながら行い，課題完了までの所要時間を計測する．注意の持続性および選択性の他にも，数字から平仮名へ，また平仮名から数字へ注意の対象を変更する必要があるため転換性の要素が求められる．part Aにおける所要時間や誤反応数と比較することにより転換性の障害を評価できる．

● 配分性注意の評価

2つの異なる課題を同時に行う二重課題（dual task）にて評価する．視覚性と聴覚性抹消課題の同時進行や，運動課題と認知課題の同時施行などが行われており，各々の課題を単一課題として実施した際の所要時間や正答数と比較することで評価する．二重課題では健常者においても単一条件課題と比較して処理時間が増加する．それが脳損傷患者における処理時間の増加と比較して有意な差であるかは研究者間の見解が一致していない．健常例における基準値が明確となっている二重課題はなく，結果の解釈にあたっては注意障害の影響なのか，年齢や教育歴，職歴などその他の影響によるものなのか十分に検討する必要がある．

● 標準注意検査法（Clinical Assessment for Attention：CAT）[3]

全般性注意障害の総合的な評価法で，前述したいくつかの検査も含有した7項目の検査からなる（表2）．CATに含まれる検査の再検査信頼度係数は0.69〜0.96であり，良好な信頼性を備えている．また各検査結果において年齢別の基準値が調査されており，対象者と同年代の健常者の成績比較が容易に可能である．CATに含まれる検査のうち3項目については注意機能の分類に沿って解説した．ここでは残りの4項目の検査について解説する．以下に記す4つの検査は注意の転換性や配分性が重要となり，その評価結果は年齢だけでなく，教育年数と有意な相関を認める点も留意しておく．

Symbol Digit Modalities Test（SDMT）

被検者には1〜9の数字に対応する記号が提示される．対応表の下には記号だけが記された問題が用意されており，その記号に対応する数字をできるだけ早く記入していくことが求められる．制限時間90秒での正答数を評価し，110問中の達成率を算出する．

Memory Updating Test（記憶更新検査）

セラピストが読み上げた数列の下3桁もしくは4桁を復唱することが要求される課題である．被検者には提示する数列の桁数が知らされていないため，数字が読み上げられ

表2 標準注意検査法(CAT)の7項目

1. Span
   Digit Span(数唱)
   Tapping Span(視覚性スパン)
2. Cancellation and Detection Test(抹消・検出課題)
   Visual Cancellation Task(視覚性抹消課題)
   Auditory Detection Task(聴覚性検出課題)
3. Symbol Digit Modalities Test(SDMT)
4. Memory Updating Test(記憶更新検査)
5. Paced Auditory Serial Addition Test(PASAT)
6. Position Stroop Test(上中下検査)
7. Continuous Performance Test(CPT)

各下位項目から必要なものを選んで実施してもよい.
(日本高次脳機能障害学会Brain Function Test委員会:標準注意検査法(CAT:Clinical Assessment for Attention). 標準注意検査法・標準意欲評価法. 日本高次脳機能障害学会(編), pp 11-111, 新興医学出版社, 2006より引用して作表)

るごとに記憶を更新していく必要がある.

Paced Auditory Serial Addition Test(PASAT)

1桁の数字が聴覚的に次々と提示され,前後の数字を暗算で足していく課題である. 60個のうちいくつ正答できたかで評価する.

Position Stroop Test(上中下検査)

上段・中段・下段の3段に「上・中・下」のいずれかの漢字が配列されている. 漢字の意味通りの位置に配置されている場合もあれば,そうでないこともある. 例えば,「下」という漢字が下段に位置することもあれば,上段に位置していることもある. 被検者は漢字を読むことではなく,その漢字が配置されている段を答えることが要求される. 全部で114個の漢字が配列されており,終了するまでの所要時間と正答率で評価する.

2) 日常生活の観察による評価

注意は環境の変化,つまり干渉刺激の質的および量的な違いで容易に変化してしまう. 干渉刺激の少ない環境ではターゲットとした動作が遂行可能でも,実際のADL場面では動作が粗雑になることや完遂できないこともある. よって,一般的には同じ課題を行ううえでも訓練室よりも病棟での生活,さらに病棟よりも自宅や職場のような社会生活場面で難易度が高くなる. よって机上での課題に加えて,日常生活場面での注意障害の程度を評価する必要がある.

Rating Scale of Attentional Behavior(RSAB)[4](表3)

14項目のチェックポイントからなり,各行動が観察される頻度で評価する. 各項目を0点(全く認めない)から4点(絶えず認められる)の5段階で採点し,0〜56点の範囲をとる. 点数が低いほど,日常生活上での注意障害は軽症と判断される. 実施にあたっては注意障害の知識に精通したスタッフによる採点が望ましいとされている. また,項目7と14において時間的基準に関する記載は原本には記されていないが,わが国で信

表3 Rating Scale of Attentional Behavior(RSAB)

1. 眠そうである（活力に欠けて見える）
2. すぐに疲れる
3. 動作速度が遅い
4. 言葉での反応が遅い
5. 頭脳的ないしは心理的な作業速度が遅い（例えば計算など）
6. 言われないと何事も継続できない
7. 長時間（約15秒以上）宙を見つめている
8. 1つのことに注意を集中するのが困難である
9. すぐに注意散漫になる
10. 同時に2つ以上のことに注意を向けることができない
11. 注意をうまく向けられないためにミスをする
12. 何かをする際に細かいことが抜けてしまう（誤る）
13. 落ち着きがない
14. 1つのことに長く（5分以上）集中して取り組めない

全く認められない	0点
時として認められる	1点
時々認められる	2点
ほとんどいつも認められる	3点
絶えず認められる	4点

（原著：Ponsford J, Kinsella G：The use of a rating scale of attentional behaviour. Neuropsychol Rehabil. 1(4)：244, 1991）
（和訳：先崎　章, 枝久保達夫, 星　克司, 他：臨床的注意評価スケールの信頼性と妥当性の検討. 総合リハ. 25(6)：568, 1997より引用）

頼性が検討された際に追加されている．さらに注釈として，項目3では麻痺のある場合にはその影響を差し引いて評価すること，項目4および5では失語や認知症がある場合にもその影響を含めて評価することが指摘されている．

Behavioral Assessment of Attentional Disturbance(BAAD)[5]（表4）

6項目の問題行動の出現頻度を，0点（全くみられない）から3点（いつもみられる）の4段階で評価する．得点は0点から18点の範囲をとり，点数が低いほど軽症と判断される．BAADも原則として注意障害の専門知識を有したスタッフによる評価が望ましいとされているが，RSABよりも簡略化されており，専門職の評価結果と家族による家庭での評価結果の検者間信頼性も確認されている．

3 注意障害の責任病巣

　現在進行中の作業を一時的に中断してより重要な刺激に反応する，また複数の作業を同時進行するような状況では，注意機能がその人の認知活動を適切に制御することが必要である．これを脳活動の観点からみると，注意機能が頭頂・側頭・後頭葉での知覚処理過程を以前の知識や経験，さらにはその場で指示されたルールに基づいて合目的的に

表4 Behavioral Assessment of Attentional Disturbance(BAAD)

観察すべき問題行動	評価
1. 活気がなく,ボーっとしている.	0, 1, 2, 3
2. 訓練(動作)中,じっとしていられない,多動で落ち着きがない.	0, 1, 2, 3
3. 訓練(動作)に集中できず,容易に他のものに注意がそれる.	0, 1, 2, 3
4. 動作のスピードが遅い.	0, 1, 2, 3
5. 同じことを2回以上指摘されたり,同じ誤りを2回以上することがある.	0, 1, 2, 3
6. 動作の安全性への配慮が不足,安全確保が出来ていないのに動作を開始する.	0, 1, 2, 3
	合計点　/18

評価点:問題行動の出現頻度を4段階で重み付け
0:全くみられない
1:時にみられる(観察される頻度としては1/2未満,観察されない方が多い)
2:しばしばみられる(観察される頻度としては1/2以上,観察される方が多い)
3:いつもみられる(毎日・毎回みられる)

(豊倉 穣,菅原 敬,林 智美,他:家族が家庭で行った注意障害の行動観察評価─BAAD(Behavioral Assessment of Attentional Disturbance)の有用性に関する検討─. Jpn J Rehabil Med. 46(5):307, 2009 より引用)

表5 注意障害に対するアプローチ方法

注意機能に対するアプローチ	全般的アプローチ 特異的アプローチ
動作能力に対するアプローチ	標的動作の練習
環境調整	物理的環境調整 人的環境調整

調整することで複雑な認知活動が制御されると考えられる[6]. また,注意による認知活動の制御過程では,必要な情報を一時的に保持して課題を処理することから,ワーキングメモリー(working memory:作動記憶)に含まれる機能であるとする説もある.このように,注意機能にはさまざまな感覚情報の処理や情報の一時的な保持が必要であるため大脳全体が関与しているととらえることができる.さらに,小脳病変により注意障害が出現した例も報告されており,どの部位の病巣においても注意障害が出現する可能性に配慮しておくことが必要である[7].

MEMO ▶ ワーキングメモリー
さまざまな行動(例えば読書や会話など)を円滑に行ううえでは,その時々に必要な情報を保持しつつ,刻一刻と変化していく新たな情報を処理しなければならない.このような場面で使われている記憶は,その行為をスムーズに進行させるうえで常に必要とされる.これは,必要に応じて想起される短期記憶や長期記憶の性質とは異なっているため,ワーキングメモリーとして区別されており,この機能には前頭前野(Brodmann area 9と46)が深く関与している.

4 注意障害に対するアプローチ

注意障害に対するアプローチは,①注意機能自体の改善を目指す方法,②特定の日常生活動作能力や作業能力の改善を目指す方法,③注意障害による問題が生じにくいような環境調整を行う方法の3種が提唱されている(**表5**).

●注意機能に対するアプローチ

　注意機能の改善に対するアプローチ方法は，全般的アプローチと特異的アプローチの2つに分けられる．

　全般的アプローチの主な目的は「集中できる作業時間を延ばす」ことにあり，課題としてはゲームや計算ドリル，パズルや塗り絵など注意を集中できるものであればなんでも利用できる．対象者にあった課題を設定することで動機づけも得られやすいが，個々の能力に応じた難易度設定を心がけることが必要である．実施が容易であるため，病棟や家庭での家族によるトレーニングとしても導入しやすい点が最大の利点であるが，治療効果として科学的に立証されてはいないため，実施にあたっては効果判定をしっかり行うことも大切である．

　特異的アプローチとは，被検者の注意機能についての詳細な評価結果を基に，障害されている要素を明確にしたうえで，その部分に対して集中的にトレーニングを実施する手法である．代表的なものにAttention process training（APT）がある．APTでは前述したSohlbergらによる注意機能の分類に基づき，各要素に対応した難易度の異なる課題が設定されている．簡単な課題から開始し，一定の正答率が得られたら難易度を上げていく．障害されている要素に対応した課題を繰り返し実施することで，直接的に注意機能の改善を目指すことを目的としている．効果に関しては，APTにより慢性期の脳損傷患者においても注意機能の改善を認める可能性が示唆されている[8,9]．一方で，APTの効果が日常生活動作能力の改善にまで般化するかについてはまだ明確になっておらず，更なる検証が必要とされている[10,11]．

●動作能力に対するアプローチ

　日常生活動作や仕事などの社会的活動で問題となっている行動に焦点をあて，その能力を高めることを主眼とするアプローチである．応用行動分析学に基づいて標的とした行動を細分化し，介助量や手がかりの提示方法などで難易度を調整しながら反復練習を行い，動作の改善を図る．焦点をあてた行動以外の動作に般化されるかは不明確だが，目標とした行動パターンが確立されれば標的行動における生活上の問題は確実に軽減される．

●環境調整

　物理的な環境と人的な環境を調整することで，注意障害があっても日常生活や社会的活動を営めるように工夫するというアプローチである．物理的な環境調整では，課題の実施にあたり可能な限り視覚的および聴覚的な干渉刺激の少ない場面を設定することが挙げられる．人的な環境調整では，被検者の家族，および職場のスタッフへ注意障害の理解を促すことなどが挙げられる．家族の協力が得られるのであれば，自宅での机上課題や家事炊事などの動作場面での支援方法を指導するのも重要である．前述した2つのアプローチ方法と違い，対象者の機能や能力に対するアプローチではないため，アプローチ期間を必要とせず，即時的に効果が得られるといった特徴をもつ．

MEMO ▶ 環境調整

どんなによいアプローチ方法を考えても，それを実施してもらうことができなければリハビリテーションの効果は上がらない．注意障害を呈した患者においてはセラピストが設定した課題や各種フィードバックに対する注意も限られたものとなるため練習の効率が低下しやすい．それを防止するためには注意機能や動作能力に対するアプローチにおいても，課題に集中できる環境を個々の能力に合わせて設定することが大切である．このように環境調整はリハビリテーションの効果を最大限に引き出すためにも，その他2種のアプローチ方法と組み合わせて用いられる．

● 注意障害のリハビリテーションにおけるエビデンス

わが国における脳卒中治療ガイドライン2015[12]では，注意障害に対し機能回復訓練や代償訓練が勧められるが，その永続的効果や日常生活活動への般化について十分な科学的根拠はないとしている．また，注意障害を呈する対象者に対しては作業を短時間にして休息をとること，周囲の聴覚的および視覚的外乱を排除して注意障害による問題を軽減する環境調整に配慮すること，さらに認知障害の有無や程度を評価して家族へ情報提供することも重要であるとしている．ここで紹介されている代償法はTime Pressure Management（TPM）という内的補償方法であり，脳卒中患者への有効性が報告されている[13]．

5 治療アプローチ決定までの流れ

被検者の状況に応じて注意機能の予後を判断したうえで，先に挙げた3種のアプローチのうちどの方法でアプローチするかを決定する．脳卒中発症後1ヵ月が経過し，この先もしばらくは集中的なリハビリテーションの実施が可能な入院患者もいれば，復職後に上司や同僚から集中力や落ち着きがないと勤務態度について指摘され，「今すぐこの状況を打開したい」というような即時的な改善をニーズとしている外来患者もいる．治療方針決定までに考慮すべきポイントをフローチャートに示す（図3）．

アプローチ可能な期間と頻度は対象者ごとに異なると思われるが，発症から長期経過後のAPTで改善を認めたという報告では，1日20～30分の家族による家庭での練習を基本とし，外来通院での成績チェックと翌週のプログラム立案という流れで2ヵ月間のアプローチを実施している[9]．

フローチャートには治療方針を決定する際の要因として，病期についての検討を含めなかった．一般的に治療アプローチと病期との関係は，機能障害の回復段階に合わせて急性期で機能的に大きな改善が期待できる段階では全般的アプローチや特異的アプローチが適応となり，回復速度の低下とともに代償動作の獲得や環境設定が中心となるとされている．しかし，これは絶対的なものではなく，対象者の状態を見極めたうえで適応と考えられるのであれば，急性期における代償動作の獲得や維持期における積極的な注意機能自体へのアプローチも試みるべきである．

6 症例提示

全般性注意障害を呈した患者について治療経過を6期に分けて紹介し，各期において担当セラピストが考察した内容を解説する．

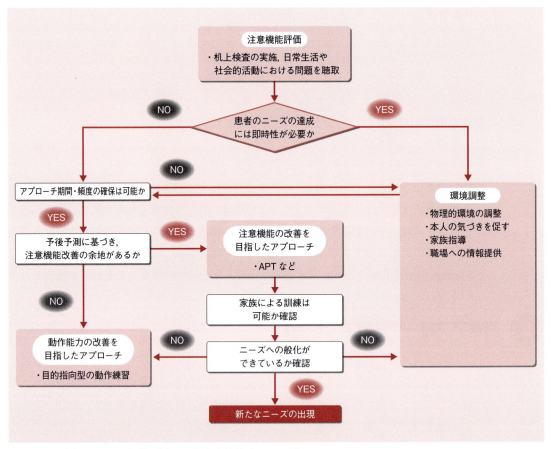

図3 注意障害を呈した患者に対する治療方針決定までの流れ

◉ **基本情報**

年齢：60代後半　性別：女性　利き手：右　診断名：脳梗塞（右放線冠）

家族状況：夫と息子家族との6人暮らし．夫は定年退職しており日中も在宅．面会にもよくいらしていてリハビリテーションにも協力的．

全体像：社交的で明るい性格．ビーズ細工が好きで，病前は孫娘と一緒に製作することが何よりも楽しみだった．身体機能障害としては中等度の左片麻痺を認め，高次脳機能では全般性注意障害を呈していた．

◉ **治療経過**

第1期：第3病日より車椅子に乗車し運動療法室でのリハビリテーションが開始となった．運動療法室においては他の患者からの挨拶に反応していたが，静かな個室に戻ると傾眠傾向が認められたため机上検査の実施は困難であった．そのため，なるべく視覚および聴覚刺激の多い環境で，全身状態の管理の基に立位練習から開始した．

第2期：第10病日を過ぎると傾眠傾向は改善されたが，更衣動作練習中に他の患者の作業練習に気を取られてしまうなどの症状を認めた（**図1**）．個室での机上検査においては傾眠は認めなくなったものの，検査に対する集中持続が困難であった．TMT-A

表6 移乗動作チェックリスト

以下の5項目に注意してベッドに乗り移りましょう
① 車椅子を適切な位置につける
② ブレーキをかける
③ フットレストを上げる
④ 手すりを使って立ち上がり,腰を回す
⑤ ゆっくりと座る

内容を簡潔に記載することが重要.

の結果は322秒であり,終了するまでに何度も声かけを要した.またTMT-Bにおいても何度も声かけをしたが,課題を最後まで達成できなかった.ADLでは移乗動作能力の向上を認めたが,車椅子のブレーキやフットレストから下肢を下ろすことを忘れてしまうため常に見守りを要した.また,以前から対象者の趣味であったビーズ細工を作業課題として取り入れたが,すぐに作業を中断してしまい,OTの指示通りに作れずミスが目立っていた.そこで,なるべく外乱刺激の少ない状況で作業に取り組めるよう練習時の環境設定に配慮した.

第3期:第29病日にはセラピストと1対1の環境であれば30分程度作業を継続することが可能となった.同時期の机上課題成績はTMT-Aにて205秒,TMT-Bにて310秒(要修正),仮名ひろい検査の無意味課題では正答数17個であった.簡単なビーズ細工はうまくできるようになったため,ビーズの種類(色・形・大きさ)を増やしてより課題の難易度を高くした.

第4期:第61病日.この頃にはTMT-Aにて132秒,TMT-Bにて214秒,仮名ひろい検査の無意味課題で正答数は24個まで改善した.一方で,ADLにおいては車椅子のブレーキのかけ忘れが頻度は減ったといっても,時々かけ忘れており,移乗動作の自立には至っていなかった.そこで,移乗動作における一連の運動を5項目に細分化して,各ポイントをチェックしながら病棟で移乗動作の反復練習を行った(**表6**).また,自宅退院という目標を設定し,家族にも積極的にリハビリを見学してもらい,併せて注意障害についても正しく理解できるようアドバイスを行った.

第5期:第93病日.チェックリストの項目を忘れずに実施できるようになり,病棟での移乗動作は自立に至った.退院を控え自宅でも趣味のビーズ細工を継続したいとの希望があったため,実施中のポイントについて30分程度で休憩を挟むこと,静かな環境を設定するとうまくできることを夫に説明した.退院後はADLの安定を目的に,週1回の頻度で外来通院することとなった.

第6期:第120病日.退院当初は移乗動作のチェックポイントを忘れてしまう場面を認め,夫の声かけや見守りを要したが,**表6**のチェックリストを自宅のベッド脇に貼ることで再度移乗動作は自立に至った.その後は家庭でのADLも安定して,家族のサポートによる自宅での練習も軌道に乗ったので,介護保険でのリハビリテーションサービスに移行となった.

●**各期において担当セラピストが考察していた内容**

　第1期においては意識障害の影響が強く出現している．このため，毛様体賦活系の働きを促進するため，視覚・聴覚・体性感覚からの入力量を増加させる方針を立て，アプローチを試みた．

　第2期には意識障害は改善しているが，注意の持続性や選択性の問題が顕在化してきた．そこで，干渉刺激の少ない環境をセラピストが設定し，課題（ビーズ細工）に対する注意を持続させるという全般的なアプローチを行った．

　第3期では作業課題に対する取り組み姿勢やTMTの結果から，注意の持続性が改善してきたことがわかる．しかし，仮名ひろいテストの結果からは注意の選択性要素の障害が認められた．そこでビーズ細工において指示したビーズの色・形・大きさを選ばせるという課題を設定し，選択性機能の向上を目指した特異的アプローチの要素を取り入れた．

　第4期ではTMT-Bの実施時間の短縮や仮名ひろいテストでの改善も認め，選択性注意や転換性注意も徐々に改善していることがわかる．それに伴いADL上の問題も軽減したが，完全には消失していなかった．そこで，治療方針を注意機能の改善を主軸とするアプローチから動作能力の改善を中心とするアプローチへと移行した．また自宅退院を目指し，家族指導という人的環境設定に対するアプローチも開始した．

　第5期では退院時指導として，家庭での練習におけるポイントについて夫へ指導した．また，病因から自宅という環境の変化に対しても獲得した移乗動作が可能であるか，その他のADL場面で問題が生じないかを評価するため，外来通院にてチェックすることとした．

　第6期，退院当初は大きな環境変化にやや動作能力が低下する場面も認めたが，物理的な環境設定も併せて行うことで自宅での移乗動作も自立に至った．また，注意障害は一般的に身体機能障害よりも長期にわたって徐々に改善を認めるため，本人・家族とも相談し，介護保険にてリハビリテーションを継続することとした．

7　ADVANCED LEVEL ▶運動課題と認知課題，どちらの処理を優先する？

　「自転車での帰宅途中に夕食の献立を考える」など，実生活上では運動と認知課題は同時進行していることが多い．もちろん注意をうまく配分しなければスムーズな同時進行は困難であるが，われわれはどちらの課題の処理を優先しているのだろうか．Plummerらは歩行可能な脳卒中患者を対象に興味深い実験を行っている[14]．彼らは対象者が歩行課題と認知課題を単独で行った場合の成績と，それらを同時に行った場合の成績を比較した．その結果，歩行と認知課題を同時に行った際に，歩行に関するパラメーター（速度，歩幅など）は有意に減少したのに対し，認知課題成績は低下しないことを報告した．その結果から，脳卒中患者は歩行よりも認知課題の解決を優先したと結論している．もちろん運動課題の難易度によってはこの限りではないだろうが，二重課題を練習として設定する場合はそのような視点も含めて設定するよう心がけたい．

8 まとめ

　現在の医療制度では，脳損傷患者のリハビリテーションを行うにあたり急性期から維持期まで同一のセラピストが担当することはきわめて稀である．状況に応じて他の施設を紹介されるため，その都度患者を取り巻く環境は変化し，注意障害に対し一貫性をもったアプローチができているとは言い難い現状がある．さらに急性期や回復期における入院期間の短縮に伴い，自宅退院に間に合わせるべく日常生活動作練習や環境設定などが優先され，十分な特異的アプローチの時間が確保できないまま医療保険下でのリハビリテーションの終了を余儀なくされる場合もある．このような患者にとっては維持期において適切なアプローチを行うことにより注意機能自体が改善する可能性も大いに見込まれるのではないだろうか．注意機能の向上に対する具体的なアプローチ方法については明確なエビデンスが得られていないという現状もあるが，今後も入院期間の短縮が重要視される中で，維持期における機能障害改善への挑戦はリハビリテーションの専門家が担うべき責務でもある．

● 文献

1) Penfield W, Evans J：The frontal lobe in man：A clinical study of maximum removals. Brain. 58(1)：115-133, 1935
2) 八木文雄：前頭連合野の高次脳機能．神経心理学．pp 358-406, 放送大学教育振興会, 2006
3) 日本高次脳機能障害学会Brain Function Test委員会：標準注意検査法(CAT：Clinical Assessment for Attention). 標準注意検査法・標準意欲評価法．日本高次脳機能障害学会(編), pp 11-111, 新興医学出版社, 2006
4) Ponsford J, Kinsella G：The use of a rating scale of attentional behaviour. Neuropsychol Rehabil. 1(4)：241-257, 1991
5) 豊倉 穣, 菅原 敬, 林 智美, 他：家族が家庭で行った注意障害の行動観察評価―BAAD(Behavioral Assessment of Attentional Disturbance)の有用性に関する検討―. Jpn J Rehabil Med. 46(5)：306-311, 2009
6) 加藤元一郎：注意の概念−その機能と構造．PTジャーナル. 37(12)：1023-1028, 2003
7) 手塚純一：認知・注意障害を伴う大脳小脳神経回路の障害をもつ症例．PTジャーナル. 44(9)：757-764, 2010
8) Sohlberg MM, Matter CA：Effectiveness of an Attention-Training Program. J Clin Exp Neuropsychol. 9(2)：117-130, 1987
9) 豊倉 穣, 本田啓三, 石田 暉, 他：注意障害に対するAttention process trainingの紹介とその有用性．リハ医学. 29(2)：153-158, 1992
10) Lincoln NB, Majid MJ, Weyman N：Cognitive rehabilitation for attention deficits following stroke. Cochrane Database Syst Rev. 2000(4)：CD002842
11) Cicerone KD, Langenbahn DM, Braden C, et al：Evidence-Based Cognitive Rehabilitation：Updated Review of the Literature From 2003 Through 2008. Arch Phys Med Rehabil. 92(4)：519-530, 2011
12) 園田 茂, 他：Ⅶ. リハビリテーション 2-10 認知障害に対するリハビリテーション．脳卒中治療ガイドライン2015. 日本脳卒中学会 脳卒中ガイドライン委員会(編), pp 309-312, 協和企画, 2015
13) Winkens I, Van Heugten CM, Wade DT, et al：Efficacy of time pressure management in stroke patients with slowed information processing：a randomized controlled trial. Arch Phys Med Rehabil. 90(10)：1672-1679, 2009
14) Plummer-D'Amato P, Altmann LJ, Saracino D, et al：Interactions between cognitive tasks and gait after stroke：A dual task study. Gait Posture. 27(4)：683-688, 2008

〔宮本　真明〕

3 認知症

A 認知症の分類と症状を理解できる
B 認知症を発症した患者を評価できる
C 認知症を発症した患者の支援計画を立案できる

▶ 図のような患者を担当したら，セラピストとして何ができるのか？ ◀

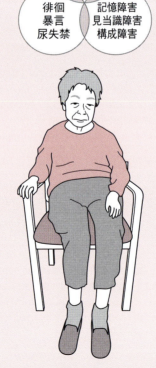

図1　認知症を有する患者

表1 認知症の分類

| アルツハイマー病 |
| 血管性認知症 |
| その他の疾患による認知症 |
| レビー小体型認知症 |
| 前頭側頭型認知症 |
| パーキンソン病 |
| 頭部外傷 |
| 脳腫瘍 |
| 進行性核上性麻痺 |
| 低酸素脳症 |
| 神経感染症：髄膜炎/神経梅毒 |
| 臓器不全：腎不全/肝不全 |
| 内分泌機能異常症：甲状腺機能低下症/副腎皮質機能低下症 |
| 中毒性疾患：アルコール中毒 |
| 脱髄性疾患：多発性硬化症 |

　図1に示した患者は，記憶障害，見当識障害，構成障害といった認知機能の低下に加え，徘徊，暴言，尿失禁といった行動障害を有している：そのため，家族による声かけ，介護，監視が常に必要な状況である．このような患者を担当した時，セラピストとして何ができるのだろうか？ 効果的なアプローチの方法を考えるためには，認知症における多彩な症状を理解したうえで，適切な評価を実施し，アプローチプランを策定することが重要である．

1 認知症とは？

　認知症とは，後天的な脳の障害によって認知機能が持続性に低下し，日常生活や社会生活に支障をきたすようになった状態をいう．かつて，認知症は進行性で非可逆性の経過を示すとされていたが，現在では多くの疾患によって引き起こされる症候群と捉えられ，不変や改善の経過を示すものも認知症に含まれている(表1)．わが国における65歳以上の高齢者の有病率は3.8〜11.0％であり，アルツハイマー病(Alzheimer's disease：AD)が最も多く，次いで血管性認知症(vascular dementia：VaD)やレビー小体型認知症(dementia with Lewy bodies：DLB)の頻度が高いとされている[1]．また，客観的な記憶障害はあるが認知症とはいえない，認知症の前駆状態をmild cognitive impairment (MCI)という．MCIから認知症へ移行する割合は，年間5〜15％とされている[1]．

MEMO ▶ ADとVaD
ADと診断された患者の中には，脳血管障害の病歴がなくとも無症候性脳梗塞を発症している場合がある．脳血管障害の発症が明らかな場合，脳血管障害と認知症の発症間隔が3ヵ月以上で，認知症の進行が緩徐な時にはADを疑う．一方，脳血管障害と認知症の発症間隔が3ヵ月以内で，発症が急激または段階状である時はVaDを疑う．

MEMO ▶ ADとDLB
ADにおいても扁桃体を中心にレビー小体が認められ，病理学的にADとDLBの中間型が存在することが知られている．また，ADがレビー小体に関連した認知症のリスクファクターとして作用していることが示唆されている．

MEMO ▶ MCI
MCIと診断されても必ず認知症に移行するわけではなく，14〜44％の患者が後の検査で知的に正常と判定されている[2]．

2 なぜ認知症が出現するのか？

　ADでは，脳内ニューロンの変性に伴って神経回路網が破綻をきたすことによって認知機能が低下する．また，AD出現のリスクファクターとして，①遺伝的リスクファクター（アポリポ蛋白E（ApoE）ε4），②血管性リスクファクター（高血圧，糖尿病，高コレステロール血症），生活習慣関連因子（喫煙）が挙げられる[2]．VaDでは，脳梗塞や脳出血などの脳血管障害に起因する脳損傷によって認知機能が低下する．近年では無症候性脳梗塞や白質病変がVaDの発症・進行に影響を及ぼすことが指摘されている．DLBでは，大脳皮質の神経細胞にレビー小体が出現し，それと関連してニューロンの変性が生ずることによって認知機能が低下する．

MEMO ▶ 脳機能低下と症状出現

ADでは，脳内における神経変性の進行に伴い着実に脳機能が低下する．しかし，脳は余剰機能を有していることに加え，シナプスの可塑性による代償機能も存在する．また，日常生活では，メモをとったり，他人に聞いたりなどの社会的な対応策も利用できる．そのため，ADにおける脳内病変の形成過程と，それを反映して生じる臨床症状の進行の間には，時間的なずれが生じると考えられている．

3 認知症に伴う症状は？

　認知症は原因疾患や病期に応じた多彩な症状を示す（表2）．症状の中核をなすのは，記憶障害，失語，失行，失認，遂行機能障害などの認知機能障害である．ADでは，海馬などの側頭葉内側領域で始まった神経変性が頭頂葉や側頭葉に進展することに伴い，早期から近似記憶，次いで即時記憶や遠隔記憶が障害され，また，それらの記憶障害に引き続いて視空間認知障害，健忘性失語，遂行機能障害などの認知機能障害が出現する．VaDでは，失語，失行，失認，視空間認知障害，遂行機能障害などの認知機能障害が脳の機能局在に一致してまだら状に出現する．DLBでは，幻視，うつ症状，パーキンソニズムを生じ，認知機能障害が変動するのが特徴である．

　また，認知症に伴ってさまざまな行動異常および心理症状（behavioral and psychological symptoms of dementia：BPSD）が出現する．行動異常には，暴言・暴力，徘徊，不穏などがあり，心理症状には，アパシー，うつ症状，不安，妄想などがある．BPSDの合併率は88％とされ[3]，認知症を有する患者において高率に認められる．ADでは，病初期からアパシーやうつ症状を呈し，妄想では物盗られ妄想が最も多い．また，症状が進行するのに伴い，徘徊や暴言などが目立つようになる．

　以上の認知症に伴う中核および周辺症状に加えて，認知症を有する患者では顕著に下肢筋力が低下しており，歩行，移乗，階段昇降，下衣の更衣などの日常生活動作を阻害する一因になっていることが指摘されている[4]．加えて，認知症をきたす多くの疾患においてパーキンソニズムが出現することが知られており，転倒の一因になっている．これらの認知機能障害，BPSD，運動機能障害によって，日常生活では，まず手段的活動（家事，買い物，金銭管理など）が障害され，次いで症状の進行に伴って基本的活動（起居移動，食事，排泄，更衣，整容など）が障害される．日常生活における介護やBPSDへの対応は，介護者にとって心理的・時間的に大きな負担になる．

表2 認知症に伴う症状

	症状	日常生活で観察される行動
A 中核症状	記憶障害	約束を忘れる 物の置き場所がわからなくなる 同じことを初めて話すかのように繰り返し話す
	失語	会話の中で「あれ」，「それ」といった指示語が増える(喚語困難) 言いたい語とは別の語を言う(語性錯語) 他人が言った語や句を繰り返す(反響言語) 物の名前がわからない 言語の理解が難しい
	視覚性失認	物を見てもそれが何だかわからない
	地誌的失見当識	熟知しているはずの場所や風景がわからない 家の中やよく知った近所でも迷う
	観念失行	道具が上手に使えない 道具の誤った使い方がみられる
	遂行機能障害	計画を立てて行動することができない
B 周辺症状	暴言・暴力	根拠なしに人に言いがかりをつける 人を罵る 人を殴る，引っ掻く，噛みつく
	徘徊	やたらと歩き回る
	不穏	落ち着きなくやたらと手足を動かす 理由なく金切り声をあげる
	アパシー	以前に行っていた趣味や日常の活動に興味を示さなくなる
	うつ症状	表情の変化が乏しい 物事を楽しめない 周囲に興味を示さない 食欲がない よく眠れない
	不安	一人になるのを怖がり，家の中にいても介護者につきまとう
	妄想	自分の現金などを誰かが盗んだと言う(物盗られ妄想) 自分の配偶者が浮気をしていると言う(嫉妬妄想)

MEMO ▶ パーキンソニズム
パーキンソニズムは認知機能の低下と並行して進行するとされ，パーキンソニズムを有している患者では，有していない患者に比べて認知機能低下の速度が速いことが知られている．

4 認知症に対する評価は？

　認知症のリハビリテーションにおける評価の目的は，適切なアプローチを選択し，そのアプローチ効果を判定するための情報を得ることである．評価では，患者一人ひとりの認知機能障害，BPSD，運動機能障害，日常生活動作障害を評価するとともに，介護者の介護負担，地域の社会資源の活用状況などを総合的に把握することが重要である．認知症を有する患者に用いられる評価尺度を**表3**に示す．

表3 認知症に対する評価尺度

A. 認知機能	
Mini-Mental State Examination (MMSE)	見当識，記銘，注意・計算，言語，図形模写など複数の認知機能を評価する
改訂長谷川式簡易知能評価スケール	見当識，記銘，注意・計算，語列挙など複数の認知機能を評価する．図形模写に関する項目はない
時計描画テスト	時計を描画させ，一定の基準を用いて得点化する．MMSEと高い相関があるとされている
B. 行動異常および心理症状	
Dementia Behavior Disturbance Scale (DBDS)	徘徊，興奮，摂食障害，攻撃性，性的異常などの行動障害の出現頻度を評価する
Neuropsychiatric Inventory (NPI)	妄想，幻覚，興奮，うつ症状，不安，多幸，無為，脱抑制，易刺激性，異常行動などの精神症候を評価する
Behavioral Pathology in Alzheimer's Disease (Behave-AD)	介護者からの情報に基づいて，アルツハイマー病の行動異常および心理症状を評価する
Cohen-Mansfield Agitation Inventory (CMAI)	介護者からの情報に基づいて，行動障害の出現頻度を評価する
C. 運動機能	
筋力	ハンドヘルドダイナモメーターを用いて膝関節・股関節・足関節などの等尺性筋力を測定する．認知症患者における再現性が良好であることが報告されている[5,6]
Timed Up and Go Test	椅子から立ち上がり，3m先の目印を回って，再び椅子に座るまでの時間を測定する．認知症患者における再現性が良好であることが報告されている[5]
最大歩行速度	10mの直線歩行路を歩行し，その所要時間を測定する．認知症患者における再現性が良好であることが報告されている[5]
D. 日常生活動作	
Physical Self-Maintenance Scale/Instrumental Activities of Daily Living (PSMS/IADL)	家族，介護者からの情報に基づいて，手段的および基本的日常生活動作を評価する
New Clinical Scale for Rating of Activities of Daily Living of the Elderly (N-ADL)	歩行，起座，着脱衣，入浴，摂食，排泄などの日常生活動作について評価する
Disability Assessment for Dementia (DAD)	家族，介護者からの情報に基づいて，手段的および基本的日常生活動作を評価する
Alzheimer's Disease Cooperative Study-ADL Scale (ADCS-ADL):	家族，介護者からの情報に基づいて，アルツハイマー病患者の日常生活動作を評価する
Functional Independence Measure (FIM)	日常生活の自立度を評価する．食事，整容，清拭，更衣など基本的活動に関する運動項目と，理解，表出，社会的交流などの認知機能に関する認知項目からなる
E. 介護負担	
Zarit介護負担尺度 (Zarit Caregiver Burden Interview: ZBI)	介護負担を評価する22項目の質問紙である．8項目の短縮版も開発されている
Neuropsychiatric Inventory-Caregiver Distress Scale (NPI-D)	NPIに対応した尺度で，介護負担を評価する
NPI-Brief Questionnaire Form (NPI-Q)	NPIに対応した尺度で，質問紙を用いて認知症症状や介護負担を評価する

MEMO ▶ 測定の再現性
認知症患者に対する膝伸展筋力，最大歩行速度，Timed Up and Go Testの再現性は，良好であることが示されている[5, 6]．

MEMO ▶ 認知症における筋力
ADを有する高齢患者では，骨格筋量の低下，運動単位の発火頻度の低下，主動筋－拮抗筋における共収縮の増加などの加齢に伴う生理的な変化に加えて，課題に対する最大努力の困難さや大脳基底核および中脳の機能障害に起因する相反性抑制の障害などにより，筋力が顕著に低下することが指摘されている．

5 認知症に対するアプローチは？

リハビリテーションの目標は，認知症を有した患者一人ひとりの生活の質（quality of life：QOL）を向上させることである．そのために，認知トレーニング，運動療法，日常生活への支援，介護者への支援などのさまざまな側面から総合的なアプローチが実施される．

1．認知トレーニング

認知症では認知機能障害を引き起こす脳病変が徐々に進行していく．そのため，残存機能を高めて認知機能を可及的に維持することが認知トレーニングの目標になる．認知トレーニングとして，Reality orientation（RO）療法や回想法などが知られている．

RO療法は，認知症を有する患者の現実見当識を強化し，誤った外界認識に基づいて生じる行動や感情の障害を改善することを目的としている．Onderら[7]は，1日30分間の25週にわたるRO療法によって，認知機能が改善したことを報告している．回想法は，患者の過去の思い出を治療者が共感的に聞くことによって，記憶障害やBPSDを改善することを目的としている．Woodsら[8]によるメタ分析では，回想法が認知機能とBPSDに対して有効であることが示されている．

MCIは高率に認知症に移行することから，MCIの進展を予防するための認知トレーニングも行われている．Rozziniら[9]はコンピュータを用いて記憶をはじめとする複数の認知機能に対するトレーニングを1年間にわたって実施し，記憶，抽象的論理，行動障害，うつ症状が改善したことを報告している．

MEMO ▶ RO療法と回想法
RO療法と回想法の認知機能改善に対する効果については，否定的な見解もある．

2．運動療法

定期的な運動が認知症を有する患者の運動機能，日常生活動作，BPSDに対して有効であることが示され，種々の運動プログラムが行われている．Rollandら[10]は，20分間の運動を週に2回，1年間にわたって実施し，運動機能と日常生活動作の維持に効果を認めたとしている．また，運動プログラムに併せて介護者に対する行動障害への対応法の指導を行ったところ，運動機能のみではなく，うつ症状も改善したという報告もある[11]．

MEMO ▶ レジスタンストレーニング
AD患者に対するレジスタンストレーニングでは，1 repetition maximum（1RM）の60〜65％の負荷を用いた週に2，3回の運動が推奨されている．

3．日常生活への支援

Tappenら[12]は，認知症を有する患者に歩行と会話を組み合わせたプログラムを実施

し，運動機能が維持されたことを示している．また，Hauerら[13]は，週に2回の運動療法に加えて歩行，階段昇降，立ち上がりなどの日常生活動作練習を3ヵ月間にわたって実施したところ，筋力および日常生活動作が改善したことを報告している．一方で，認知症を有する患者では転倒のリスクが高いことも指摘されている．Oliverら[14]は，転倒の予防に対して介護プランの調整，生活環境の調整，患者教育，薬物の調整，運動療法，ヒッププロテクターの装着などの総合的なアプローチが有効であることを示している．

また，歩行より強い程度の運動を週3回以上行った群では，それ以下の群よりもADおよびVaDを発症する割合が低いことが知られている[15]．社会参加や余暇活動についても，ADの発症率を下げ，高齢者の認知機能の低下を抑えることに寄与すると考えられている．

4．介護者への支援

認知症を有する患者の介護やBPSDへの対応は，介護者にとって大きな負担になる．そのため，介護者に対してストレスマネジメントの教育，介護上の問題に対する対応技術の指導，カウンセリング，ショートステイ・ミドルステイを利用した休養などが行われている．これらの介護者に対する心理的・社会的な支援は，介護者の心理的な疲労，うつ症状を改善させ，さらに介護の知識や技術をスキルアップさせて，施設入所までの期間を延長させることが示されている[16]．

> **POINT** 認知症を有する患者との関わり方
> ① 簡潔な指示や要求を心がける
> ② 患者が混乱したり怒り出したりする場合は要求を変更する
> ③ 失敗につながるような難しい作業を避ける
> ④ 穏やかで支持的な態度を心がける

6 評価と治療アプローチの流れ

認知機能障害（記憶障害，失語，失行，失認，遂行機能障害など），BPSD（暴言・暴力，徘徊，不穏，アパシー，うつ症状，不安，妄想など），運動障害（下肢筋力の低下やパーキンソニズムなど）によって，手段的活動（家事，買い物，金銭管理など）や基本的活動（起居移動，食事，排泄，更衣，整容など）が障害される．また，日常生活における介護やBPSDへの対応は，介護者にとって心理的・時間的に大きな負担になる．患者一人ひとりの認知機能障害，BPSD，運動機能障害，日常生活動作障害を評価するとともに，介護者の介護負担，地域の社会資源の活用状況などを総合的に把握し，認知トレーニング，運動療法，日常生活への支援，介護者への支援などのさまざまな側面から総合的なアプローチが実施される．認知症を有する患者に対する評価のポイントとアプローチのヒントを図2に示す．

7 症例提示

1．基本情報

年齢：87歳　性別：男性　身長：150.2 cm　体重：43.6 kg　診断名：アルツハイマー病

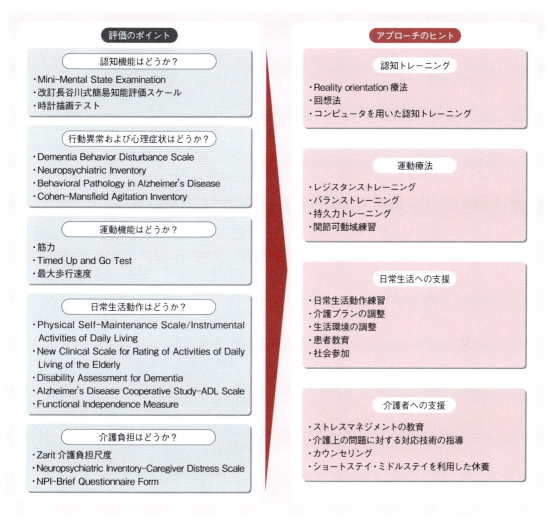

図2 認知症を有する患者に対する評価のポイントとアプローチのヒント

発症経過：数年前に家族の承認なく多額の契約を結んだり，無断外出するなどの行動障害が出現した．その後，家庭での生活が困難になり，特別養護老人ホームに入居となった．

2. 特別養護老人ホーム入居時の評価

認知機能

- Mini-Mental State Examination　13点

　記憶障害，見当識障害，構成障害などの認知機能障害を認めた．

行動異常および心理症状

- Dementia Behavior Disturbance Scale　22点

　物事に対する関心の低下，徘徊，睡眠障害，暴力などのBPSDを認めた．

運動機能

- 等尺性膝伸展筋力 左右平均27.9 Nm（右32.3 Nm，左23.5 Nm），体重比0.19 Nm/kg
- 10 m最大歩行速度 56.7 m/分

・Timed Up and Go Test 10.1秒

立ち上がりおよび歩行は自力で可能だったが，下肢筋力は立ち上がりおよび歩行に必要なカットオフ値[4]を下回る水準だった．

日常生活

・Functional Independence Measure 運動項目　82点

日中および夜間に徘徊を認めた．また，1日の時間経過の中で，いつ，何を行うかという行動のプランニングが難しく，個々の日常生活動作を開始するために介護者からの促しが必要な状況だった．

8 初期評価中の担当セラピストの考察内容と治療経過

本症例で認められた記憶障害，見当識障害，構成障害などの認知機能障害や，物事に対する関心の低下，徘徊，睡眠障害，暴力などのBPSDは，アルツハイマー病に起因する脳機能の低下によって引き起こされていると考えられた．また，本症例では起居移動などの動作自体は自立していたものの，下肢筋力は基本的日常生活動作に必要なカットオフ値[4]を下回る水準だった．日常生活では，日中および夜間の徘徊を認め，日常生活動作の遂行に際しては介護者からの声かけが必要な状況だった．そのため，認知機能の可及的維持，BPSDおよび運動機能の改善，日常生活自立度の向上を目指した総合的なアプローチが必要であると考え，アプローチプランを立案した．

認知トレーニングでは，RO療法と回想法を実施し，日付や場所などの現実見当識の強化を図るとともに，症例の過去の思い出を家族と施設職員が共感的に聞いた．運動療法では，1RMの65％の負荷を用いた膝伸展運動を10回3セット，週に3日の頻度で実施した．また，2週ごとに1RMを再測定し，負荷を調節した．加えて，上下肢に関する軽負荷の体操を実施した．日常生活への支援として，施設職員の付き添いのもと，毎日1 kmの散歩を実施した．また，町会会館で月に2回開催される調理教室や掃除，特別養護老人ホームで定期的に開催されるお茶会，音楽会，餅つき大会，納涼祭などの交流会に参加することによって，施設入居中の患者および町内の人々との交流を図った．

アプローチ開始から8週後の認知機能については，Mini-Mental State Examinationが10点であり，記憶障害，見当識障害，構成障害などの認知機能障害に変化を認めなかった．行動異常および心理症状についても同様に，Dementia Behavior Disturbance Scaleが28点であり，物事に対する関心の低下，徘徊，睡眠障害，暴力などのBPSDに変化を認めなかった．運動機能については，等尺性膝伸展筋力，10 m最大歩行速度，Timed Up and Go Testともに向上した（図3）．日常生活については，Functional Independence Measure運動項目が84点であり，入居時と同様の日常生活自立度だった．

9 ADVANCED LEVEL ▶ 日常生活動作の基礎となる機能を向上する

機能（筋力など）と日常生活動作（歩行速度など）の関係は非線形であり，動作に強く影響を及ぼす機能レベルと動作にはあまり影響を及ぼさない機能レベルがあることが知られている．例えば，図4の患者Aのように下肢筋力が破線の閾値を下回っている場合，

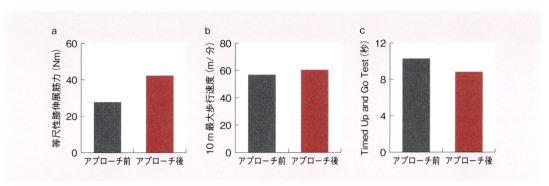

図3　等尺性膝伸展筋力(a)，10 m最大歩行速度(b)，Timed Up and Go Test(c)の推移

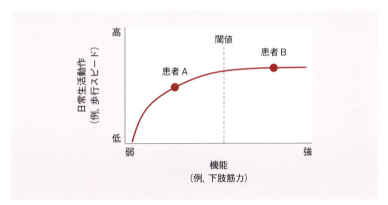

図4　機能と日常生活動作の関係

下肢筋力のわずかな増減によって歩行スピードが影響を受けることが推測される．一方，患者Bのように下肢筋力が破線の閾値を上回っている場合，下肢筋力の増減は歩行スピードにあまり影響を与えないことが推測される．今回の症例の下肢筋力水準は，歩行をはじめとする基本的日常生活動作の自立に必要なカットオフ値を下回る水準だった．そのことが，レジスタンストレーニングが歩行速度やTimed Up and Go Testの成績を向上させた一因になっていることが推察される．

　認知症を有した患者の筋力と日常生活動作の自立を考える場合，膝伸展筋力体重比が0.6 Nm/kgを下回ると約7割の対象者が歩行に介助を要し，0.8 Nm/kgを下回ると約7割の対象者が下衣更衣とトイレ動作に介助を要し，1.2 Nm/kgを下回ると約7割の対象者が移乗に介助を要することが知られている[4]．そのため，現時点でたとえ歩行などの動作自体が可能だったとしても，将来的な日常生活動作の自立度を考慮すると，レジスタンストレーニングの継続が必要であると考えられる．とくに，1 RMの60％に満たない活動では筋力増加の効果は減少すると考えられており，日常生活の支援のみで筋力を増やすことに必要な負荷量を得ることは難しいことが多い．そのため，筋力トレーニングと日常生活に関する支援を組み合わせたアプローチが必要と思われる．

10 まとめ

　認知症によって生じる認知機能障害やBPSDは多彩である．また，それらに伴って生じる運動機能障害や日常生活動作障害も個別性が強く，多様である．そのため，認知症を有する患者へのアプローチプランを策定する際には，まず，患者の認知機能，BPSD，運動機能，日常生活動作，介護負担を含めた全体像をいかに把握するかということが重要になる．また，それらの多様な障害像に対して，作業療法士，理学療法士，言語聴覚士，介護福祉士，医師などが，患者および家族と連携して多角的かつ総合的なアプローチを行うことが不可欠である．

● 文献

1) Yamada T, Hattori H, Miura A, et al：Prevalence of Alzheimer's disease, vascular dementia and dementia with Lewy bodies in a Japanese population. Psychiatry Clin Neurosci. 55(1)：21-25, 2001
2) 日本神経学会(監修), 「認知症疾患治療ガイドライン」作成合同委員会(編)：第1章 認知症の定義, 概要, 経過, 疫学. 認知症疾患治療ガイドライン2010. pp 1-23, 医学書院, 2010
3) Ikeda M, Fukuhara R, Shigenobu K, et al：Dementia associated mental and behavioural disturbances in elderly people in the community：findings from the first Nakayama study. J Neurol Neurosurg Psychiatry. 75(1)：146-148, 2004
4) Suzuki M, Kirimoto H, Inamura A, et al：The relationship between knee extension strength and lower extremity functions in nursing home residents with dementia. Disabil Rehabil. 34(3)：202-209, 2012
5) Thomas VS, Hageman PA：A preliminary study on the reliability of physical performance measures in older day-care center clients with dementia. Int Psychogeriatr. 14(1)：17-23, 2003
6) Suzuki M, Yamada S, Inamura A, et al：Reliability and Validity of Measurements of Knee Extension Strength Obtained from Nursing Home Residents with Dementia. Am J Phys Med Rehabil. 88(11)：924-933, 2009
7) Onder G, Zanetti O, Giacobini E, et al：Reality orientation therapy combined with cholinesterase inhibitors in Alzheimer's disease：randomised controlled trial. Br J Psychiatry. 187(5)：450-455, 2005
8) Woods B, Spector A, Jones C, et al：Reminiscence therapy for dementia. Cochrane Database Syst Rev. 18(2)：CD001120, 2005
9) Rozzini L, Costardi D, Chilovi BV, et al：Efficacy of cognitive rehabilitation in patients with mild cognitive impairment treated with cholinesterase inhibitors. Int J Geriatr Psychiatry. 22(4)：356-360, 2007
10) Rolland Y, Pillard F, Klapouszczak A, et al：Exercise program for nursing home residents with Alzheimer's disease：a 1-year randomized, controlled trial. J Am Geriatr Soc. 55(2)：158-165, 2007
11) Teri L, Gibbons LE, McCurry SM, et al：Exercise plus behavioral management in patients with Alzheimer disease：a randomized controlled trial. JAMA. 290(15)：2015-2022, 2003
12) Tappen RM, Roarch KE, Applegate EB, et al：Effect of a combined walking and conversation intervention on functional mobility of nursing home residents with Alzheimer disease. Alzheimer Dis Assoc Disord. 14(4)：196-201, 2000
13) Hauer K, Schwenk M, Zieschang T, et al：Physical training improves motor performance in people with dementia：a randomized controlled trial. J Am Geriatr Soc. 60(1)：8-15, 2012
14) Oliver D, Connelly JB, Victor CR, et al：Strategies to prevent falls and fractures in hospitals and care homes and effect of cognitive impairment：systematic review and meta-analyses. BMJ. 334(7584)：82-88, 2007
15) Laurin D, Verreault R, Lindsay J, et al：Physical activity and risk of cognitive impairment and dementia in elderly persons. Arch Neurol. 58(3)：498-504, 2001
16) Brodaty H, Green A, Koschera A：Meta-analysis of psychosocial interventions for caregivers of people with dementia. J Am Geriatr Soc. 51(5)：657-664, 2003

〈鈴木　誠〉

第2章 高次脳機能障害の実際

4 失語症

学習目標
- A 失語症のタイプと症状を知る
- B 失語症臨床の概要を知る
- C 失語症患者における文発話障害の詳細を知る

1 失語症とは？

　失語症は，脳の損傷により，一旦獲得した言語機能が失われた状態をいい，成人の「言語障害」の一つである．失語症では言語という符号の操作が障害を受ける．失語症以外の言語障害には構音障害や音声障害のほか，子どもの言語発達障害などがある．構音障害や音声障害は発声・発語運動を支配する神経・筋系の損傷や疾患，またはこれらの器官の形態異常などにより生じるが，言語符号自体，あるいはその操作は保たれている点が，失語症とは異なる．

　失語症は，「語」を「失う」と書くためか，一般には「言いたいことが言えない」というイメージをもつ人が多いようである．しかし，実際の失語症状は多様で，話すこと以外に，聴いて理解すること，音読すること，読んで理解すること，書くこと，の各側面がさまざまな障害を受ける．

　本書の他の章では，患者の症状を治癒させる，あるいは軽減させるための行為を，「治療」，「アプローチ」，「運動」，「練習」などと呼んでいるが，言語臨床においては，「訓練」という用語が一般的であるので，本章でも「訓練」ということばを用いることにする．

2 失語症のタイプと症状，損傷部位

1. 失語症研究の流れ

　失語症の研究は古代エジプト医学に始まり，19世紀には現在の神経心理学の源流となる学説が現れた．脳の部位と心的機能には明確な対応関係があるとする古典的神経心理学の考え方は，現在も臨床において広く用いられている失語症のタイプ分類に反映されている．

1）古典論－ウェルニッケ－リヒトハイムのモデル

　19世紀の半ばにはブローカが，「タン，タン」としか発話できないが，音声言語の理解が良好であった患者を報告し，ことばを話すことができない症状を語唖（アフェミー：aphemie）と名づけた．この患者の脳の損傷部位は左半球前頭葉の後方下部にあり，ブ

ローカはそこを構音(調音ともいう)の座とした．その損傷部位には現在，ブローカ野(ブロードマンの44，45野)と呼ばれている領域が含まれている．ブローカが報告した患者の言語症状は，現在では再帰性発話と呼ばれ，全失語あるいは重度ブローカ失語(いずれも後述)に現れる症状の一種とみられている．

　19世紀後半になり，ウェルニッケがブローカ失語と対照的な言語症状を示す患者を報告した．この患者は左上側頭回の後方が損傷されており，発話は流暢だが理解が困難であった．この領域は現在，ウェルニッケ野と呼ばれている．ウェルニッケは大脳皮質に言語心像の中枢を仮定し，中枢の破壊と，中枢と中枢を結ぶ連合路の破壊が種々のタイプの失語を生ずるとした．リヒトハイムはウェルニッケのモデルに概念中枢を付加した．彼らの考えは現在「古典論」と呼ばれており，これによれば，ことばの発話運動の中枢はブローカ野に，音声言語の受容の中枢はウェルニッケ野に存在するとしている．

　ブローカや，ウェルニッケの古典論の時代は，心的機能は脳のある特定の部位に局在するという考えが優勢であった．その後，言語などの高次脳機能には脳全体が寄与すると考える「全体論」が台頭する．ゴールドシュタインに代表されるこの流れは，ゲシュタルト心理学や行動主義の視点を導入し，脳損傷者の行動研究を行った．行動主義は，古典論的な考え方にみられるような，客観的に観察できない内部表象や心理的メカニズムを生体内に仮定することは非科学的として廃し，意識・記憶など，またそれらの働きによって生じるカテゴリー，イメージなども直接研究の対象にすることはなかった．

　しかし，1965年になると，古典論はゲシュウィントがBrain誌に発表した「離断症候群」学説により華々しく復活する．

MEMO ▶ 離断症候群
離断症候群とは，少なくとも二つの独立した脳の機能領域を結ぶ神経線維(白質)が損傷を受け，二つの領域の連絡が絶たれることにより出現する症候群をさす．例えば，脳梁が損傷された場合，脳梁により結ばれた左右大脳半球の領域は健常でも，情報のやりとりが困難になり，機能が離断(分断)された状態になる．手による模倣を行う場合を考えてみよう．模倣するときには目から入った情報は左右両半球に伝わるので，左手でも右手でも模倣は可能だが，言語を介して命令された場合，言語理解は左半球で行われるので，左半球が司る右手による模倣は可能でも，左半球で理解した言語情報が，左手の動きを司っている右半球に届かないため，左手による模倣は困難となる．

　失語症の分類法は複数あるが，ここでは上述の古典論に基づく「古典分類」を紹介する．古典分類は，ウェルニッケ－リヒトハイムのモデル(図1)に基づいている．臨床症状と解剖学的名称が併せて用いられ，失語を理解するうえでわかりやすいが，近年では症状と病巣の対応に関する大量のデータが蓄積され，修正が必要であるといわれている[1〜3]．

　例えば，現在では損傷部位がブローカ野，すなわちブロードマンの44野と45野に限定されている場合，発話が非流暢な，いわゆるブローカ失語は生じないことが知られている．発話の非流暢性は損傷部位がさらに後方に広がり，中心前回をも含む場合に生じると考えられている．またウェルニッケ野は上側頭回後方とする説が多いが，その範囲についてはブローカ野ほど意見は一致してはいないようである．

　図1のAは聴覚言語中枢(ウェルニッケ中枢)，Mは運動言語中枢(ブローカ中枢)，Bは概念中枢，mは発話運動，aは聴覚入力を表す．音声言語理解はa→A→B，音声言語表出はB→M→m，あるいはB→A→M→m(聴覚的統制を必要とするとき)，また

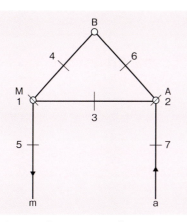

図1　ウェルニッケ-リヒトハイムのモデル
各中枢と，中枢を結ぶ経路の損傷によって，異なるタイプの失語症が起こる（下線は現在の名称を示す）．
（大橋博司：失語症．p 12，中外医学社，1967より許諾を得て改変し転載）

相手が言ったことをそのまま繰り返す復唱は，a→A→M→mの経路を通って実現される[1]．図中の1～7の数字は，このモデル上の中枢および経路の損傷（離断）によって起こる失語症のタイプを示している．

2）ボストン学派による失語症候群

現在，わが国では，古典論の拡張版ともいえるボストン学派の失語症分類を用いることが多い．

失語症の症状は「話す」「聴く」「読む」「書く」の各側面でさまざまであるが，失語症のタイプ別にいくつかの症状がまとまって出現する．ボストン学派では，このまとまりを失語症候群と捉える．BensonとArdila[4]は，復唱の障害の有無と脳の損傷部位により，シルヴィウス裂周辺領域失語症候群として(1)ブローカ失語，(2)ウェルニッケ失語，(3)伝導失語，さらにシルヴィウス裂周辺外領域の損傷による超皮質性失語症候群として，(4)超皮質性運動失語，(5)超皮質性感覚失語，(6)超皮質性混合失語，(7)失名辞失語を分類し，さらに(8)全失語と(9)皮質下性病変による失語を加えている．

MEMO ▶ 超皮質性
Lichitheimらは図1に示した家型の言語モデルの「概念中枢と運動ないし感覚言語中枢との連合路の切断」により生じる失語症を，それぞれ超皮質性運動失語，超皮質性感覚失語と呼んだが，解剖学的には適切とはいえないことが指摘されている．しかし，この用語は現在も失語症タイプ分類に非常によく用いられている．「超皮質性」を冠する失語症では，言語の表出ないし理解に障害があるが，復唱が保たれていることが共通している．

上記(1)～(9)の各失語症タイプの特徴について述べる前に，失語症患者の発話が流暢であるかそうでないかは，ボストン学派の失語症のタイプ分類では重要なポイントなので，流暢性について述べる．また失語症においては失語タイプによらず共通にみられる症状があるので，それについても述べておく．

BensonとArdila[4]は，流暢性の評価においては，「話量」「努力性」「構音」「句の長さ」「プロソディー」「内容語の数」「錯語の頻度」に着眼する必要があるとしている．プロソディー（韻律）とは，発話のリズム，イントネーション，速さなどの特徴を指す．流暢性の障害は軽度から重篤な場合までさまざまある．

失語症に共通して現れる症状には以下のようなものがある.

喚語困難

ことばを喚起することができない症状は「喚語困難」と呼ばれ，ほぼすべての失語症に現れる.

錯　語

喚起された語が別の語になったり，音韻的に類似した非語(非実在語)になる誤りを「錯語」と呼ぶ.錯語は，音韻性錯語と語性錯語に区別する場合がある.前者は「くすり」を「くくり」と誤るように，目標とする単語が推定できる程度の音の誤りを指す.音韻性錯語に現れる音の誤りには，置換，脱落，付加，転置，複合的変化などがある.

語性錯語とは，「りんご」というべきところを「テレビ」と言うような，異なる語への置き換えを指す.とくに意味的に関係のある語に誤る場合は「意味性錯語」と呼ぶ.意味的な関係が見い出されず，音韻が似ている実在語に誤る錯語(例:バスケット→ビスケット)は，「形式性錯語」と呼ばれる.

聴覚的把持力の低下

言語は基本的には時系列として処理されるので，単語や文の理解のためには，音韻列や単語列を短期記憶(あるいはワーキングメモリー)に保持しておかなければならない.失語症患者ではこれが困難であるため(聴覚的把持力の低下)，語，文の理解能力が低下する一因と考えられている.

さて，上述のように，失語症の症状は通常「話す」「聴く」「読む」「書く」の各側面に現れるが，失語症のタイプによりいくつかの症状がまとまって出現し，これを失語症候群と呼んでいる.この見方では，失語症タイプとは特定の症状のまとまりのことでもある.タイプ分類の際に重視されるのは，音声言語に関する機能(発話の流暢性，復唱，音声言語の理解)であり，文字言語(音読，読解，書字)に関して言及されることは少ない.

(1) ブローカ失語

非流暢な発話が特徴とされる.具体的には発話がたどたどしく，音の誤りや修正があったり，構音のための努力が必要で，ことばがスムーズに流れない.ブローカ失語では，自発話と同程度に復唱も障害を受ける.発話は非流暢であるが，発話に比べると音声言語の理解は相対的には良好である.このタイプの失語症では「失文法」，すなわち文法障害を示すことがあり，文の理解や発話が困難になる.日本語では，失文法症状として助詞の誤用や脱落がみられることがある.文字言語は音声言語に比べて障害が重く，なかでも仮名文字の読み書きに障害が現れる.

(2) ウェルニッケ失語

音声言語の理解障害が最大の特徴である.復唱にも障害が現れる.もちろん理解障害の原因は聴力の低下ではない.ウェルニッケ失語の発話は流暢で，プロソディーが正常であるような印象すら与えることがある.錯語が頻発し内容が意味不明になっている発話を「ジャーゴン発話」という.意味性ジャーゴン，未分化ジャーゴンなどに分類されることがあるが，目標語が推定できないほど音の誤りが多く，意味不明の「新造語」(非語)の羅列となったものは，「新造語ジャーゴン」ないし「音韻性ジャーゴン」と呼んでいる.

ジャーゴン発話を示す症例では，理解が低下しているためもあるが，一旦話し始めると，聞き手の発話に関係なく延々と話し続けることが多い．

ウェルニッケ失語においても助詞の誤用に代表されるような文法障害を示す例がある．古くはウェルニッケ失語の文法障害は錯文法，ブローカ失語の助詞の省略は失文法と呼ばれたが，同一の患者が両方の症状を示すという報告が増え，現在は失文法と錯文法を区別せず，総称して失文法，あるいは文法障害と呼んでいる．

(3) 伝導失語

復唱の障害が，このタイプの失語症の最大の特徴である．理解と発話は保たれるが，聞いたことばをそのまま繰り返す（復唱する）ことが困難である．復唱に際しては何度も目標語を発話しようとする．はじめのうちは音韻性錯語があるが，徐々に目標語に近づく「段階的接近（接近行為）」と呼ばれる症状が現れる．正答に達する場合も達しない場合もある．しかし症状を子細に観察すると，復唱のみならず自発話にも音韻性錯語が生じることが多い．

(4) 超皮質性運動失語

「超皮質性」がつく失語症では，復唱が保たれているのが特徴である．このタイプの患者では自発話が減少する．一般に発話は短く，非流暢タイプに分類される．相手の発話を一部取り込んで答えることがあり，「お名前は？」に対して「お？ 名前は鈴木一郎」のように答える．音声言語の理解と復唱は良好に保たれる．

(5) 超皮質性感覚失語

音声提示される語や文の理解力が低下する．復唱は可能で発話は流暢である．しかし語性錯語が出現し，その結果，発話内容が空虚になる．復唱は良好に保たれるが，音声言語理解の障害があるので，「お名前は？」と聞かれ，「おなまえは？ おなまえってなんですか？」といった反応をする場合がある．

(6) 超皮質性混合失語

やはり復唱は良好であるが，発話は非流暢で重篤な音声言語の理解障害を示す．要求されていないのに相手の発話の全部，あるいは一部を繰り返す「反響言語」が出ることもある．このほか，相手が途中まで言ったことばを補完する「補完現象」，例えば「犬も歩けば」と聞くと，要求されなくても「棒にあたる」と言ってしまうような症状を示すことがある．

(7) 失名辞失語

失名詞失語，健忘失語と呼ばれることもある．喚語困難を主症状とする．発話は流暢で，復唱と音声言語の理解は良好である．喚語困難のために発話が渋滞する以外は正常にみえる．目標語が出てこない時，その語の意味を説明しようとする「迂言」と呼ばれる症状を示すことが多い．絵の名前をいう呼称課題で，「靴下」と呼称できず，「足に履くものなんだけど……」と言ったりする．

(8) 全失語

最も症状の重篤な失語症である．発話は非流暢で，復唱，音声言語の理解が困難となる．文字言語についても重篤に障害を受ける．症状の中には，何かを話そうとすると，同じ音や語が繰り返し発話される常同的で反復性の不随意的発話である「再帰性発話」が

出現することがある．「コアート，コアート……」「またね，またね……」のように無意味語や実在語が繰り返される．

(9) 皮質下病変による失語

視床や基底核およびその周辺の組織の損傷により失語症状が現れる．(1)〜(8)の皮質性病変による失語症タイプとは異なる特徴を示すことが多い．

3 失語症研究の最近の動向

1. 認知神経心理学的アプローチ

　　認知神経心理学では，言語を含む認知機能に障害のある患者の行動を観察することで健常な認知機能や障害メカニズムを明らかにすることを目的としており，認知心理学や実験心理学，言語学や言語心理学などの隣接分野の知見や手法を用いて研究を進める．また，症候群よりも症状の研究を重視しており，群研究より単一事例の障害を受けた機能を詳細に調べることも特徴の一つである．近年は，一人の患者のある時点での機能障害を研究するだけでなく，その患者の機能障害の経年変化を観察するケース・シリーズ研究も推奨されている[5]．この手法は近年脚光を浴びている意味認知症などの変性疾患患者の機能障害の研究において有効な手法と思われる．

　　個々の症例が示す症状の研究がより重視されるべきとの理由を具体的に示すために，CaramazzaとColtheart[6]は，ブローカ失語にみられる失文法の説明を例として挙げている．失文法は，以前は文の理解と文の構築の両側面に共通する統語処理システムの障害があるとされていたが，文理解の障害と失文法的発話は必ずしも同時に現れるものではないことが明らかとなり，各症状に別々の説明が必要となった．ブローカ失語症候群における失文法という症状を単一の説明で表すことはできないことの例としている．

　　CaramazzaとColtheartは，文構築の障害（失文法的発話）という枠組みに限っても，症候群として捉えることは妥当でないとしている．失文法的発話の症例は機能語や接尾辞などの機能範疇の使用が困難であるが，ある患者はその中でも前置詞や冠詞などの，文法的機能を担う独立した単語，すなわち機能語（日本語では助詞や助動詞などが機能語に相当）の使用が困難で，語の後ろに付いて，その語から別の単語（品詞）を作る形態素（morpheme：意味をもつ最小の音韻列）である接尾辞（listen（動詞）＋er（接尾辞）→listener（名詞），深い（形容詞）＋さ（接尾辞）→深さ（名詞）など）の使用が保たれているという障害パターンを示す一方で，別の患者はその逆の現象を示すことがあるように，患者の示す症状は非常に詳細なレベルにおいてさまざまである．

MEMO ▶ 形態素

意味をもつ最小の音韻列（および文字列）を指す言語学用語で，morphemeとも呼ばれる．単語はもちろん形態素であるが，「お姑さん」の語頭の「お」（接頭辞という）や，語尾の「さん」（接尾辞）などは単語ではないが，形態素である．また「食べた」は，動詞の基本形「食べる」tabe-ruの語幹である形態素/tabe-/に，過去を表す形態素/ta/（接尾辞でもある）を付加し，過去形/tabe-ta/に活用させたものである．述語の語幹に付加し時制を表す形態素/ru/や/ta/などを「屈折辞」あるいは「時制辞」と呼ぶ．「姑」のように単独で単語となるものは「自由形態素」（free morpheme）という．接頭辞や接尾辞のように，意味を持つが（尊敬や丁寧さ，あるいは出来事の時間を表す），単独では単語となり得ないものを「拘束形態素」（bound morpheme）という．語彙的な意味をもつ形態素は「語根」といい，自由形態素の場合（例，姑）もあるし，動詞の語幹（例，tabe-）のように拘束形態素の場合もある．

認知神経心理学においては，ある認知領域に関わる健常な認知システムの構造は，質的に等しいと仮定する．異なる症状を示す症例は障害を受ける前は同じ認知システムを有しており，上記のような詳細なレベルにおいても異なる症状を示す患者から得られる知識は，健常な認知システムがどのようなものであるか，より詳細に明らかにすることを可能にすると考えられている[6]．

ある患者があるタイプの失語症と診断された時点で，その患者の言語訓練が開始できるわけではない．ブローカ失語やウェルニッケ失語などの失語タイプの症状が一様ではないからである．そこで，さらに掘り下げて検査を行い，障害を受けた機能の詳細を特定してから，やっと訓練が始められるのである．すなわちある患者がブローカ失語であることがわかっただけでは不十分である．さらに一歩踏み込んで失文法と特定しただけでもまだ不十分である．CaramazzaとColtheart[6]がいうように，文法のどの側面に障害があり，その原因が何かを突き止める必要がある．そこから訓練計画の立案が始まる．認知神経心理学は，言語訓練と密接に結びついたアプローチでもある．

2. 計算論的認知神経心理学

近年になり，計算論的認知神経心理学が注目を集め，認知神経心理学の中でも重要な位置を占めるようになった．認知の計算論的モデルとは，目的とする認知課題，例えば単語や文の発話，単語の読みなどを，人が遂行するのと全く同じように遂行することができるコンピュータ・プログラムを作り，その振る舞いを観察する学問領域である．このアプローチをとる研究には，健常者と失語症患者の発話をシミュレートしたDellの相互活性化モデル[7]，健常者と脳損傷者の単語の読みのパターンをシミュレートしたColtheartの二重経路直列（DRC：dual route cascaded）モデル[8]，同じく健常者と読みの障害のパターンを異なる視点からシミュレートしたトライアングル・モデル[9]などがあり，認知課題を遂行する機能を説明する理論を提供している．この領域の研究は，認知課題を実行するモデルを実際に作ることによってしかわからないことがあることを知らしめ，認知科学全般の研究者に強烈なインパクトを与えた．

3. 表出や理解に影響を及ぼす語の属性

単語を表出したり，理解する際に，その単語の「属性」が影響を与えることが知られている．そのため音読，復唱，文発話，文理解など検査において使われる単語については，単語属性を統制しておく必要がある．単語属性にはさまざまなものがあるが，そのうちのいくつかを手短に説明しよう．

a. 単語の出現頻度

日常生活でどれくらい頻繁にその単語に出会うかを客観的量として表したものである．現在，わが国においては，14年分の新聞記事の文を単語に切り分けて集計した単語の出現頻度データベース[10]がよく使用されている．一般に頻度の高い単語ほど認知が容易であり，正答しやすく，早く処理される．これを「頻度効果」という．

b. 親密度

単語に対する親しみの度合いであり，主観的頻度ともいわれる．単語親密度のデータベースも市販されている[11]．このデータベースは1単語につき数十人の若年健常者に

8万余語に関して親しみの度合いを主観評価させ，平均値をとったものである．平均値をとるのは以下の理由による．親密度には個人差があり，「仰臥位」や「座位」などの語はリハビリテーション・スタッフには親密度が高いだろうが，一般には低いか非語であろう．こうした偏りを少なくするため多くの人の平均値をとっている．親密度が高い語ほど認知が容易である現象は，「親密度効果」と呼ばれる[12]．

c．心像性

単語を見たり聞いたりしたときの心理的イメージの想起しやすさの度合いであり，主観量である．佐久間ら[13]は約4万～5万語を対象とし，各単語につき数十人による評価値の平均値を心像性値としている．心像性は語の意味に関連が深く，具象語ほど心像性が高い傾向がある．

d．語彙性

用いる刺激が，意味のある実在単語であるか，非語であるかにより，処理速度や正答率が異なる．これを「語彙性効果」という．非語には「てけせ」のような実在する単語に全く似ていない非同音非語，「アリメカ」のように文字で表すと実在語に似ているもの，「紺約」のように文字で表すと非語だが，音声にすると実在するもの（同音疑似語），などがある．「んっりて」などの日本語の音韻規則に従わないものは読みや復唱課題の検査語として妥当ではない[12]．

e．表記妥当性と通常表記

日本語の文字には，漢字，平仮名，片仮名の三種があり，文字体系としては非常にユニークである．単語を書く場合，通常どの種類の文字を使うかが決まっている．例えば，「議題」を「ぎだい」「ギダイ」と平仮名や片仮名で書くことはないし，「うどん」を「饂飩」と漢字で書くことも稀である．「うどん」は平仮名で書くのが最も「表記妥当性」が高いが，こうした表記を「通常表記」という．表記妥当性を評価してもらい数値化したものは「日本語の語彙特性」[11]に記載されている．漢字で書くのが通常表記である単語を仮名書きしたときには，表記妥当性のみならず頻度，親密度も低くなる．漢字と仮名の音読成績を比較するときに，通常表記が漢字である単語（議題，新聞，屋根，窓など）を仮名で書いたものを読ませても，厳密な意味での仮名語と漢字語の比較にはならない．表記妥当性が違い，頻度，親密度，そして心像性も異なるからである．

f．読みの一貫性と規則性

単語を構成する文字の読み方がどれくらい一貫しているかも，音読の成績に影響する．仮名はモーラ（拍：日本語の心理的な音韻単位）を表す文字であり，清音を表す文字は読み方が原則的に一つである．したがって仮名語（通常表記が仮名の単語：うどん，テレビなど）のほとんどは一貫語（読み方が一貫している語）である．しかし少数だが例外がある．「は，へ」は，文中で助詞として使用される場合は/wa, e/と読まれる．「い，う」は「せんべい」「かっこう」のような単語の中では直前の母音と結合して長母音となり，/e/, /o/と発話される．撥音の「ん」，促音の「っ」も読み方が一定していない．これら少数の例外を除けば，仮名は読み方がほぼ一貫している．

他方，漢字には複数の読み方がある．漢字語の一貫性の定義の仕方はいろいろあるが，

一例として，漢字2文字からなる単語の読みの一貫性について述べておく[14]．まず辞書に記載された漢字2文字単語すべてを日本語の単語のデータベース[11]から選び出し，左右の漢字がそれぞれの位置でどのように読まれるのかを集計する．「印」は漢字2字語の左側に現れた場合，「いん」としか読まれず，ほかの読み方はない（例，印刷）．また「刷」も同様に「さつ」としか読まれない．このように読みが一通りの漢字からなる語を「一貫語」と呼ぶ．一方，「歌」という文字は「歌手，歌謡，歌詞……」のように「か」と読まれることが圧倒的に多い（すなわち多数派の読み方）が，「歌声」という漢字2文字単語では「うた」と読まれる．このように読み方が2通り以上ある漢字からなる単語は非一貫語である．非一貫語のうち，「歌手」のように2文字とも多数派の読みをもつ漢字からなる語は「非一貫典型語」，「歌声」のように少数派の読み方をする漢字からなる語は「非一貫非典型語」と呼ばれる．一貫語と非一貫典型語は規則綴り，非一貫非典型語は不規則綴り，に分類される[12]．単語の音読においては，一貫性および規則性の高い語ほど早く読め，それを一貫性効果，規則性効果という．読み障害の患者にとっても，綴りと読みの一貫性が高く，規則性が高い単語ほど，一般に読みの成績が良い．

4 失語症の評価と訓練

　以前，ある病院で言語療法を担当していたとき，リハビリテーション部門の他科のスタッフに，「あの患者さん，言語療法科でどんなことしてるの？　こっち（他科）でもできるから，言って」と言われ，驚いたことがある．また「言語療法士はいらない．PTがやれる」と言ったリハビリテーション科の医師もいた．分野の異なる研究者・医師が集まる研究会などで，言語障害や言語について話をしたときなど，全くの異分野の人から，自分は言語についても造詣が深いといった言い方で，的外れなことを教え諭されたことも少なからずある．

　こうしたことはなぜ起きるのだろう．言語や思考は，人間の高次脳機能の中で最も複雑で高度に発達したものであり，さまざまな高次脳機能が複雑に絡み合っている．言語・思考に関する脳機能の研究は最後のフロンティアとまでいわれている[15]．それなのに，なぜ言語や，言語障害の訓練は，誰にでもわかることだと思われるのだろう．

　われわれは，日常生活でことばを話したり，相手が言っていること理解したり，漢字や仮名を読むことも書くこともとくに困難もなく行っている．そのため誰もが言語に関しては専門家か準専門家と思っているのかもしれない．

　言語訓練が誰にでもできそうに思われる理由はこの他にもありそうである．われわれ人間は，生後，時間をかけて，いろいろなことを学習する．座るようになり，歩くようになり，話すようになる．以下はある日の親子の会話である．

子ども「あ，ひよこさんだ」
母　親「○○ちゃん，あれはすずめさんだよ」
子ども「あ，そっか，そっか，すずめさんだ」

成長の過程で，言語の使用については，他の機能と異なり，周りからものの名前を教えられたり，鉛筆と紙の数え方の違いを教えられたり，字の読み方，漢字の書き方を習い，習得していく．文字を習得中の子どもが，字の向きを間違えて「し」を「へ」と書いたり，「れ」と「わ」を混同したりすると，"「○○ちゃん，それは「へ」でしょ．「し」はこう書くんだよ」"などと，仮名文字と日本語の音韻単位であるモーラの対応関係を教えてもらう．小学校や中学校になると，もっといろいろなことばを学ぶ．さらに英語を学ぶようになり，日本語のモーラより小さな単位である子音や母音などを学び，英語の音韻の配列を習い，文法を学ぶ．文字や綴りも習得する．英語のみならず他の外国語も習った人はさらに多くのことを学ぶだろう．つまりことばに関して人から教えられ，逆に，友達や子どもに教えた経験もしているだろう．

　その一方で，歩行などの四肢の動作は言語の場合とは異なり，歩き方を習ったり教えたりした経験はないか，あってもきわめて少ないように思う．麻痺のある患者に関して，専門職の人に「こっち（言語科）でもできるから……」などとは決して言わないであろう．

　言語と歩行のこの違いは何に由来するのだろう．最後のフロンティアといわれる言語のほうが，歩行より簡単だからとは思えない．まず，あることばを喋ったり，理解できたりすることと，その言語の理解や表出のメカニズムがわかることは同じではないことを認識する必要がある．何ヵ国語にも堪能な人ですら，後述する文発語のプロセス（**図2**）を知っているわけではないだろうし，日本語を喋ることができれば，誰でも日本語の文法の教科書を書けるわけでもない．そして，言語については誰でも知っているし，教えられると思い込む誤解の一部は，過去に教えられた経験，教えた経験の有無に関係があるように思われる．

　失語症があると物の名前が言えなかったり，幼い頃に習得した仮名文字の読み書きが困難になったりする．「こっちでもできるから……」と親切なことばをかけてくれた他科のスタッフは，子どもの頃，親，先生などから教わった記憶から，失語症患者にも同じようにすれば良いと思ったのかもしれない．しかし，失語症患者の脳は障害を受けて言語機能の一部が失われたのであり，健常な脳をもつ言語習得過程にある子どもと同じ状態に戻ったわけでもない．また，子どもと同じ手続きを踏めば言語機能が回復するとは限らない．

　後述するように，ブローカ失語では読み書きに困難を示すことがある．健常者では仮名の読み書きは漢字より格段に容易と感じられるが，ブローカ失語症患者では仮名も同様に困難である．仮名文字の訓練においては，健常児に教える場合とは違って，/a/と言って，字を書いて見せたり，書かせたりすることを繰り返しても読み書きできるようにはならないことが多い．ブローカ失語には音韻意識の障害があるので，まずその訓練から始める必要がある．音韻意識とは音韻を意識し，意識的に音韻を操作する能力を指す．「さかな」は何モーラか（3モーラ），「な」を含むか，含むなら何番目か，などがわからないと仮名文字が読み書きできるようにならないのである．

　言語訓練には障害を受けた機能の詳細な把握が必要であり，その原因を突き止めて訓練計画を立て，実施する．多くの場合，健常児にことばを教えるよりはずっと複雑なプ

ロセスであることに留意する必要がある．

1. 評　価

　当然のことであるが失語症の鑑別・評価と訓練は，言語聴覚士に依頼する．言語療法科には，原則として医師の診察により言語障害があると判断された患者が訪れる．言語聴覚士は最初の面接で，30分ほどの時間をかけて言語障害のタイプ，他の高次脳機能障害の有無に関するスクリーニングを行う．失語症なのか，構音障害なのか，発語失行なのか，聴覚障害なのか，失読があるのか，失書があるのか，などを調べる．

　失語症と鑑別されれば，さらに標準失語症検査（SLTA），WAB失語症検査などの総合失語症検査を行う．これらの検査を実施するには実施法を習得しておく必要があり，最近ではSLTAについては言語聴覚士養成校教員向けの研修会が行われている．総合失語症検査の所要時間は失語症のタイプ，重症度により著しく異なるが，すべてを通して行うとふつう3～4時間ほどかかるので，数回に分けて実施する．失語症患者は高齢者が多いので，聴力が低下しているようであれば聴力検査も行う．総合失語症検査は，患者のいろいろな言語モダリティないし言語に関連の深いモダリティ（聞く，話す，読む，書く，計算など）の障害プロフィールを知るために行う包括的な検査である．失語症のタイプ分類のために行うのではない．熟練した言語聴覚士であれば，SLTAの検査結果などから失語症のタイプ分類が可能である．しかし失語タイプが判然としない症例も少なくない．一方，WAB失語症検査には言語に関する検査のほか，失行や半側空間無視の検査も含まれている．またWAB失語症検査は全失語，ブローカ失語，ウェルニッケ失語，健忘失語については鑑別ができる．

2. 訓　練

　これも当然のことではあるが失語症の言語訓練も言語聴覚士に依頼する．総合失語症検査などでタイプがわかったとしても，それで訓練に入れるわけではない．ブローカ失語と診断されたからといって，どの症例も同じ症状を示すわけではない．ウェルニッケ失語や他の失語症タイプについても同様である．訓練法は失語症のタイプ別に行うのではなく，個別の言語症状に対して実施されるので，さらに正確で詳細な言語症状の把握が必要である．総合失語症検査は包括的な言語検査ではあるが，絵の呼称などの各下位検査の項目数が少ないため，正確な症状を把握するには，必要に応じて掘り下げ検査を行う．掘り下げ検査にはSALA失語症検査などの市販の検査や，論文に掲載された検査，自作の検査などを用いる．

　失語症の訓練は個々の症状に対して行うので，訓練法の数は必然的に多くなる．それぞれの訓練法を紹介することは紙幅の関係もあり困難なので，個々の訓練法については成書を参照することをお薦めする[16]．

　以下では，例として前述のブローカ失語における仮名文字訓練について述べることにする．

　前述のようにブローカ失語症例は一般に仮名文字の読み書きが困難である．漢字にも障害があるが，仮名の障害のほうが重いような印象を受ける．仮名文字の読み書きができないと，実生活上では何かと不便である．また，仮名は幼少時に学習するので，まわ

りの人から知能が低下していると誤解され，それが患者の心理的負担になったりする．

　ブローカ失語患者の仮名の読み書き困難が重度である場合，仮名文字をやみくもに読み，書く練習をしても改善しない．実は，音声で/sakana/と言って「さかな」と仮名文字を書く訓練を重ねていくと，「さかな」と書けるようになる．健常児ならこの段階で，/sa/を書き取らせると「さ」と書ける．しかしブローカ失語症患者では，「さ」を書くよう促しても書けない．なぜか．患者は/sakana/が3つのモーラ/sa/, /ka/, /na/からなり，それぞれのモーラが3つの仮名文字「さ」「か」「な」に対応することがわかっていないのである．すなわち患者は，漢字の「魚」と同様に，仮名3文字「さかな」が分割できない1つの塊として認識しているのである．

　ブローカ失語にみられるこの現象には前述の音韻意識の障害が根本にあると考えられている[17]．物井は，日本語の単語がモーラの系列からなり，かつ，/sa/→「さ」，/ka/→「か」，/na/→「な」のように，各音がそれぞれの仮名文字に対応することを認識させること(音韻を意識し，音と仮名文字と対応させること)を目指した失語症版の仮名文字訓練法を開発した．

　まず音韻意識の訓練を行う．口頭で単語を言い，

　①その単語が何モーラからなるかを把握してもらう．例えば，おはじきを目の前に置き，モーラ数に等しい数のおはじきを並べてもらう．/sakana/なら，おはじき3個である．この課題をいろいろなモーラ数の単語について行い，ある成績に達するまで訓練を行う．

　②次は単語を聞いてもらい，その単語に，あるモーラが含まれるかどうかを尋ねる．例えば，/sakana/に/ka/が含まれるか否かを判断してもらう．これがあるレベルまで達したら，

　③あるモーラ，例えば/na/が何番目にあるかを同定させる．/sakana/なら，「3番目」が正解である．この課題がある程度できるようになったら，やっと文字の訓練に移るが，この段階でも/sa/という音声を聞いて，「さ」という仮名文字を想起することは患者にとっては困難である．

　④そこで音声/sa/と仮名文字「さ」の間に，意味のある単語を媒介させる訓練を行う．例えば/sa/の場合なら，/sa/で始まるキー・ワードを決める．患者の思い出しやすい単語を選んでもらう．例えば/sa/に対して「さくら」，/ka/に対して「からす」，/na/には「なし」といったキー・ワードを選んでもらう．そしてそれらの音韻と単語のペアを記憶し，モーラを聞いたら媒介単語を想起できるようになるまで訓練する．

　⑤そのうえで，文字を書く訓練を行う．/sa/を聞いたら，患者はキー・ワード「さくら」を想起し，/sakura/と言いながら，「さ」という文字を書く訓練をする．つまり/sa/→「さくら」→「さ」という3ステップの連鎖を確立する．間に単語を媒介させないと，患者は「さ」を想起するのが困難である．前述のように失語症患者にはほぼ例外なく喚語困難があるので，モーラ「さ」で始まる特定の単語(さくら)の想起にも障害がないわけではないが，訓練により可能になるので，媒介語の語彙情報ないし意味情報を想起し，そこから仮名文字を想起する．

患者は訓練初期には媒介語を口に出しながら仮名文字を書く．非常に時間のかかるプロセスであるが，段々に媒介語を口にしなくなるという．このプロセスをすべての仮名文字について行う．気の遠くなるような訓練であるが，この方法は現在のところブローカ失語の仮名文字障害に対する最も有効な訓練法として適用されている．

5 ADVANCED LEVEL ▶ ブローカ失語およびウェルニッケ失語患者における文の発話

1. 文発話のプロセス

最初に，文発話のプロセスがどのようなものかを簡単に述べる．文発話のプロセスは，生成文法などの見方に従えば，図2のように示すことができる[18〜20]．生成文法の登場により文発話に関する研究は長足の進歩を遂げた．生成文法は，われわれがかつて学校で習った文法とは似ても似つかないものであり，聞き慣れない用語がたくさん出てきて，取っつきにくいとは思うが，しばしの間，耳を傾けていただければ幸いである．

文を発話する場合，談話モデルや個々人を取り巻く状況の知識，世界の知識などを参照し，発話内容を符号化する．それが左端の「前言語符号」である．「清志が京都で寿司を食べた」という文が発話される場合，その前言語符号が図2に示した文法処理プロセスを経て音声表示に変換され，発話される．このプロセスは語彙，統語，形態，音韻の4レベルからなる．

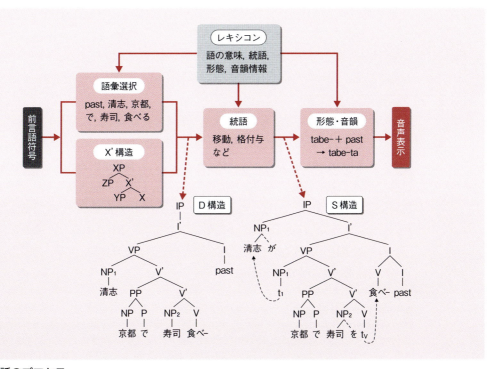

図2　文発話のプロセス
(渡辺眞澄：失語症者に対する文法(統語，形態，音韻)障害の訓練の進め方について教えて下さい．種村　純(編)，失語症Q & A 検査の見方とリハビリテーション．p83，新興医学出版，2013より改変して引用)

語彙選択では発話に必要な語彙をレキシコン（頭の中の辞書，心的辞書/脳内辞書とも呼ばれる）から選択し，句に共通の構造であるX'（Xバーと読む）構造に則りD構造が作られる．D構造とは発話内容の命題の構造を表したものである．統語レベルでは，統語規則に基づき単語列を組み合わせてS構造が作成される．形態レベルでは，規則に従い単語や単語の一部を組み合わせ，別の単語を作る（例，/tabe-/＋/-ta/→/tabe-ta/）．音韻レベルでは，音韻列の組み合わせ規則に従い音声表示が作られていく（例，/asob-/＋/-ru/→/asob-u/：子音が連続すると，後の子音が消去される）．このようなプロセスを経て文の音声符号列が作られていく．

以下では，語彙プロセス，統語処理，形態・音韻処理について少し詳しく述べる．

1）語彙プロセス：XバーとD構造

文の発話に必要な語彙がレキシコンから検索・選択される．レキシコンには，語の意味・統語情報（lemma）と形態・音韻情報が保持されている（図2）．例えば「食べる」という語の意味情報とは，「食べ物を口に入れ，噛んで飲み込む」といった辞書的な意味のことであり，統語情報とは語の品詞が動詞，名詞であるとか，文中で述語になるといった，統語上の情報である．述語となる動詞などについては項構造が指定されている．「食べる」という動詞では，食べる動作を行うものである動作主と，食べられる対象が，［＜動作主＞対象］といったかたちで指定されている．動作主，対象などを意味役割という．「清志が京都で寿司を食べた」という文発話の語彙プロセスでは，まず/tabe-/という二項動詞の語幹が，過去を表す情報pastとともに選択され，/tabe-/の項構造［＜清志＞寿司］が回収される．さらに付加詞として「京都」と場所を示す後置詞「で」が選択される．これらと句構造に関する知識（X'構造）を参照して，図2のD構造が形成される．D構造は文の概念的構造であり，この段階では「が，を」などの格助詞は付与されておらず，語の並びも発話の語順と同じとは限らない．

2）統語処理とS構造

次の段階は，統語処理である．D構造の名詞Nや動詞Vに移動が生じたり，格付与などの統語処理が行われて図2のS構造ができる．他動詞「食べる」は「を格」を付与することができるので，対象「寿司」に「を格」を付与し，名詞句NP「寿司を」が形成される．しかし「が格」は付与できないので，「清志」は痕跡t_1を残し，屈折辞句（IP）に移動して「が格」を受け，名詞句「清志が」が文頭に来る．さらに出来事（命題）を時間軸に関連づけるため，動詞の語幹/tabe-/が痕跡t_Vを残し，屈折辞句（IP）に上昇し，過去を表す形態素pastの左隣（図2のS構造の右端にあるpastの左の位置）に移動する．このようにして発話される語順の文の文構造が形成される．

MEMO ▶屈折辞句

言語学用語でIP（inflectional phrase）と略記され，時制辞句TP（tense phrase）ともいう．述語の活用語尾を主要部（head）とする句のことであり，事実上，文にあたる．述語の時制を表す接尾辞（動詞なら現在を表す「る」や過去を表す「た」など）は，文の表す命題を現実の時間軸に結びつける重要な役割を持つ．もし出来事が過去（past）ではない時点で起こったのなら，図2の/ta/は/ru/になり，命題の生起した時が現在（正確には「非過去」（non-past））であることを表す．屈折辞句内で「が格」の付与や時制の照合が行われる．

表1　Ⅰ類，Ⅱ類動詞の活用（過去形）

Ⅰ類動詞（五段動詞）

基礎形式	過去形	例
/…k-u/	→ /…i-ta/	書く*
/…s-u/	→ /…-ita/	貸す
/…t-u/ /…r-u/ /…w-u/ /ik-u/	→ /…Q-ta/	勝つ 帰る 買う 行く
/…g-u/	→ /…i-da/	脱ぐ
/…m-u/ /…b-u/ /sin-u/	→ /…N-da/	噛む 遊ぶ 死ぬ

*「行く」以外

Ⅱ類動詞（一段動詞）

基礎形式	過去形	例
/…-ru/	→ /…-ta/	着る 食べる　など

（渡辺眞澄：失語症者に対する文法（統語，形態，音韻）障害の訓練の進め方について教えて下さい．種村　純（編），失語症Q＆A検査の見方とリハビリテーション．p 85．新興医学出版，2013より改変して引用）

3）形態・音韻処理

　語の形態情報とは，例えば「食べる」の語幹は/tabe-/，動詞の非過去を表す形態素は/-ru/，過去を表すのは/-ta/，といった情報である．また音韻情報とは単語や形態素の音韻列，単語アクセント情報などのことである．

　命題の生起した時，すなわち時制が表出されるためには，時制を表す形態素がレキシコンから引き出される．動詞や形容詞や助動詞の語幹は時制の形態素と結合する．すなわち/tabe-/＋/ta/→/tabe-ta/となる．

　日本語の動詞には3つの活用型がある．Ⅰ類は語幹が子音で終わるいわゆる五段動詞（kak-u），Ⅱ類は語幹が母音で終わる一段動詞（tabe-ru），Ⅲ類は活用が不規則な/suru/，/kuru/である[21]．

　動詞の語幹が非過去を表す形態素/-ru/と結合する場合，子音が二つ重なる場合，後の子音が消えるという規則がある．Ⅰ類では/kak-/＋/ru/→/kak-ru/→/kak-u/となる．Ⅱ類では単純に/tabe-/＋/ru/→/tabe-ru/となる．過去を表す形態素/-ta/と結合する場合は，Ⅰ類は複雑な語尾変化を示し，/kak-/＋/ta/→/kak-ta/→/ka-i-ta/とイ音便化する．このほかにも多くの活用形がある．これに対してⅡ類は単純で，「消える」では語幹/kie-/に/-ta/を付加し，/kie-/＋/ta/→/kie-ta/となる．表1に，Ⅰ類とⅡ類の動詞の語幹が過去を表す形態素/-ta/と結合するときの活用を示す．単語のアクセントなどもこのレベルで検索されると思われる．

　以上のようにして文の音声表示が作られ，さらに構音プログラムが作られ，構音運動が実施されて，音声が生成される（詳細については文献[20,22]を参照のこと）．

　このように，前言語符号を音声表示に変換するまでには，4つのレベル（語彙，統語，形態，音韻）がある．失文法では，それぞれのレベルに障害が生じうる．本稿では形態と音韻のレベルは便宜上，「形態・音韻レベル」にまとめた．

2．ブローカ失語における文発話の障害－助詞の誤用

　渡辺ら[23]が報告した患者Aは14歳の右利き男児である．13歳までは正常な言語発達

を遂げているので，基礎的な言語能力を獲得した後に，失語症となった患者である．近年，小児失語症の臨床像は成人の失語症と類似するとされる[24]．初診時（発症後5ヵ月時）の自発話は，「おあさん」（おかあさん）などの単語レベルに限られ，重度の喚語困難を示した．表出面の障害が重篤であるのと対照的に，文の理解は音声言語，文字言語とも良く，受容面は比較的良好に保たれていた．脳のCT画像を見ると，左前頭葉の皮質下，基底核に及ぶ広範な損傷が認められた．患者Aは言語症状，失語症検査の結果などから，重度ブローカ失語と診断された．（非言語的）知能は健常範囲にあった（日本語版WISC-R）．

患者Aは発症後11ヵ月頃より（14歳時），文の音読の際，次のような非常に特異的な読み方をするようになった．あたかも助詞を探索しているような読み方である．

「子どもがふうせんを，わ，で，の，ふくらませている」

他方で，同時期の自発話は
「バイト．うち．一万円」（自宅でアルバイトをして一万円もらった，の意）

のように，単語を羅列する発話が主であった．復唱では「ともだちの，で，てがみをだす（友達に手紙を出した）」のように，助詞の誤りや動詞の活用の誤りを示したが，音読に現れたような顕著な助詞の探索は観察されなかった．本症例は，自発話が文ではなく単語列になってしまい，発話数も少なくなる．このため，文や単語などを文字提示し，音読してもらうほうが患者Aの症状が観察しやすいと考え，以下に述べる一連の読みの検査を行った．まず，平仮名38文字を1字ずつ提示し音読させたところ，正しく読むことができた．

1）仮名単語，仮名非語の音読

次に単語や非語の音読能力を調べた．頻度は天野ら[10]を参照した．非語としては同音疑似語，すなわち音に直せば単語だが，通常の表記の仕方ではない非通常表記の語（例，つの，のらいぬ）と，非同音非語（例：れぎあこ）も用いた．

仮名単語の頻度別の正答率と非語の正答率を図3に示した．図からわかるように，単語については頻度効果があり，頻度の高い語ほど正答率が高かった．仮名単語音読の誤反応には，形の似た文字に読み誤る視覚性錯読（例：「わらじ」→「わらし」），視覚性または意味性錯読（例：「いろがみ」→「おりがみ」），「わからない」，無関係な音の羅列が出現した．非同音非語は全く音読できず，語彙化錯読（非語を単語化した反応）や，刺激とは異なる非語（例：れぎあこ→てとわと）が現れた．こうした誤読特徴は，患者Aが，後述する「音韻失読」か「深層失読」であることを示唆する．

2）名詞，動詞，助詞の読み

次に，漢字仮名混じりで表した2文節文（例：馬が/走る），3文節文（例：母が/古新聞を/捨てました），4文節文（例：黄色の/紙で/鶴を/折る）を音読させた．患者Aは，全体の34％を正しく読むことができた．誤反応には，名詞の視覚性または意味性錯読（昼

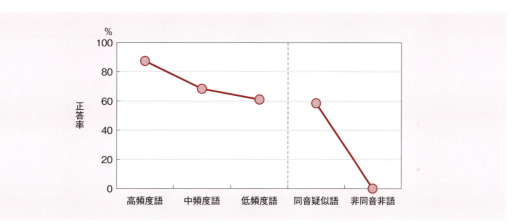

図3 仮名単語, 非語(同音疑似語, 非同音非語)の音読正答率

表2 漢字仮名混じり文の助詞の音読成績

助詞	正答率(%)	課題数
は	81	32
を	72	100
に	62	39
が	61	38
で	57	21
の	38	32
から	100	4
まで	50	2
と	0	2
より	100	1

　休み→春休み), 助詞の錯読と探索(例:「雨が降る」→「雨 で に の が 降る」), 述語では活用の誤り(例:「裸足で海岸を歩く」→「裸足で 海岸に 歩いた」)や, 無意味な発話(例:「船が岸に近づきます」→「船が岸にちかつづれた」)が現れた. 少数だが, 深層失読に特徴的な意味性錯読(例:「こぶしを 握る」→「ぐーを 握る」,「肩を 組む」→「肩を 結ぶ」)も出現した.

　文中の名詞, 助詞, 動詞の音読成績を比較したところ, 名詞の成績は助詞, 動詞の成績よりも有意に高かったが, 助詞と動詞の成績には有意差が認められなかった. 不十分ながら品詞効果が認められた.

MEMO ▶ 品詞効果
　品詞とは, 文を組み立てる上で単語が担う働きによって分類した区分けである. 一般に, 名詞, 動詞, 形容, 副詞, 助詞などがあげられる. 音韻失読症例や深層失読症例では, 音読成績が品詞によって異なることが知られており, 名詞＞動詞＞機能語(前置詞など)の順になる. 課題の成績が品詞により異なる現象を品詞効果という.

3) 助詞の音読成績と頻度

　表2は文音読における助詞の正答率である. 課題数が多かった点線より上の「は, を,

に，が，で，の」について，音読の正答率と出現頻度[10]の相関を求めたが，有意ではなかった．この結果は，助詞の音読成績が頻度では説明できないことを示している．「の」は助詞の中で最も頻度が高いが，最も誤読されやすかった．

誤反応には，誤った助詞を1語だけ発話した反応(例：「バスを　降りる」→「バスに　降りる」)と，助詞をあたかも探索するかのように次々と発話した反応(例：「雨が降る」→「雨　で　に　の　が　降る」)が現れた．各助詞の誤反応数(探索した場合は最初の助詞が誤りの場合．上例では「で」なので誤り)と出現頻度との間，および探索時の各助詞の誤反応数(探索の場合は最初の助詞が誤りなら，残りの助詞は正誤にかかわらず誤りとみなした．上例では「で，に，の，が」)と出現頻度との間にはきわめて高い正の相関があった(それぞれ，$r = 0.94$, $r = 0.91$)．このことから，患者Aは助詞がわからないとき，そして探索するときには，頻度の高い助詞を発話する傾向があることが示された．

音韻失読患者が，本例の助詞探索のように，同じ機能範疇内で語を置換することは，英語話者の失文法例でも報告されている．DruksとFroud[25]の患者では，機能語の誤読に最も多く現れたのは"before"であったという．ただしわれわれが，DruksとFroud[25]の論文に記された機能語の誤読回数と，各語の出現頻度をThe MRC Psycholinguistic Database[26]を使用して調べた各語の出現頻度には，相関が認められなかった．

4) 患者Aの音読障害と文法障害

患者Aは，図3に示したように仮名単語の読みにおいて頻度効果を示し，仮名非語は全く読むことができず，語彙性効果を示した．また，句，文課題での名詞の音読成績は，動詞，助詞の成績より良いという，品詞効果を示した．この患者Aの読みの症状は，深層失読，あるいは音韻失読である．「深層失読」deep dyslexiaとは，単語を意味的関連語に読み誤る症状で，「こぶし」→「グー」のような誤りを特徴とする．深層失読では文字を読みに変換する「文字表象」→「音韻表象」のプロセスが非常に重度の障害を受けているため，意味を介する「文字表象」→「意味表象」→「音韻表象」という経路で単語を読むが，「文字表象」→「意味表象」の経路も無傷ではないと考えられている．「こぶし」と「グー」の意味は全く同じではないが，意味抽出に障害があり，正確な意味が抽出されなければ，「こぶし」が意味的に類似した「グー」に変わる事態が生じる．また名詞より動詞≒機能語の音読成績が低い品詞効果を示すが，一般に，名詞より動詞のほうが心像性は低い[13]．心像性が低い単語ほど，読みは困難になる．非語の読みは不可能であった．読みが意味経由で行われるなら，意味をもたない非語の読みは不可能である．

一方の音韻失読phonological dyslexiaとは，深層失読が軽度になったものとされ，単語の音読はおおむね可能であるが，頻度効果(p. 55「単語の出現頻度」の項参照)を示す．品詞効果を示すこともある．非語の読みは不可能ではないが困難である．音韻失読は，その名前から想像されるように音韻符号の処理障害がある．前述の音韻意識の障害があり，/sakana/は何モーラか，/ka/は含まれるか，含まれるならどこにあるか，/sa/と/kana/をこの順番で別々に聞かせ，2つを一緒にするとどうなるか(/sakana/)，といった読みを全く伴わない音韻課題に障害を示す．というのは，日本語の音韻単位がモーラであることが認識されておらず，モーラを意識的に操作したり，モーラが仮名

1文字に対応していることを理解していないからである．音韻失読では，音韻表象に障害があるため，深層失読より軽度ではあるが，「文字表象」→「音韻表象」の写像（mapping）に障害がある．それでも単語は過去に何度も読んだことがあるので，写像の効率が良く，障害の影響は少ない．これに対して，非語は過去に一度も見たことがないので，写像効率が悪く，非語の読みは障害の影響を受けやすい．また品詞効果が出現するのは，意味経路に障害が残っていれば，深層失読と同様の障害メカニズムが働くためと考えられる．

　しかしながら，音韻失読における品詞効果は，背景にある失文法の影響により生じたものとする研究もある．DruksとFroud[25]は，音韻失読患者に心像性をマッチ（抽象語は一般に心像性が低い）させた抽象名詞（例：audit；会計検査）と機能語（例：not）の音読をさせ，機能語の成績が低いことを示した．機能語（否定詞，前置詞など）は，一般に名詞，動詞などに比べ，心像性が低い．健常者，失語症者は心像性の高い単語ほど音読の成績が良い傾向がある[27]．しかしDruksとFroudの患者は，名詞と機能語の心像性をマッチさせても機能語の読みの成績が低いため，機能語の読みの成績低下は心像性の低さでは説明できず，統語の障害（失文法）の影響であると解釈している．

　患者Aは，軽度になったとはいえ，読み以外の課題でも失文法が現れた．前述のように自発話は単語の羅列が主であったし，まんがの説明では「帽子が風にとばす」などと発話し，文の復唱では助詞を脱落させて「……散歩　中止しました」と復唱し，短文の書き取りでは助詞を入れ替え，「帽子が飛ばされました」→「帽子は飛ばされました」となった．また送り仮名を誤って「風が吹いていました」→「風が吹ていました」などと書いた．これらの症状を考慮すると，患者Aの助詞音読の障害の背景には，失文法が関与している可能性がある．

　患者Aは，文を音読していて助詞が読めないときに他の品詞を発話することはなかった．これは，患者Aが音読しているのが助詞だと認識していることを示唆する．

　助詞の誤りは，図2の文の発話プロセス上では何に起因するのかを考えてみる．既述のように，文の要は動詞であり，動詞には項構造が指定されている．この動詞の項構造に基づき動作主や対象となる名詞が選択される（図2の語彙選択）．「清志が寿司を食べた」の動詞「食べる」は二項動詞であり，動作主「清志」と対象「寿司」の二項をとる．さらに句構造に関する知識である「X'構造」を参照しD構造が作られるが，2つの名詞は動詞句VPに埋め込まれている．おそらくこの段階で，名詞や動詞の語幹などの内容語についてはレキシコンから音韻情報が引き出されると思われる．患者Aでは文発話のこの段階まではおおむね保たれていると推測される．

　このあと統語規則が適用され，助詞の付与などが起こる．繰り返しになるが，統語プロセスが健常であれば，動詞「食べる」は，対象「寿司」に「を」格を与えることができるので，「寿司」に格助詞「を」が付与される．しかし動作主「清志」に対しては「が」格を与えることができないため，「清志」は動詞句を出て，「が」格付与能力がある屈折辞句IPに移動し，そこで「が」格をもらい，「清志が」という名詞句が作られる．助詞を省略したり誤るのは，この統語プロセスが正常に機能していないことを示唆する．本例には時制の誤り

もあり，過去形を非過去にして復唱した．これは，S構造ができる際に動詞が上昇して時制辞（屈折辞）に融合し，過去形が作られるが，このプロセスが機能していない可能性が示唆される．

日本語の失文法に関しては，目につきやすいためか，助詞の問題ばかりが追及されてきたきらいがある．助詞以外の文法的側面については今後の研究課題であろう．

失文法患者の言語訓練法は文の構築に重要な役割を果たす動詞の検索能力を改善することを目的とした訓練法や，文における動詞と名詞の関係（述語項構造）を構築することに焦点をあてた訓練法，生成文法による分析に基づき，複雑な文から訓練を始めるTUF（treatment of underlying forms）およびTPH（tree pruning hypothesis）に基づく訓練，語の意味役割を統語構造に割り当てるマッピングセラピー，発話モデル上で意味的・統語的関係が決定する前のメッセージレベルにアプローチする方法，処理資源の低下を補う方法などがあるが，それらを述べる紙数はないので，興味のある方は，渡辺[28]を参照していただきたい．

3．ウェルニッケ失語患者の発話－意味不明のジャーゴン発話

前述のブローカ失語症患者Aと対照的ともいえる症状を示したウェルニッケ失語症患者を紹介する．渡辺ら[29, 30]は，短い文なら聴覚的理解は可能で，発話は流暢であるが，新造語（非実在語）が頻発し，多弁な51歳の右利きの男性（患者B）について報告している．

発症後8ヵ月時の患者Bの発話は，次のようなものであった．

「……あれ せんだ いうそんところで あった せったんですよ で えー たまたま じぶんわ とっぴゃくんで ゆでくってて でーぶーから ねぶとが きて でわ あすからですねで それで……」

このような発話はジャーゴン発話と呼ばれることがある．発話内容は，付き添っていた患者Bの妻の補足がなければ推測すら困難であった．新造語発話に関する病識はなく，自己修正もなかった．プロソディーは自然に聞こえた．ウェルニッケ失語症の患者には，言語に関する病識が欠如している例が少なからず存在する．

患者Bは，標準失語症検査（以下SLTA）の結果などから，音声，文字ともに表出面に強い障害があり，新造語の多い中等度から重度のウェルニッケ失語と診断された．訓練には意欲的で，状況判断，訓練課題の理解は良好であった．

上記のような発話は，単に意味不明，以上のものとは思えないかもしれない．しかし言語学的な観点から注意深く調べてみると，いろいろなことがみえてくる．まず，「が」や「です」といった機能語が現れている．そしてそれらを手がかりとすれば，新造語の品詞を推測できる．例えば，「せったんですよ」の「せった」は，判定詞「です」の前にあるので，名詞かあるいは「せった」が動詞（実在語の例：「切ったんですよ」の「切った」に相当），ないし形容詞（実在語の例：「良いんですよ」の「良い」に相当）と推測できる．「ねぶとが」の「が」が助詞だとすれば，「ねぶと」は名詞と推測できる．

名詞や動詞などの内容語は新造語になっていても，正しい活用語尾が付加されている

ことが少なからずある(下線部は活用語尾).「じぶんわ　とっぴゃくんで　ゆでくってて」の「とっぴゃくんで」は,名詞句「じぶんわ」の後に現れている.さらに下線部「んで」は,いわゆる接続助詞(「ので」の口語形)で終わっていると考えれば,基本形の動詞「とっぴゃく」に,接続助詞「んで」が付いたと推測できる(実在語の例:「働く」+「んで」→「働くんで」).別の解釈も可能で,動詞の基本形「とっぴゃくむ」に接続助詞「で」が付いた形とも考えられる(「悲しむ」+「で」→「悲しんで」).

一方,「ゆでくってて」は,促音便を伴った動詞の活用語尾と思われる.すなわち基本形が「ゆでくる」という動詞に,接続助詞「て」が付加されている.つまり動詞は連用形「ゆでくって」となり,これに「て」が付加され「ゆでくってて」になったと推測できる(実在語の例:「焦る」+「て」→「焦って」+「て」→「焦ってて」).

また別の発話例「ひょっこり　ひむらしてね」の「ひむらして」は,動詞を修飾する「ひょっこり」という実在語の副詞の直後に現れており,動詞だと推測できる.動詞の基本形は「ひむらす」で,接続助詞「て」が後続するので,正しく「ひむらし」と活用しているように思われる(「話す」+「て」→「話し」+「て」→「話して」).

このように,一見(一聞?)全く意味不明で,何が何だかわからないような発話でも,見る目(聞く耳?)があれば,すなわち言語学の知識を援用すればみえてくるものがある.患者Bの発話では,名詞や動詞などの内容語は新造語になることが多く,その結果として発話内容が意味不明となっている.しかし文構造の屋台骨ともいえる機能語や活用などの形態素は,多くの場合,保たれていることが明らかになった.ジャーゴン発話を表面的に聞いている分には,ちゃんとした日本語のように聞こえるのは,文の屋台骨が保たれていることが一因であるように思われる.

この症例Bの発話特徴は,自発話の分析から明らかになったものだが,名詞や動詞などが新造語になると,元の目標語がわからないため,何が内容語で機能語なのかについてはっきりしない場合もある.症例の発話で機能語が保たれているのか否かを定量的に把握するには,さらなる検査が必要に思われる.そこで,発症後8〜12ヵ月の時期に,動詞活用に関する検査を作成し,実施した.

1) 動詞の活用検査

動作絵(動作を表す絵)(図4)を刺激に用いた.まず絵が理解できることを確認したうえで,動詞の基本形(「飲む」など),テ形(〜テイルの形:「飲んでいる」など),命令形(「飲め」など)を発話する課題を行った.この方法の利点は,目標語となる動詞がわかっているので,動詞が新造語化した場合,動詞活用が目標語に対して行われるのか,新造語に対して行われるのかを知ることができる点にある.基本形とテ形の課題では,いずれの絵も,「薬を飲む」のように,「名詞+ヲ+動詞」の形の文で言い表わすことができる.動作絵を見せ,検者が「薬を」と,文の前半を発話し,これに続く動詞の発話を求めた.

テ形への活用では,語幹末音素が基本形と異なる(変化する)場合がある.例えば,基本形で/kak-u/「書く」は,テ形の活用形では/kai-te-iru/となり,語幹末音素が/k/→/i/と変化する.このテ形課題は,語幹末音素が正しく変化するか否かを調べるために実施した.

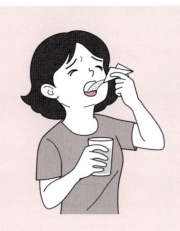

図4　動作絵の例　「薬を飲む」

　命令形の課題では刺激絵には命令文を言っている人物が空白の吹き出しとともに描かれており，その人物が言っていることを答えさせた．命令形課題では，命令形の活用ができるのかを調べた（「出す」→「出せ」）．

　結果であるが，基本形とテ形の課題では，約半数で語幹が新造語となったが，すべて基本形か，テ形の活用語尾が後続した．また活用語尾が保たれていただけでなく，その直前の語幹末子音も動詞固有の子音が現れていた．唯一の例外は，新造語化し/hezu/となった動詞と思われる語である．日本語の動詞には語幹が子音/z/で終わる動詞はない．これ以外は正しい動詞か，新造語化した動詞においても，動詞にみられる語幹末音素だけが現れ，それにマッチした活用語尾が後続することが明らかになった．

　自発話で観察された現象が，この検査においても再現され，症例Bでは動詞の語幹が新造語化した場合には，新造語に適合する活用語尾が付加されることが明らかとなった．

　一般に，活用語尾や機能語の出現頻度は動詞の語幹や名詞の頻度より高い．活用語尾や語幹末音素が誤りにくいのは，頻度が高く，何度も学習しているため，障害の影響を受けにくいことが原因の一つと考えられる．

　さらに動詞の活用語尾や語幹末子音ではなく，動詞の語幹について，正しく発話できた場合と，新造語化した場合の，それぞれの目標動詞の頻度を調べたところ，新造語化した動詞の頻度は，新造語化せず正しく発話された動詞の頻度より有意に低いことがわかった．この結果は，少なくとも患者Bにとっては，低頻度語ほど新造語化しやすいことを示しており，頻度が新造語化に影響を与えることを示している．

　レキシコンへのアクセスには単語頻度が関係する．頻度が高い単語ほどアクセスは容易である．アクセスが容易な単語ほど，障害の影響を受けにくいと思われる．

　図2に示した文の発話プロセスに基づき，患者Bの障害メカニズムを考えてみる．本症例では内容語が新造語化する．低頻度語ほど新造語化した．レキシコンへのアクセスには頻度効果がある．心的機能には擾乱がつきものである．レキシコン内の音韻情報へ

アクセスする際にも擾乱が存在する．健常者では極度の寝不足などでもない限り，擾乱はわずかである．しかし新造語ジャーゴンのある患者では，レキシコンへのアクセス時により大きな擾乱が加わりうる．低頻度の内容語（動詞の語幹を含む）のようにレキシコンへのアクセスが困難だと，擾乱の影響が大きくなり，目標語の音韻情報は新造語化する確率が大きくなるだろう．その結果，名詞や動詞の語幹など頻度が低いものは新造語化しやすいと思われる．患者Aに関して述べたように，本稿では内容語の音韻情報へのアクセスがD構造の段階で生じると考える．

これに対して機能語や活用語尾などの機能範疇の音韻情報へのアクセスは，D構造より後の段階で生じ，図2の形態・音韻処理で生じると考える．内容語の音韻情報が新造語化していても，その新造語がⅠ類であるかⅡ類であるかに従い，適切な活用語尾が作られる．機能語は一般に高頻度であり，アクセスが容易であるため，擾乱の影響は最小限にしか受けない．そのため新造語化しにくい．患者Bでは動詞の活用語尾がほぼ正しい．これは，動詞の語幹と，活用語尾を規則に基づき併合する形態・音韻部門が保たれているためと推測される．

2）外国語話者のジャーゴン発話

患者Bの発話において，動詞の語幹が新造語化しても，語幹末音素や活用語尾はほぼ保たれていることが示された．この現象は，他言語でも確認されている．

Butterworth[31]は，英語話者の失語症患者1名の24分間のインタビューから得られた138語の新造語を名詞，動詞，形容詞，副詞，接続詞，前置詞，指示詞に分類した．このうち，26語は分類不能であったが，残りの名詞，動詞，形容詞のうち，70％は数（規則名詞の複数を表す"s"），時制を表す活用語尾（規則動詞の過去形を表す"ed"）が使用され，誤った活用語尾が使用された語は8％にすぎなかったことを報告している．

EllisとYoung[32]は，英語話者の失語症患者の新造語に関する過去の研究を洗い直し，複数を表す形態素（/kæts/，/bægz/）や過去を表す形態素（/muːvd/，/lukt/）が，新造語化した場合でも音形に適合した形で付加されていることを見い出した．例えば，目標語"robe"が新造語になり"rofe"になったときには，複数を表す形態素（接尾辞）が"robe"に対する[z]ではなく，新造語"rofe"に適合した[s]と発音されていた．彼らはこの現象に基づき，単語発話においてはまず語幹が検索され，活用語尾はその後に語幹に合った形で付加されるとした．

また，新造語発話においては，使用頻度の高い語より低い語に新造語が出やすいことを見い出した．このことから，新造語を発話する患者では機能語の使用や，動詞活用が保たれるのは，機能語や活用語尾などの機能範疇が，内容語（語幹）より使用頻度が高いためとしている．

4．脳の損傷部位と症状

本稿で取り上げた2名の患者の脳損傷は，一方は感染により，一方はくも膜下出血で生じた．病巣が大きいので，言語症状と障害部位の関連を詳細に検討するには限度があるが，一般に，統語処理のような規則処理にはブローカ野がある左前頭葉と基底核が関与し，レキシコンが関与する語彙処理にはウェルニッケ野のある左側頭葉が関与すると

される[33〜36]．

　患者Aは，左前頭葉の皮質下，基底核に及ぶ広範な領域が損傷されており，失文法があった．いわゆるブローカ野や基底核は統語処理，形態・音韻などの規則処理に関与するとされるので，損傷部位に矛盾はない．また左側頭葉は保たれており，この部位が関与するレキシコンの障害は相対的に軽く，患者Bのようなジャーゴン発話はない．

　患者Bにおいては左右大脳半球に病巣があるが，左半球に関しては，左側頭葉〜頭頂葉にかけて病巣があった．これが，レキシコン内の動詞などの内容語の音韻情報へのアクセスに障害をきたし，擾乱の影響を受けやすくしていると考えられる．しかし，左前頭葉は無傷なため，動詞活用のような規則的処理は相対的に保たれたと解釈できる．

6 まとめ

　古典的な失語症分類とその拡張版ともいえるボストン学派の失語症候群の考え方・分類法を概観し，最近の認知神経心理学的な失語症観を紹介した．認知神経心理学では，個々の失語症状を子細に調べ，その原因を詳（つまび）らかにする．このため，言語訓練の立案には好都合なアプローチであることを述べた．

　また失語症の評価の流れを簡単に記した．近年における言語学，認知科学，認知神経心理学の著しい進歩に伴う失語症学の進歩を考えると，評価や訓練は，失語症の専門家に任せるべきである．例えば健常者にとっては簡単な仮名文字の読み書きがブローカ失語では困難になり，仮名文字の訓練が健常児に行うようなナイーブな方法ではうまくいかず，根源的な音韻意識の訓練から始める必要がある．この訓練法が示すように，失語症例が示すさまざまな障害を乗り越えるには，障害メカニズムを特定し，障害機能を回復させる方法，それが無理なら障害機能を代替する（迂回する）手法を考案する必要がある．

　言語聴覚士は，失語症患者のQOLの向上を援助するため，コミュニケーション面の諸問題を軽減する役割を担う．その役割を果たす方法は多岐にわたると思うが，そのうちの1つに，適切な言語アプローチ（訓練）が含まれよう．

　最後に，最近の失語症学の進歩の一端を紹介するため，文の発話プロセスに関して，現在，わかっていることをモデルの形で簡単に述べた．さらに発話の障害をもつ症例2例を提示し，その障害メカニズムを文発話プロセスに基づき説明した．1例はブローカ失語で，文発話において助詞の探索を行ったが，その障害が統語レベルにあることを明らかにした．もう1例はジャーゴン発話のウェルニッケ失語で，動詞の語幹，名詞などの内容語が新造語化するが，動詞の活用語尾や機能語が保たれていることを言語学的な分析，実験により明らかにし，その障害が文発話プロセスの語彙選択にあると考えた．

　本稿で紹介した症例Aには統語レベルの障害があると推測されたが，統語の障害に対するアプローチは一様ではなく，アプローチ法もさまざまなものが考案されている．それらはいずれも文レベルの障害メカニズムに関する詳細な研究により得られた知見を言語訓練に応用したものである．多くは日本語以外の話者，とくに英語話者を対象としており，残念ながら外国語で得られた知見を，そのまま異なる言語である日本語に適

用できるとは限らないので，日本語における文の構造を知ったうえで応用に踏み出すことになる．道のりは遠いように感じられるが，言語学，心理学，認知科学，脳イメージング研究など，異分野で得られる知見と融合することにより，言語アプローチの質の向上が期待できる．

　失語症は，最後のフロンティアともいわれる言語の障害であり，その複雑さを反映して，症状の分析にも，アプローチ後の効果の出現にも，時間がかかる場合が多い．しかし失語症患者はその間にもコミュニケーションの問題を抱えながら生活していかなければならない．作業療法士や理学療法士などのリハビリテーション・スタッフも，失語症患者と接する際，互いの意思疎通がうまくいかないと感じることもあるのではなかろうか．当面の，より有効なコミュニケーション方法は，患者によって異なるので，まずは担当の言語聴覚士に確認してほしい．

● 文献

1) 大橋博司：失語症．中外医学社，1967
2) 相馬芳明：失語症のタイプ分類に意味はあるのか．神経心理学．16(2)：20-24, 2000
3) Basso A：Aphasia and Its Therapy. Oxford University Press, Oxford, 2003
4) Benson F, Ardila A：Aphasia：A clinical perspective. Oxford University Press, Oxford, 1996
5) Patterson K, Plaut DC：Shallow Draughts Intoxicate the Brain：Lessons from Cognitive Science for Cognitive Neuropsychology. Top Cogn Sci. 1(1)：39-58, 2009
6) Caramazza A, Coltheart M：Cognitive Neuropsychology twenty years on. Cogn Neuropsychol. 23(1)：3-12, 2006
7) Dell GS：A spreading activation theory of retrieval in sentence production. Psychol Rev. 93(3)：283-321, 1986
8) Coltheart M：Acquired dyslexias and the computational modelling of reading. Cogn Neuropsychol. 23(1)：96-109, 2006
9) Seidenberg MS, McClelland JL：A distributed, developmental model of word recognition and naming. Psychol Rev. 96(4)：523-568, 1989
10) 天野成昭，近藤公久：日本語の語彙特性 第2期．三省堂，2000
11) 天野成昭，近藤公久：日本語の語彙特性 第1期．三省堂，1999
12) 辰巳 格：言語の情報処理過程．失語症学 第2版．藤田郁代，立石雅子(編)，pp 7-26, 医学書院，2015
13) 佐久間尚子，伊集院睦雄，伏見貴夫，他：日本語の語彙特性 第3期．三省堂，2005
14) Fushimi T, Ijuin M, Patterson K, et al：Consistency, frequency, and lexicality effects in naming Japanese kanji. J Exp Psychol-Hum Percep Perf. 25(2)：382-407, 1999
15) 伊藤正男：特集によせて－言語の脳科学への誘い．生体の科学．49(1)：2-4, 1998
16) 鹿島晴雄，大東祥孝，種村 純(編)：よくわかる失語症セラピーと認知リハビリテーション．永井書店，2008
17) 物井寿子：ブローカタイプ(Shuell Ⅲ群)失語症患者の仮名文字訓練について―症例報告―．聴覚言語障害．5(3)：105-117, 1976
18) Levelt, WJM：Speaking：From intention to articulation. MIT Press, Cambridge, 1989
19) 長谷川信子：生成日本語学入門．大修館書店，1999
20) 渡辺眞澄：失語症者に対する文法(統語，形態，音韻)障害の訓練の進め方について教えて下さい．失語症Q & A検査の見方とリハビリテーション．種村 純(編)，pp 83-92, 新興医学出版，2013
21) 寺村秀夫：日本語のシンタクスと意味 Ⅱ．くろしお出版，1984
22) 渡辺眞澄，辰巳 格：言語・コミュニケーションの分析方法(言語学・音声学)．やさしく学べる言語聴覚障害入門．熊倉勇美，種村 純(編)，pp 116-142, 永井書店，2011
23) 渡辺眞澄，筧 一彦，種村 純：文の音読において助詞の探索が見られた小児失語の1症例．高次脳機能研．24(1)：21-28, 2004
24) 進藤美津子：小児の後天性高次脳機能障害．失語症研．22(2)：114-121, 2002
25) Druks J, Froud K：The syntax of single words：Evidence from a patient with a selective function word reading deficit. Cogn Neuropsychol. 19(3)：207-244, 2002
26) Coltheart M：The MRC Psycholinguistic Database. Q J Exp Psychol. 33A：497-505, 1981
27) 伏見貴夫，伊集院睦雄，辰巳 格：漢字・仮名で書かれた単語・非語の音読に関するトライアングル・モデル(1)．失語

症研. 20(2): 115-126, 2000
28) 渡辺眞澄：統語訓練の最近の動向．よくわかる失語症セラピーと認知リハビリテーション．鹿島晴雄，大東祥孝，種村 純(編), pp 236-249, 永井書店, 2008
29) 渡辺眞澄：機能範疇と語彙範疇の乖離．言語. 23(4): 50-55, 1994
30) 渡辺眞澄，種村 純，長谷川恒雄，他：動詞の語幹が新造語だが，語幹末音素と活用語尾は保たれていた流暢性失語の1例．失語症研究. 21(3): 206-215, 2001
31) Butterworth B：Hesitation and the production of verbal paraphasia and neologisms in jargon aphasia. Brain Lang. 8(2): 133-161, 1979
32) Ellis AW, Young AW：Human Cognitive Neuropsychology. Lawrence Erlbaum, Hove, 1988
33) Ullman MT, Corkin S, Coppola M, et al：A neural dissociation within language：Evidence that the mental dictionary is part of declarative memory, and that grammatical rules are processed by the procedural system. J Cogn Neurosci. 9(2): 266-276, 1997
34) Marslen-Wilson W, Tyler LK：Dissociating types of mental computation. Nature. 387(6633): 592-594, 1997
35) 萩原裕子：言語学と認知神経心理学．神経心理学. 14(2): 88-97, 1998
36) Hagiwara H, Sugioka Y, Ito T, et al：Neurolinguistic evidence for rule-based nominal suffixation. Language. 75(4): 739-763, 1999

（渡辺　眞澄）

第2章 高次脳機能障害の実際

5 失行症

学習目標
- **A** 失行の病態のいくつかを説明できる
- **B** 失行の評価を実施できる
- **C** 失行を呈した患者に対する治療の手がかりを理解できる

▶ 図のような患者を担当したら，セラピストとして何ができるのか？ ◀

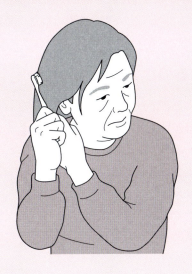

図1　観念失行の症状
歯ブラシで髪の毛をとかそうとしている様子．

　図1は患者が観念失行を呈した例であるが，失行は日常生活でよく使用している道具の使用方法がわからなくなる症状である．使用方法の誤り方はさまざまで，誤った持ち方や動かし方をする．
　失行の症状を理解するうえで重要なことは，道具の名前や用途は正確に述べることができるにもかかわらず，その使用方法を誤るという点である．この症状は日常生活活動，とくに食事動作や整容動作で問題となり社会復帰を大きく遅らせる．また道具を使わないジェスチャーやパントマイムにおいても失行が認められるので，整理が必要である．
　評価には分類ごとに評価方法があり，それらはいずれも簡単に実施できる．また治療

法に関しては，いまだ確立されたものはないが，さまざまな取り組みが報告されており，それらを治療の手がかりとして理解しておくとよいであろう．

MEMO ▶ ジェスチャーとパントマイム
辞書を引くと，いずれも身振り手振りのことと説明されている．ジェスチャーとはそのうち，こちらの意図を相手に伝えるために行う象徴的身振りや手振りのことを指す．一方，パントマイムとは道具を使う行為を道具なしで行う行為のことを指す．

1 失行とは？

　失行とは運動麻痺や感覚障害などがないにもかかわらず，習熟していた動作ができなくなってしまう状態のことを指す．もちろん，評価で要求されている動作を理解していることは不可欠であるが，そのために必要な言語機能や認知面に問題のないことが前提となる．習熟した動作とは，使い慣れた日用品や道具を使用したり，手を使って合図をしたりすることである．

　失行が定義されたのは今から100年余り前の1900年である．この時，Liepmannは失行について，「動かしうる身体部位を目的に応じて動かせない」ことと定義した[1]．彼は右手で握りこぶしをつくることができなかったり，歯ブラシをスプーンのように使ったりする症例を報告した．

2 なぜ失行が出現するのか？

　失行のメカニズムはいまだ十分に解明されていない．後に述べるが，失行はその分類さえも一致した見解が見い出されていない．しかしながら，部分的にはそのメカニズムの解明が進みつつあるのでそれらをもとに述べてみたい．

　人が何らかの行為を行う時には，さまざまな要素が必要とされる．Royら[2]はそれを大きく概念系と産生系に分けて考えた．

　歯ブラシで歯を磨く行為を例に考えてみよう．概念系とは歯ブラシで歯を磨くことについての概念的知識のことであり，ここには道具としての歯ブラシのもつ機能についての知識とその操作方法についての知識が含まれる．

　一方，産生系とは個々の感覚運動要素における行為の知識と動作コントロールメカニズムからなり，失行はこれら概念系と産生系の協調が崩れて生じると説明した．

　また小早川[3]は道具の用途と道具の操作方法に関する知識を比較し，失行患者は後者の操作に関する知識が低下していると報告した．そのうえで，道具の使用方法を誤る失行は，道具の使用・操作に関する知識の障害がその原因であると説明している．

　また道具を使用しない，身振り手振りといった習熟した動作の失敗の原因については，先のLiepmannが説明をしている．彼によると，習熟した運動イメージの記憶自体が左半球の頭頂葉にあり，その部分と実際に運動を行う前頭葉とが遮断されることによって生じると説明した．

3 失行にはどのような種類があるのか？

　Liepmannが体系化した失行の分類は，観念失行，観念運動失行，肢節運動失行の

表1 失行の分類

	Liepmann	Morlaas	Heilman	山鳥
社会的慣習動作 道具使用の身振り	観念運動失行	観念運動失行	観念運動失行	パントマイム失行
道具の使用 （単品動作）	観念運動失行	観念失行	概念失行	使用失行
道具の使用 （系列動作）	観念失行	観念失行	観念失行	使用失行

3タイプである．しかしながら，観念失行や観念運動失行が左半球損傷によって生じるのに対し，肢節運動失行は左右どちらの半球損傷によっても生じる．また肢節運動失行はその症状自体が運動拙劣化であるため，運動拙劣症として失行から切り離して考えられるようになっている．よって，本稿では観念失行と観念運動失行に焦点を絞って説明する．

　まず観念とは何か，というところから考えていこう．大辞泉によれば，観念とは表象，あるいは具体的なものがなくても，それについて心に残る印象，とある．Liepmannは運動の反復によって習得された運動表象とは別に，個々の要素的運動の時間的空間的系列の表象があると仮定し，これを観念企図と呼んだ．そして，この観念企図が障害されると物品を使用しない単純な運動や1つの物品を対象とする模倣や使用が困難になるとし，これを観念運動失行と定義した．一方，観念企図と運動表象が遮断されることによって系列的な行為が困難になるとして，これを観念失行と名づけた．

　その後，多くの研究者が失行の分類について議論を重ねてきているが，その分類の視点は，症状の対象が道具を使用する行為かどうか，さらには道具を使用する行為の場合に使用する道具は1つか複数のどちらか，というものである．**表1**のように，Liepmannから始まった失行の分類のうち，観念運動失行は道具を使用しない身振り手振りなどの習熟した動作の失敗のことを定義している．また道具を使用する行為の失敗はLiepmannによれば観念運動失行であったが，その後，観念失行に集約されたり，あるいは概念失行と定義されたりと議論の終結をみていない．さらには，複数の道具の使用は系列動作とも呼ばれ，この失敗が観念失行と捉えられている[4]．

　近年になって，山鳥[5]は失行の名称について，観念という言葉を用いずにその症状自体を名称に取り入れたほうが理解しやすいとして，身振り手振りの失敗である観念運動失行をパントマイム失行，道具の使用の失敗をその道具の数にかかわらず使用失行と呼ぶことを提唱している．

MEMO ▶失行の名称
日本では上記のように呼び名が混乱し，日本語の論文や教科書ではさまざまな名称が用いられているのが現状である．しかし，海外では単にapraxiaやlimb apraxiaと総称されていることが多い．ここでlimbはupper limb，つまり上肢のことを指し，apraxia of speech（発語失行）と区別しているにすぎない．

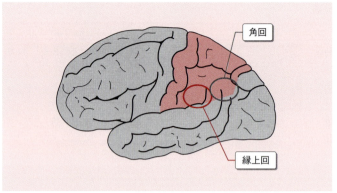

図2　失行の責任病巣

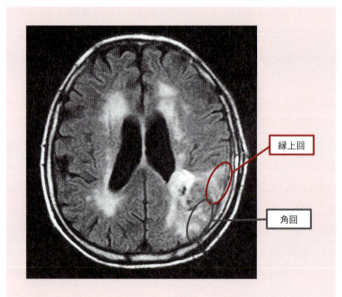

図3　失行患者のMRI画像
左下頭頂小葉の皮質下に出血巣が認められ，縁上回と角回に軟化巣が確認できる．また，両側の側脳室周囲にも軟化巣が確認できる．

4　脳のどこが損傷されると出現するのか？

　Liepmannは先に述べた観念企図というものが左半球の角回を含む頭頂葉後方にあると考えていた．この仮説は100年以上たった現在でも支持されており，この部分の損傷で観念失行が生じると考えられている．その一方で，アルツハイマー病や多発性脳梗塞など，両側の頭頂葉の損傷患者にも観念失行の報告が多い[6]．
　また観念運動失行については，下頭頂小葉のうち，角回の前方に位置する縁上回がその責任病巣ではないかと考えられている[7]．図2，3に示すと角回と縁上回の位置関係が理解できるであろう．

5　失行を評価する

　これまでに述べてきたように，失行の病巣は左半球である．左半球にはもう一つ大事

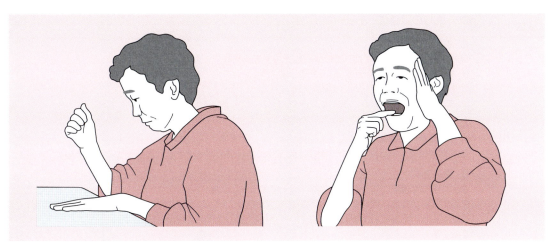

図4 body parts as objects（BPO）
金槌を使用する真似（左側）では，右上肢が金槌となり，手で実際に机を叩いてしまった．
歯ブラシを使用する真似（右側）では，右示指が歯ブラシになってしまっている．

な機能として言語機能があるので，その評価の対象となる患者は失語を合併していることが多い．このため，失行の評価の前には失語の評価が必要である．その際，療法士からの言語指示に従うことができるかどうか，具体的には「手を挙げてください」など，2語文程度の文章を理解できるだけの言語機能が保たれているかどうかを評価する．

失行の評価は簡単な身振り手振りから始める．これは大きく分けて，慣習性の高い象徴的動作と道具使用のパントマイムがある．前者はジャンケン，バイバイや手招きなどを行う．後者は歯ブラシで歯を磨く真似や櫛で髪をとかす真似を行う．観念運動失行患者は道具使用の真似をする際，自分の手や指をあたかも道具のように動かしてしまうことがあり，これをbody parts as objects（BPO）（**図4**）と呼んでいる[8]．

また道具使用の評価は単一の道具使用と複数の道具使用（系列行為）に分けて行う．前者はハサミで紙を切る，櫛で髪をとかす，爪切りを使うなど日常生活で使い慣れた道具を用いる．系列行為はわが国ではお茶を入れる行為がよく用いられる．急須，やかん，湯呑み，茶筒を用意し，実際にお茶を入れてもらう．

定量化されたバッテリーには標準高次動作性検査（SPTA）[9]があるが，検査項目が多く時間がかかる．より簡便にできる評価バッテリーを**表2**に示す[10]．

なお，下肢にも失行が生じるとする報告がある．下肢の失行の評価方法を**表3**[11]に示すが報告が少なく，そのメカニズムはよくわかっていない．

失行は日常生活に直接に影響を与えることが多いため，リハ室での評価に加えて，実際のADL場面での評価が欠かせない．**表4**に主な問題点をまとめた．

MEMO ▶道具使用は単品か複数か
道具の使用の失敗に関して，単品の場合と複数（系列行為）の場合とに分けて議論がよくされる．この議論がいまだに終結しないのは，例外が存在するからである．つまり，単品の道具の使用は失敗するのに系列行為には問題がない患者や，逆に単品の道具の使用はできても系列行為ができない患者が存在する．このことは道具の単品使用と系列行為のメカニズムが異なることを示唆している．

表2 失行の評価バッテリー

a. 物品使用 教示：「この物品をあなたがどのように使用するか見せてください」 ① 物品なしで言語指示のみ（鍵，金槌，歯ブラシ） ② 視覚的に提示（スプーン，金槌，ハサミ） ③ 実際の使用（消しゴム，櫛，ねじ回し）	
b. ジェスチャーの模倣 検者の呈示後に模倣してもらう 舌を突き出す，ろうそくを吹き消す，目を閉じる，バイバイをする，敬礼をする，拳を握る	
c. 採点方法 3点：正しく適切 2点：正しい行為に近いが，何か不適切か，BPO 1点：正しい行為にわずかにしか似ていない（例：歯ブラシを額の前で動かす） 0点：正しくないか，不完全 （すべて2回施行した時の合計点を採点するが，1回目で正しければ即座に6点を与える） 物品使用：54点，ジェスチャーの模倣：36点，合計：90点満点 カットオフ値は86.4点	

（van Heugten CM, Dekker J, Deelman BG, et al：A diagnostic test for apraxia in stroke patients：internal consistency and diagnostic value. Clin Neuropsychol. 13(2)：187, 1999より引用，著者訳）

表3 下肢の失行評価

1	一側の下肢を前に出す	7	足で床に十字を描く
2	一側の下肢を後ろに下げる	8	一側の足をもう一方の足の下に置く
3	前に蹴る	9	足で床に反時計回りに円を描く
4	座位で下肢を組む	10	床に足の内側をつける
5	一側の足をもう一方の足の上に置く	11	床につま先をつけ，その後，かかとをつける
6	足でタバコの火を消す真似をする	12	床に足の外側をつける

（Ambrosoni E, Della Sala S, Motto C, et al：Gesture imitation with lower limbs following left hemisphere stroke. Clin Neuropsychol. 21(4)：357, 2006より引用，著者訳）

表4 失行患者のADL・IADL障害の例

食事	箸やスプーンの持ち方がわからない
整容	歯ブラシの把持や操作を誤る 髭剃りを使えない
入浴	シャンプーなどの容器を扱えない 蛇口の操作を誤る
排泄	洗浄スイッチや水洗レバーを押すことができない
調理	包丁など調理器具の把持・操作を誤る 調理の手順を誤る
清掃	掃除機の使い方がわからなくなる
洗濯	服をたためない
事務作業	鉛筆で字が書けない ホチキスや穴開けパンチが使えない
その他 IADL	公共交通機関を利用できない（切符が買えない） ATMの利用方法がわからない 電話をかけられない

POINT　失行の評価では，「何ができないか」「何が使えないか」という全か無かという定量的な評価も重要であるが，「どのようにできないか」「どこで間違えるか」という誤りの定性的な評価も重要である．その質的な評価の結果をアプローチの手がかりとすることも可能なため，失行の評価では誤りの細かな観察が求められるといえよう．

6　失行に対するアプローチ

　イギリスのCochrane Libraryが行った失行に対する治療のシステマティックレビュー[12]によると，2007年までにランダム化比較試験(RCT)によってその効果が検証された論文は3本しかなく，それらはいずれも小さな効果か，あるいは効果があっても持続しないものであったという．しかしながら，純粋な失行例を集めてRCTが実践されていること自体は見習うべきであるし，今後もこのようなアプローチ研究が進められていくであろう．国内においては，一事例でのアプローチ研究が多く，その個別性に左右される可能性はあるが，アプローチの手がかりが多く示されている．そこで示されていることは，他の障害と同様に，治療に当たっては治療メカニズムに基づいたアプローチを提供しなければいけないということである．

　治療メカニズムは発症メカニズムを基にしているものがあるが，先のRoyら[2]による概念系と産生系のシステムを前提にした場合，観念失行であれば概念系を強化し，観念運動失行であれば産生系を強化すればよいことになる．前者は知識を再学習し，後者は運動を再度練習する．一方で，認知モデルと呼ばれる，さまざまな高次脳機能に関する処理過程をスキーム化したものを基に治療を考える方法も用いられている．失行に関する認知モデルは図5のRothiら[13]による行為処理モデルが有名であるが，これによれば，行為に関する意味記憶を活性化させるために，実際の道具使用とは別にジェスチャー入力を促進する方法が考えられ，この理論を用いたアプローチも試みられている．

● 概念系を補う

　失行における概念とは，道具の機能や行為についての知識であるから，その知識を補うようにアプローチを行う．例えば，毛利ら[14]は道具の「使用説明書」を作成し，それを患者に提示しながら概念の学習を求めることで治療につなげている．通常，新しい道具を使おうとした時に，その把持の仕方や使い方がわからない場合がある．それと同様に，失行患者は過去に学習した道具の概念が失われたと仮定し治療を進めるのがポイントである．これはお茶入れなどの系列行為においても同様で，イラストなどでお茶入れの工程を示すことで正しい概念を補う．

● 産生系を強化する

　産生系に対するアプローチでは，キーポイントでの介助を行う．林ら[15]はセラピストが患者の手を徒手的に誘導しながら行為の誤りを修正していくことを推奨している．このアプローチには体性感覚入力を利用して正しい情報を伝える目的と，練習中に誤りを生じさせないという**誤りなし学習**を行う目的が含まれている．これと同様に，種村[16]も失行に対するアプローチをエラー特性に応じて解説した中で，それが手の操作

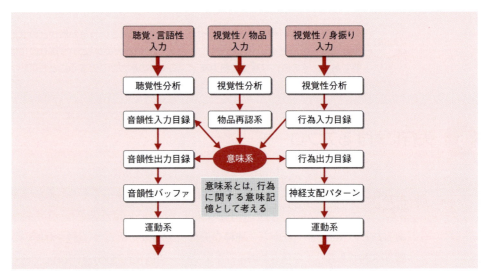

図5 行為処理モデル

(Rothi LJG, Ochipa C, Heilman KM：A cognitive neuropsychological model of limb praxis and apraxia. Apraxia. Rothi LJG, Heilman KM(eds.), p 44, Psychology Press, Hove, 1997より引用，著者訳)

の障害の場合には適切な手の形や把持の位置などを形取り，次いで操作の仕方は手を添えて行うのが望ましいと述べている．

また，単に失行患者ではパントマイムにおいて口頭指示で行うよりも模倣のほうが優れていることに着目して，ジェスチャーを練習するプログラムの効果を検討している報告がある．Smaniaら[17]は維持期の失行患者を対象に他動詞的行為から象徴的な自動詞的行為，無意味な自動詞的行為までのジェスチャーの練習を段階的に進めるプログラムを実施し効果を上げている．とくに自動詞的行為では，実際にその道具を使用している絵を見ながら，ジェスチャーの練習を行っている．

●認知モデルに基づいたアプローチを行う

図5に示した認知モデルを基にアプローチプログラムを組み立てることができる．前述のように，行為の産生には3つの入力経路がある．失行患者においてどの経路がより保たれているかを評価し，その入力経路からの促進を行うというものである．一般に3つの経路のうち，ジェスチャー入力が保たれているため，ジェスチャーでの入力を強化する．このジェスチャー入力は先のSmaniaら[17]の報告にもあるが，治療メカニズムは異なってもアプローチ手段は変わらないことに注意されたい．それだけ，失行患者にはジェスチャー入力を強化していくことの価値は高そうである．また，実際の道具や物品によって，正しい行為が導き出せるようであれば，それを直接実施する．次に述べる日常生活場面でのアプローチがまさにそれである．

●日常生活場面でのアプローチ

失行患者，とくに観念失行患者の場合，日常の食事や整容動作において箸や歯ブラシといった簡単な道具を使えずに困ることが多い．メカニズムに基づいたアプローチは一般化を考慮した場合にとても重要であるが，その一方で家庭復帰へ遠回りする可能性も否定できない．元の生活に戻る近道は，その患者が実際に使用していた道具を用いて練

習することである．また練習する環境についても，できる限り元の環境，つまり自宅での練習を実施したほうがよい．この意味では，家族の協力が欠かせないため，家族や介護者に対して，症状や介助方法などについて十分に説明する必要がある．

MEMO ▶ 自動性と意図性の解離
失行患者では，リハビリテーション室などでセラピストの指示によって行為を意図的に示すことは難しく，一方で，患者が自然の状況下で自動的に行う行為は問題なくできる場合がある．例えば，リハビリテーション室で歯ブラシが使えない患者が病室に戻ると正しく使用できたり，バイバイをしてください，という指示には従えないのに，治療が終わって病室に戻る際に，自然と手を振って帰ったりすることを指す．これらを自動性と意図性の解離といい，報告者にちなんでBaillarger-Jacksonの原理と呼ばれている[18]．これは失語患者にもしばしば認められるという．

7 評価とアプローチの流れ

失行患者の多くでは道具使用などの誤りが日常生活の困難さに直結するため，患者の障害された行為とその日常生活上での重要度を加味して評価し，プログラムを組み立てていく必要がある（図6）．評価では失行の分類や定義にとらわれずに，困難となっている行為を抽出し，その問題点を探るようにする．治療では先に述べた治療メカニズムに則りながら，現実的な場面を想定した練習が必要となる．失行患者は半側空間無視などの右半球損傷患者とは違って，障害に対する気づきをもっているため，可能な限り患者とのコミュニケーションを図ったうえで，一つひとつの行為を再獲得していく段取りが求められていく．

8 症例提示

●基本情報
年齢：60歳代　性別：女性　利き手：右　職業：専業主婦
診断名：脳梗塞（左MCA）
発症後経過：右上肢の軽度の麻痺と呂律障害により発症．救急病院では経過観察となる．その後，軽度の言語理解の障害も認められたが，全身状態が落ち着いたため，発症から2週間後にリハビリテーション目的により，回復期病棟のある病院へ転院となった．

●回復期リハビリテーション病院への入院時の所見
意識レベル：清明
運動：Brunnstromのmotor recovery stage　上肢Ⅵ，手指Ⅵ，下肢なし
筋緊張：正常
感覚：麻痺側の表在感覚で軽度鈍麻
関節可動域：正常範囲
高次脳機能：
・失語：軽度の感覚失語（3語文程度の理解は可能，発話は流暢）
・全般的認知度（MMSE）：27/30点
・注意障害（仮名ひろいテスト）：37点（正常範囲内）
・失行（SPTA）：
慣習的動作（誤反応率20〜50％）

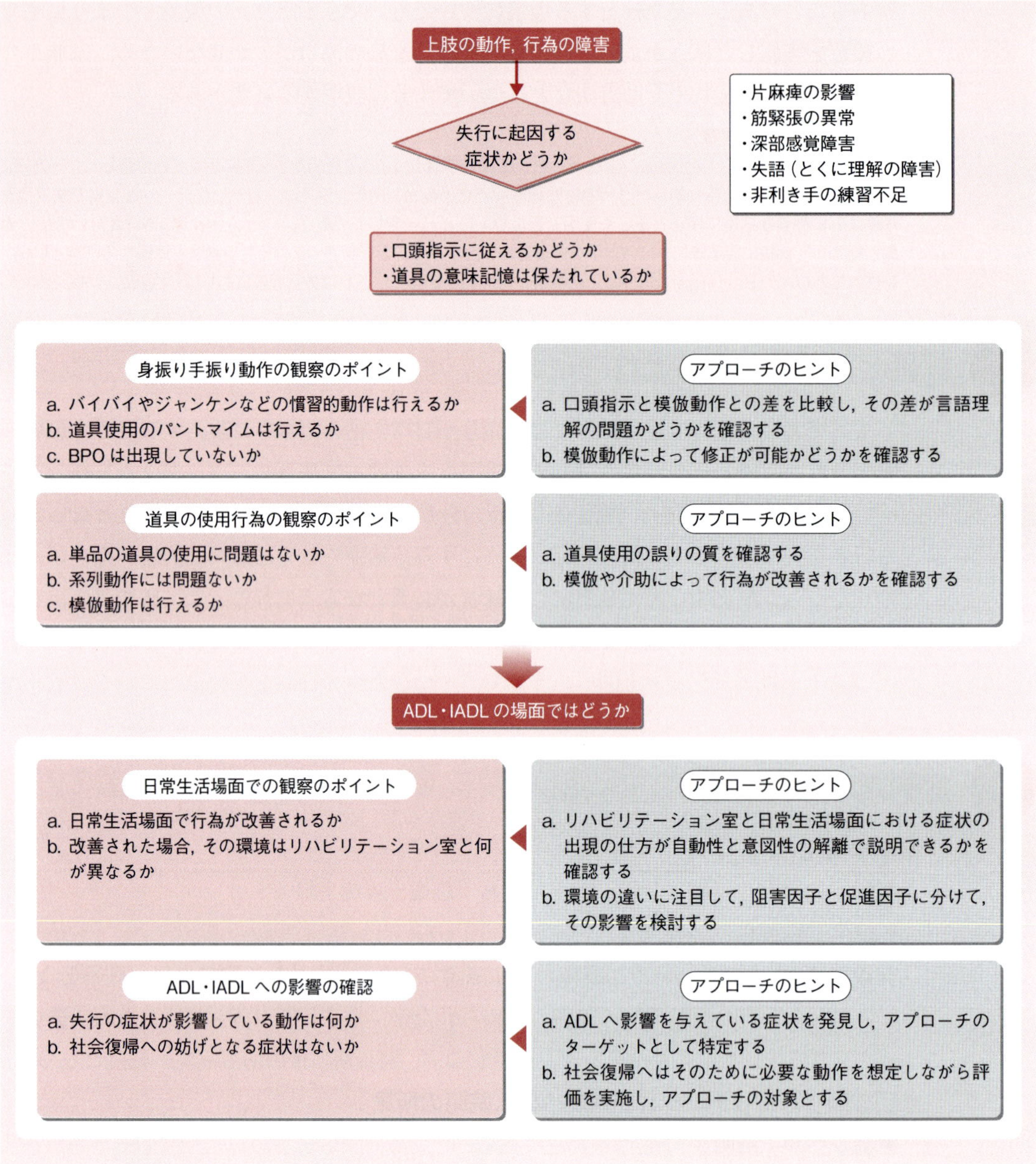

```
                    ┌──────────────────┐
                    │ 上肢の動作, 行為の障害 │
                    └────────┬─────────┘
                             ▼
                    ┌──────────────────┐      ┌─────────────────┐
                    │  失行に起因する    │      │ ・片麻痺の影響    │
                    │  症状かどうか      │      │ ・筋緊張の異常    │
                    └────────┬─────────┘      │ ・深部感覚障害    │
                             │                │ ・失語（とくに理解の障害）│
                             │                │ ・非利き手の練習不足 │
                             │                └─────────────────┘
                    ・口頭指示に従えるかどうか
                    ・道具の意味記憶は保たれているか
```

身振り手振り動作の観察のポイント	アプローチのヒント
a. バイバイやジャンケンなどの慣習的動作は行えるか b. 道具使用のパントマイムは行えるか c. BPO は出現していないか	a. 口頭指示と模倣動作との差を比較し，その差が言語理解の問題かどうかを確認する b. 模倣動作によって修正が可能かどうかを確認する

道具の使用行為の観察のポイント	アプローチのヒント
a. 単品の道具の使用に問題はないか b. 系列動作には問題ないか c. 模倣動作は行えるか	a. 道具使用の誤りの質を確認する b. 模倣や介助によって行為が改善されるかを確認する

ADL・IADL の場面ではどうか

日常生活場面での観察のポイント	アプローチのヒント
a. 日常生活場面で行為が改善されるか b. 改善された場合，その環境はリハビリテーション室と何が異なるか	a. リハビリテーション室と日常生活場面における症状の出現の仕方が自動性と意図性の解離で説明できるかを確認する b. 環境の違いに注目して，阻害因子と促進因子に分けて，その影響を検討する

ADL・IADL への影響の確認	アプローチのヒント
a. 失行の症状が影響している動作は何か b. 社会復帰への妨げとなる症状はないか	a. ADL へ影響を与えている症状を発見し，アプローチのターゲットとして特定する b. 社会復帰へはそのために必要な動作を想定しながら評価を実施し，アプローチの対象とする

図6　失行の観察のポイントとアプローチのためのヒント

バイバイをする，敬礼をするなどの行為は口頭指示でぎこちない．ただし，それらの模倣では改善される場合がある
<u>物品を使う（物品なし）動作（同50％）</u>
歯ブラシを使う，櫛で髪をとかす動作でBPOが出現
<u>物品を使う（物品あり）動作（同50〜70％）</u>
歯ブラシを使う，櫛で髪をとかす動作で保続が出現（図7）
<u>系列動作（同100％）</u>

5 失行症

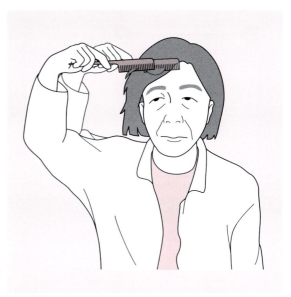

図7 症例に確認された保続
歯ブラシを使う動作の後に，櫛で髪をとかす動作で保続が出現した様子（櫛を左右に動かした）

　　お茶を入れる動作，ろうそくに火をつける動作が困難
　　顔面動作（同0％）
　　着衣動作（同0％）
　　下肢の動作（同0％）
・日常生活活動（ADL）：FIM107/126点：運動項目点，認知項目点
　日常生活では整容動作を中心に失行の影響を受けている．移動や更衣動作には影響はない．
・手段的ADL（IADL）：
　家事のうち，調理活動がとくに困難．包丁や皮むき器をはじめ調理道具の把持や操作ができない．また，調理についてはその工程を誤り，病前に得意だった料理も作ることができない．さらに病前に得意だった裁縫についても，針で縫うことやミシンを操作することが不可能となった．

● 初期評価中の担当セラピストの考察内容と治療経過

　本症例の上肢機能の問題について，軽度の麻痺は存在するものの，筋緊張は正常であることや表在感覚の障害が軽度であることから，運動や感覚機能の問題ではなく，高次脳機能障害としての失行と判断した．失行の内容は道具使用の困難から慣習的動作まで広く観察されており，観念失行と観念運動失行を合併していると考えられた．ADLやIADLの評価から，観念失行では系列行為の障害が際立っており，これが自宅復帰，社会復帰の妨げになっていると推察された．
　治療は家庭復帰を第一の目標に掲げ，主婦として必要となる家事動作に主眼を置いて実施した．具体的には，お茶入れの系列行為の獲得から始め，簡単な調理が行えるところまでを行った．
　お茶入れの系列行為の治療では，工程をイラスト入りで示した説明書（図8）を作成し，

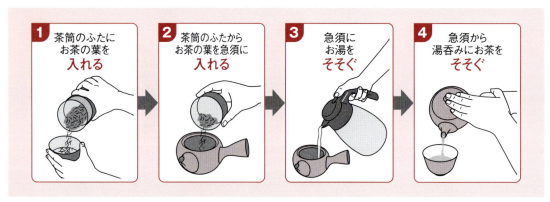

図8 お茶入れの工程を示したイラスト

それをもとに患者に教示しながら行った．このイラストには単にその工程が描かれただけではなく，「入れる」や「そそぐ」といった単語での動作指示に加え，イラストにより視覚的に道具の持ち方や当て方，操作方法を示した．

　訓練開始当初は4枚のイラストを見ても手順の誤りを改善できなかった．そのためセラピストはイラストを1枚に減らし，工程ごとに動作を確認していく方法に変更した．その結果，工程ごとの動作のミスは減少し，正しい動作ができるようになっていった．同時に患者の混乱も減った．調理については，ニンジンの皮をむくことから始めたが，ピーラーを当てる角度が正確ではなかったため，練習を繰り返す必要があった．また包丁を用いてニンジンを切る動作もスムーズに行えなかった．このため，これらの基礎的な動作と，電子レンジを使えるように練習を繰り返した．その結果，退院時（入院から50日経過）には，これらお茶入れの系列行為と簡単な調理動作はほぼ間違えることなく実施できるようになった．

　退院後は外来でリハビリテーションを継続したが，そこでは趣味であった裁縫を取り入れた．しかしながら，外来での練習時間が十分に取れなかったことと，失行症状が改善せずに自宅での練習が進まなかったことから，あきらめざるを得なくなった．

　このように，一つの動作や行為にターゲットを絞って失行症状を減らしていくことは可能であったが，その改善が他のADLやIADLの動作に般化しないことが明らかとなった．このことが失行患者に対するリハビリテーションの難しさといえよう．逆の捉え方をすれば，失行患者には継続的なアプローチが必要で，一般に維持期や生活期といわれる時期に入ってもアプローチ次第では改善の余地が残っていることになる．臨床現場ではむしろこのことを肝に銘じ，失行患者には長期的な関わりをもつように心がけていただきたい．

MEMO ▶般化するということ
治療の成果が他の行為にも良い影響を与えることを指す．一般化ともいう．例えば，観念失行患者に対して，ハサミを使う練習の結果それが可能になったが，ホチキスの使用や爪切りの使用に相変わらず失敗することを「般化（一般化）しない」という．半側空間無視患者で机上での抹消課題の成績は向上したが，トイレ動作などは改善しない場合などもこのように表現する．

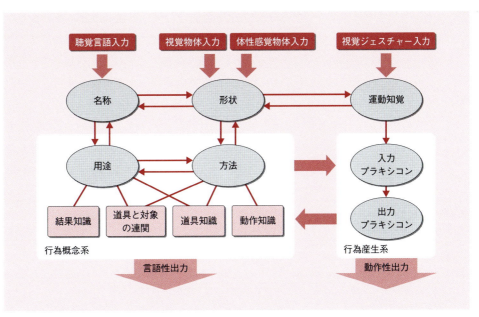

図9 行為概念系と産生系を基にした失行図式

9 ADVANCED LEVEL ▶失行メカニズムの解明に向けて

　Rothiら[13)]が提唱した行為処理モデルは河村[19)]によって進化を遂げている．図9に示すように，この図式では行為のシステムをRoyが唱えた概念系と産生系とに分けたうえで，その処理過程をモデル化してある．

　この図式では，入力経路は4つになっている．つまり，Rothiら[13)]の提唱した3つのルートのうち，物体入力の経路を視覚物体入力と体性感覚物体入力とに分けている．モダリティが異なれば入力ルートも異なるという立場によるものである．

　一方，行為のシステムについては，行為概念系と行為産生系という2つのシステムの内容を示している．行為概念系とは道具や操作に関する知識であるが，ここには道具の用途やそれを使用した際に生じる結果に関する知識も含まれている．行為産生系とは運動感覚要素における動作をコントロールする行為の辞書のようなものである．これは入力と出力に分けられる．これを基にすると，失行患者にとって何が障害されているのかを特定でき，さらにはそれを補うアプローチが可能となる．つまり，行為概念系には聴覚言語入力や視覚物体入力，体性感覚入力が有効で，行為産生系には視覚ジェスチャー入力が有効となる可能性を示している．このことを想起しながら，眼前の失行患者にどのような障害があり，どのようなアプローチが有効かを考え，手段を決めていくということである．

10 まとめ

　失行は左半球の損傷で生じるが，合併症として失語を伴うことが多く，純粋例はそれ

ほど多くない．このことは失語を合併した失行患者は意外に多いことの裏返しでもある．よって，臨床現場ではまず手の動きのぎこちなさや，道具がうまく使えないといった失行症状の発見に努めることが重要である．さらに，失行症状の存在が明らかになれば，それはADLやIADLといった日常動作に与える影響が非常に高いため，何らかのアプローチが必ず必要となる．失行の分類やそのメカニズムについてはまだまだ解明されていないことも多いが，上述したようにわれわれにできることは少なからずある．失行については，目の前で起こっている患者の不都合について，その動作を何とか可能にする，可能にできなくとも不都合を少しでも減らす工夫が求められている．

◉文献

1) Liepmann H：Das Krankheitsbilt der Apraxie（"motorische Asymbolie"）auf Grund eines Falles von einseitiger Apraxie. Mschr Psychiat Neurol. 8(1)：15-44, 8(2)：102-132, 8(3)：182-197, 1900（遠藤正臣，中村一郎（訳）：精神医学．22(1)：93-106, 22(3)：327-342, 22(4)：429-442, 1980）
2) Roy EA, Square PA：Common considerations in the study of limb, verbal, and oral apraxia. Advances in psychology, Vol 23. Neuropsychological studies of apraxia and related disorders. Roy EA(ed.), pp 111-161, North Holland, Amsterdam, 1985
3) 小早川睦貴：「失行」の新しい捉え方．Brain Nerve. 61(3)：293-300, 2009
4) Signoret JL, North P：Les apraxies gestuelles. 失行の分析．失行症．渡辺俊三，寺田光徳（訳），pp 121-127, 医学書院，1984
5) 山鳥　重：観念失行-使用失行-のメカニズム．神経進歩．38：540-545, 1994
6) Chainay H, Louarn C, Humphreys GW：Ideational action impairments in Alzheimer's disease. Brain Cog. 62(3)：198-205, 2006
7) 山鳥　重：運動の高次障害．神経心理学入門．p 136, 医学書院，1985
8) Raymer AM, Maher LM, Foundas A, et al：The significance of body part as tool errors in limb apraxia. Brain Cogn. 34(2)：287-292, 1997
9) 日本高次脳機能障害学会Brain Function Test委員会：標準高次動作性検査 改訂第2版．日本高次脳機能学会（編），pp 34-40, 新興医学出版社，2003
10) van Heugten CM, Dekker J, Deelman BG, et al：A diagnostic test for apraxia in stroke patients：internal consistency and diagnostic value. Clin Neuropsychol. 13(2)：182-192, 1999
11) Ambrosoni E, Della Sala S, Motto C, et al：Gesture imitation with lower limbs following left hemisphere stroke. Clin Neuropsychol. 21(4)：349-358, 2006
12) West C, Bowen A, Hesketh A, et al：Intervention for motor apraxia following stroke. Cochrane Database Syst Rev.（1）：CD004132, 2008
13) Rothi LJG, Ochipa C, Heilman KM：A cognitive neuropsychological model of limb praxis and apraxia. Apraxia. Rothi LJG, Heilman KM(eds.), pp 29-49, Psychology Press, Hove, 1997
14) 毛利史子，能登真一，二木淑子，他：非日常物品の使用が可能となった観念失行の一例．作業療法．20(2)：154-162, 2001
15) 林　克樹，渕　雅子：観念失行の評価と治療．OTジャーナル．28(8)：594-602, 1994
16) 種村留美：失行症のリハビリテーション―エラー特性に応じた介入―．神経心理学．28(3)：182-188, 2012
17) Smania N, Girardi F, Domenicali C, et al：The rehabilitation of limb apraxia：a study in left-brain-damaged patients. Arch Phys Med Rehabil. 81(4)：379-388, 2000
18) 田辺敬貴：失行における自動性意図性の解離．臨床神経．37(12)：1120-1121, 1997
19) 河村　満：古典的失行（Liepmann）の新しい捉え方．神経進歩．48(4)：637-647, 2004

（能登　真一）

6 失認症

学習目標
- **A** 失認の分類とそれらのメカニズムを理解できる
- **B** 個々の失認を評価できる
- **C** 失認を呈した患者に対する治療方法のいくつかを説明できる

▶ 図のような患者を担当したら，セラピストとして何ができるのか？ ◀

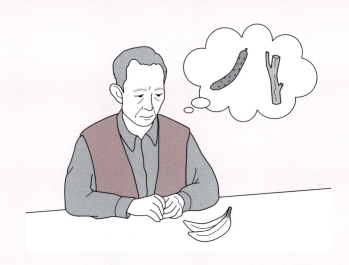

図1 視覚性失認の様子（バナナを見てもキュウリ，もしくは木の枝だと認識してしまう様子）

　　図1は視覚性失認を呈した患者の例であるが，よく知っている物体の名前がわからない．しかし，他の感覚様式（モダリティという）では即座に命名が可能となる．つまり，バナナを手で持ったり（触覚），匂いを嗅いだりする（嗅覚）と認識ができるということである．このような物体の名前が言えない患者やその模写すらできない患者を担当した場合，まずは視覚以外の感覚入力を使って認知できないかという評価を行うべきである．また失認という病態は視覚性失認以外にさまざまな症状が報告されているため，それらを混同せずに，まずはその体系，すなわち全体の分類とそれぞれのメカニズムなどを理解するように努めてほしい．

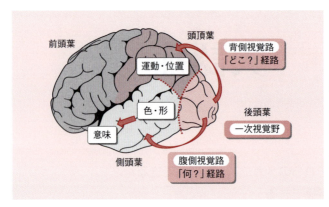

図2 視覚情報の処理経路
(Bear MF, Connors BW, Paradiso MA：Neuroscience：Exploring the Brain 3rd Ed. Lippincott Williams & Wilkins, Philadelphia 2006, 中枢視覚系, カラー版 神経科学—脳の探求—. 加藤弘司, 後藤 薫, 藤井 聡, 他（監訳）, p259, 西村書店, 2007 より改変して引用)

MEMO ▶ モダリティ
モダリティとは，感覚様式のことである．感覚には視覚，聴覚以外に，触覚，圧覚，痛覚，温度覚，振動覚，さらに味覚，嗅覚があるのは周知のとおりである．また運動覚や平衡感覚などもこれに含まれる．

1 失認とは？

　感覚障害や意識障害，他の認知障害がないのにもかかわらず，ある感覚を介して提示された対象の認識ができなくなる症状のことである．ある感覚とは視覚や聴覚，触覚などを指し，1つの感覚から入力された情報だけでは対象のものを認識できない症状である[1]．

　この失認には種々のものがあり，程度によって症状名が異なったりするなど体系的には複雑な概念となっている．またこのような先に示したモダリティを介した失認の他に，自己の身体に関連した認知障害にも失認という用語が用いられており，失認という用語の使われる範疇は広い．

　よって，失認を理解するためには，まず典型的な失認（本稿では視覚性の物体失認を例にあげる）を理解し，それを基に他の失認の違いを比較して学習していくことをお勧めする．

2 なぜ失認が出現するのか？

　視覚性の失認の場合を例にあげて，対象の物を見てからどのような脳内処理によって，それを過去に見たことのある「○○○」だ，と認識できるかについて説明していこう．図1に示した例に沿って説明すると，まず眼（網膜）から入力されたバナナの画像が視神経，視交叉，視床の外側膝状体を通って，後頭葉の一次視覚野に投射される．その後，この視覚情報は2つの経路に分かれて処理をされていく．まず1つは頭頂葉に向かう経路で，対象の位置や運動について処理する背側経路で別名「どこ？」経路と呼ばれている．もう1つは側頭葉に向かう経路で，対象の色や形を処理する腹側経路，別名「何？」経路である[2]．つまり，バナナが机の上のかごの中にあるという情報は背側経路で処理され，黄色い細長く曲がった物体という情報は腹側経路で処理されることになる．

　それらの経路を簡単に図2[3]に示すが，腹側経路の側頭葉の前部ではさらに，対象物

表1 失認の分類

感覚に関連した失認	身体に関連した失認
視覚性（物体）失認	（両側性のもの）
（知覚型，統合型，連合型，視覚失語）	ゲルストマン症候群
相貌失認	（手指失認，左右識別障害）
街並失認	自己身体部位失認
失読	（片側性のもの）
聴覚性失認	半側身体失認
触覚性失認	病態失認

の意味や名前についての処理がされている．このように，画像として入力された感覚情報が後頭葉で知覚され，2つの経路を通って，「かごに入ったバナナ」として認識されることとなる．

視覚性の失認は上記の視覚処理過程のうちのどこか，あるいはその複数の過程が障害される結果として出現する．視覚性の失認の場合に重要なのは側頭葉に至る腹側経路の方で，ここには後頭葉内側面の一次視覚野をはじめ舌状回，紡錘状回などが含まれるが，一次視覚野を除いた高次視覚野およびその皮質下の病巣で視覚性の失認が生じる[4]．

MEMO ▶ 背側経路
最近になって，背側経路はさらに背背側経路と腹背側経路に分けて考えられるようになってきている．ともに運動や位置などの情報を処理することに変わりはないが，背背側経路では意識に上らない形で情報を処理し，腹背側経路では意識に上る形で情報を処理するというものである[5]．

3 失認にはどのような種類があるのか？

前述のとおり，失認は大きく分けて，「感覚に関連した失認」と「身体に関連した失認」がある．**表1**に失認の分類を示すが，あくまで狭義の失認は前者の「感覚に関連した失認」を指すことに注意されたい．ただし，本稿においては，失認を体系的に理解していただくために後者も含めて詳述する．

まず「感覚に関連した失認」について説明する．これは先の定義のとおり，ある感覚を介して入力された情報だけでは対象の物を認識できない症状である．よく知られているものに視覚性失認があるが，視覚以外にも聴覚性失認[6]，触覚性失認[7]が報告されている．

聴覚性失認では聴覚そのものに問題がないにもかかわらず，日常生活でよく聞く音，例えば救急車のサイレンや楽器の音，動物の鳴き声，風雨の音などを聞いてもそれが何の音であるかが認識できない．しかしそれらを目で確認すると即座に認識できる．触覚性失認も体性感覚に問題がないにもかかわらず，物品を触ってもそれが何であるか認知できないが，見たり聞いたりするとたちまち認識できるというものである．

視覚性失認は「感覚に関連した失認」の中で最も頻度の高い病態であり，程度の差によって症状の名称が異なっている．それは対象である物体をどの程度までを形態的に認識できている（模写できる）かどうか，という機能の程度によって分類されている[8]．つまり，対象の物は見えているのに，その輪郭を模写できないという知覚型視覚性失認と

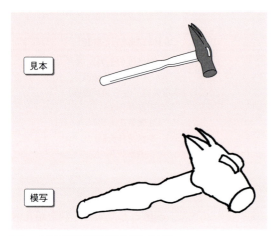

図3 連合型視覚失認の模写の例

表2 視覚性失認の分類

	知覚型	統合型	連合型	視覚失語
物品の呼称	×	×	×	×
カテゴリー分類	×	×	×	○
形態の模写	×	△	○	○
色覚	×	△	△	○
相貌認知	×	△	△	○
街並認知	×	△	△	○
読字	×	△	△	×

　模写はできるが全体の形態把握が不十分な統合型，さらに対象の形態を十分に把握したうえで模写が可能である(図3)がその物を認識できない連合型視覚性失認の3種類である．さらに模写ができるうえに物品のカテゴリー分類ができる視覚失語[9]がある．表2にこれらの関係を示す．統合型視覚性失認では視覚の要素である色彩や明るさ，輪郭がそれぞれ知覚できないこともあり，発症当初は皮質盲を呈する場合がある．また知覚型視覚性失認の改善過程で統合型，連合型視覚性失認に移行する場合もある．

　視覚に関する失認は物体に対してだけ起きるのではなく，視覚の対象となるもの，例えば，人の顔(相貌)や街並，文字においても生じることがある．これらは単独で起きる場合もあれば，多くの場合，視覚性失認に伴って出現する．相貌失認の場合，よく知った親族や友人の顔を見てもそれが誰であるか判断できないが，その声を聞くと途端にわかるという症状を呈する[10]．街並失認はよく知った風景や建物についてそれらを認知できない[11]．もちろん，見えているものが交差点であったり，建物であったりすることは理解できるが，それがどこの何という建物かがわからない．また文字については，書かれた文字を読めずにその意味もわからない[12]．しかし，指でなぞって読むことでその文字の意味が理解されるというものである．

MEMO ▶相貌の記憶
人の顔の記憶に関しては，既知相貌と未知相貌とに大別される．前者はよく知っている人の顔のことで意味記憶に分類される．一方，後者はエピソード記憶に分類される．相貌失認では既知相貌だけではなく，老若や男女の区別ができなくなることがある．

　一方，「身体に関連した失認」はさらに身体の両側性のものと片側性のものとに分けられる．両側性のものには手指失認や左右識別障害(左右失認)があり，失算，失書と併せてゲルストマン症候群[13]という名前で知られている．手指失認は自分の手指の名称を呼称できなかったり，ポインティング(指さし)ができなかったりする．左右識別障害は右と左がわからなくなる症状のことである．さらに身体の両側性の失認に自己身体部位失認があり，自分の体の部位，例えば目や鼻，耳，肩，膝などを呼称したり，ポインティングできなかったりする症状を呈する．

身体の片側性に出現する失認は半側身体失認と病態失認が知られている．いずれも右半球損傷によって生じる劣位半球症候群の一つであり，半側空間無視と合併して症状を呈することが多い．よって「7 半側空間無視」の章と併せて学習してほしい．

まず半側身体失認は自己の半身に対する気づきが低下した状態のことを指し，上肢（多くが左側）を自分の物とは認めない（「非所属感」）[14]．時にはそれが他人の上肢になったり（「他人帰属化」），上肢そのものが「○○ちゃん」という呼び名で人格化されたりする（「擬人化」）ことがある．さらには人格化された上肢に対して敵意を抱くこと（「片麻痺増悪」）があり，これら妄想様の言動を総称して身体パラフレニア somatoparaphrenia と呼んでいる[15]．

また病態失認とは片麻痺（多くが左片麻痺）を否認する症状のことである．明らかな麻痺を呈しているにもかかわらず，平気な顔をして「左手はちゃんと動きますよ」と言ったりする．病態失認と半側身体失認あるいは身体パラフレニアが合併することは多くの患者で確認されている．

脳のどこが損傷されると出現するのか？

先の説明のとおり，失認にはさまざまな種類があるので，それらの責任病巣も関連づけて把握するとよい．「感覚に関連した失認」はそれぞれの感覚連合野と呼ばれる部位が責任病巣となる．視覚性失認では視覚野である後頭葉を中心とした部位がその責任病巣となるが，重要なことは片側の後頭葉の損傷では出現せず，あくまで両側の後頭葉の損傷によって症状が出現するということである．視覚性失認では両側の後頭葉に加えて，海馬傍回後部，紡錘状回，下側頭回後部がその責任病巣として知られている[4]．一方，相貌失認や街並失認は右半球の紡錘状回や海馬傍回という側頭葉の一部の損傷で出現し，失読は左半球の後頭葉内側面の損傷で出現する（図4，5）．相貌や街並は記憶と関連し，失読は言語と関連している所以である．また聴覚性失認と触覚性失認の責任病巣はそれぞれ両側の側頭葉，両側の頭頂葉となる．

「身体に関連した失認」の責任病巣については，両側性の失認であるゲルストマン症候群が左半球頭頂葉角回であり，片側性の半側身体失認と病態失認は半側空間無視に関連して右半球損傷で出現する．とくに右半球の頭頂葉，側頭葉，島回を含むことが重要視されている[13]．

> **POINT** いろいろな高次脳機能障害の病巣を学ぶ際には，基本的な大脳の解剖の知識が必要とされるが，それは立体的に見ることができないと意味がない．その点では，大脳の内側面の解剖とMRIの断面を重ね合わせて見ることが有用である．

5 失認を評価する

視覚性失認の評価は要素的な視覚機能の評価をまず行う．その要素とは，視野，視力，色覚，明るさの見え方などのことである．視覚性失認の場合，その責任病巣は後頭葉であるため，視野の欠損（水平性上半盲）を伴っていることが多い[17]ので，とくに注意を

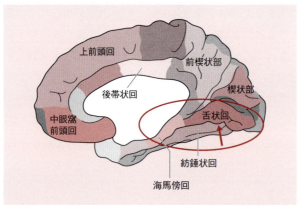

図4 視覚性失認の責任病巣の位置関係

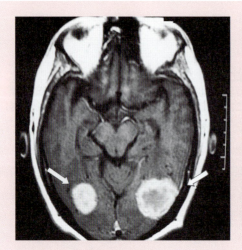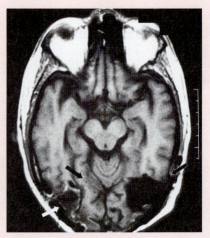

図5 視覚性失認の責任病巣（MRI）
右側が手術後のMRI．右側の後頭葉から白質，紡錘状回にかけて病巣が確認できる．
左側は後頭葉の下部から中部にかけてと紡錘状回に病巣が認められる．
（Frota NAF, Pinto LF, Porto CS, et al：Visual agnosia and prosopagnosia secondary to melanoma metastases：case report. Dement. Neuropsychol. 1（1）：106, 2007 より引用）
Creative Commons Attribution 4.0 International（CC BY 4.0）
http://creativecommons.org/licenses/by/4.0/

要する．もちろん，これら視覚機能の評価の前に失語症の有無や全般的な認知の程度を探っておく必要があることはいうまでもない．

　これら視覚機能の要素的な評価が済めば，失認の評価へと進む．定義にも示したとおり，失認とは感覚機能（今は視覚）に問題がないにもかかわらず，対象の物体を認知できない症状のことであるから，物体を用いた評価となる．これは大きく分けて3つある．最初は物体の呼称，つまりネーミングである．物体には鉛筆やハサミ，鍵や歯ブラシといった日常でよく使用する道具を用いる．これらを視覚的に提示して呼称できない場合で，触るとたちまち呼称できることがあれば，視覚性（物体）失認を疑う．評価に用いるものが匂いのするものであったり，音のするものであったりすれば，嗅覚や聴覚で代償

できるかどうかをそれぞれ調べる．他のモダリティでも呼称できない場合には，失語症を疑う．

次に物体の形態認知が保たれているかどうかを調べるために模写を行う．少なくとも模写が可能であれば，形態の認知，すなわち物体そのものは知覚できていることになる．ただし，ここで注意が必要なことは，形態の認識も統合型では部分の合成になるのに対して，連合型では全体の形態把握が可能な点である．模写ができない場合は先の分類の中の知覚型視覚性失認を疑う．

MEMO ▶模写に際して
失認の評価に限ったことではないが，模写の評価を行う場合には，書きやすいペンを使って，なおかつはっきりとした線画を得たい．よって，鉛筆やボールペンを使うことは避けるべきである．サインペンがよいが，中でも水性のサインペンをお薦めする．油性では滲んでしまうからである．

さらに必要な評価はカテゴリーの分類である．つまり，物体をそれらが属するカテゴリーに分類できるかどうかを確認する．例えば，鉛筆であれば文房具というカテゴリーに，櫛であれば日用品というカテゴリーに分類するという具合である．これは先の**表2**に示したとおり，知覚型・統合型・連合型の各視覚失認ではできないが，視覚失語の場合には可能な機能である．

総合的なテストバッテリーとしては，日本高次脳機能障害学会が開発した「標準高次視知覚検査（visual perception test for agnosia：VPTA）」[18]がある．これには視知覚の評価に加えて，半側空間無視の評価も含まれている．

また，リハビリテーションの観点からは日常生活活動（ADL）や手段的日常生活活動（IADL）上でどのような困難をきたすのかを知っておく必要がある．机上での評価も重要であるが，ADLやIADLへの影響を見極めることこそがセラピストの役割といってもよい．**表3**にADL・IADL上の問題点をまとめて示す．

また，「身体に関連した失認」の評価については，いずれも直接患者に尋ねる方法をとる．手指失認では，例えば，指を広げたうえで「人差し指はどれか？」と問い，あるいは任意の指を示し，「この指の名前は？」と問う．左右識別障害についても，「右手はどっちか？」，あるいは，「左手で右の耳を触ってください」と指示する．セラピストの両手を広げ，「私の右の薬指はどれか？」という問題もこれら2つの症状を確認する方法の1つである．

半側身体失認や病態失認も患者にそれらを直接に問う．半側身体失認であれば「この手（ほとんどが左手）は誰のものか？」と問い，病態失認であれば「この腕（ほとんどが左腕）は動きますか？」と問う．重要なことは，これら「身体に関連した失認」が言語的に評価される症状であるということであり，単なる観察ではその存在を確認できないことに注意してほしい．

6 失認に対するアプローチ

失認に対しては機能面へのアプローチと代償手段の獲得，環境調整という3本柱で実施することが求められる．視覚性の失認を例にあげると，先の説明のように視覚機能を含めて障害されている場合は，その要素的な機能回復にまず努める必要がある．急性期

表3　視覚性失認患者におけるADL・IADL上の問題点

動作の種類	問題点
食事	食べ物や料理の見極めがつかない メニューがわからない
整容	歯ブラシや櫛などの洗面用具がわからない 歯磨き粉や洗顔フォームなどの区別がつかない
更衣	衣服の表裏や前後の区別がつかない 衣服の色や形がわからずコーディネートができない
入浴	蛇口の操作の仕方がわからない シャンプーとリンスの区別がつかない
排泄	洗浄スイッチのボタンがわからず操作できない
対人関係	相手が誰かわからないため挨拶ができない 相手の表情が理解できない
買い物	生鮮食品の良し悪しがわからない 加工食品の区別がつかない
金銭管理	硬貨や紙幣の種類が区別できない おつりを計算できない
事務作業	文字が読めない 文房具がわからない
外出	道に迷う 地図や標識を読めない

であれば，そこからの機能の回復はゼロではないため，図−地の区別や形態知覚など視覚の再教育を行う．また視野欠損に対しては，気づきを与えたうえで，眼球の運動で欠損部位を補うようにするとよい．この機能面へのアプローチは聴覚性の失認や触覚性の失認においても同様に重要である．

　また失認の場合には，代償手段を身につけることはとても重要である．視覚性の失認は定義にあるとおり，視覚以外のモダリティを経由すれば対象のものが何であるか判別できるため，他のモダリティの活用はADLにおいても有効な手段となる．例えば，日常生活品などは触ってわかるようにしるしをつけたり，食べ物や石けん，シャンプーなどは匂いによって判別したりできるように練習をしておく．また他人の顔（相貌）がわからない場合には，声を聞いて判別できるように積極的に話しかけることを身につけるとよいし，文字を読む時には指でなぞる「なぞり読み」を練習すると効果的となる．

　さらに視覚性の失認に対しては，代償手段の獲得とともに環境調整が重要である．**表3**に示したように，視覚失認患者が日常生活上で困難となる状況はある程度予測可能なため，それを少しでも補う環境づくりを心がける．他の高次脳機能障害に対する環境調整と同様に，人的な環境調整と物的な環境調整に大別されるが，それらを組み合わせて提供する．例えば食事場面において，メニューがわからない場合には介助者がメニューを口頭で伝えたり，文字が読める場合には皿にメニューのラベルを貼ったりする．整容場面や入浴の際に使用する道具にも目印をつけたり，ラベルを貼ったりする．また段差

や階段に気づきにくいことがあるため，その手前で音が鳴るようにブザーを設置したり，声かけを頻繁に行ったりする．いずれにしても，介助者となる家族や施設の介護士には視覚性の失認の症状を的確に理解してもらい，患者本人のストレスを減らし，日常生活が豊かなものになるようなアプローチの方法を教示するように心がける．

一方，「身体に関連した失認」の場合にはそのアプローチの方法は2つに分けられる．まず身体両側性の失認である手指失認や左右識別障害では，その障害に気づきがあるため再学習が有効となる可能性がある．**誤りなし学習**を通して，指の名称や左右の区別を再学習する．逆に身体片側性の失認である半側身体失認や病態失認では，患者本人は症状に対する気づきがないために代償手段の獲得やアプローチそのものの必要性を感じてもらえない．気づきを与えることは重要ではあるが，最近になって自己の身体部位に対する所属感を司る部位が確認され[19]，その部位が損傷を受けた場合には機能の再獲得は難しい問題と捉えておく必要があるのかもしれない．

MEMO ▶ 鏡失認とミラーセラピー

鏡に対する言語的な知識が保たれているにもかかわらず，身体の矢状面に対して置かれた鏡に映る反対側空間の物体をリーチできなかったり，その物体が鏡の中や背面に存在すると認識したりする現象のことである[20]．とくに半側空間無視患者において確認されるとされているが，現象名に「失認」という用語が用いられているため，ここで紹介する．この現象を応用し，片麻痺患者に錯覚的な視覚フィードバックを与えることで麻痺肢の改善を促そうとするのがミラーセラピーである[21]．上肢だけではなく，下肢の機能改善も認められていて，その効果に期待が集まっている．

7 評価とアプローチの流れ

視覚性の失認患者は対象の物体の認知ができないばかりではなく，視力や視野など視機能そのものに問題がある場合が少なくない．よって，リハビリテーションでは，まず視機能の評価から入り，次に視覚情報の認知機能を調べるようにする（**図6**）．ここで注意すべきことは，視覚の対象が物体だけではなく，人の顔や文字をも対象となっている点である．失語や重度の認知症を伴わなければ，聴覚入力を利用した言語のコミュニケーションは良好なはずであるから，その獲得に努める．また，視覚性失認は自己の障害に対する気づきがあるため，日常生活上で直接，問題点を訴えることが多い．治療では，ADL上の問題点に対する代償手段の獲得と環境調整の働きかけを急ぐように心がける．

8 症例提示

● 基本情報

年齢：50代　**性別**：男性　**職業**：公務員

診断名：脳梗塞（両側後大脳動脈）

発症後経過：ある朝，朝食を食べている途中で目の見えにくさを訴えた．外来にて当院を受診し，上記と診断され入院となった．その後，目の見えにくさは徐々に悪化し，何も見えないと訴えるようになった．視覚を含めた認知機能の評価とその改善のためにリハビリテーションが開始された．

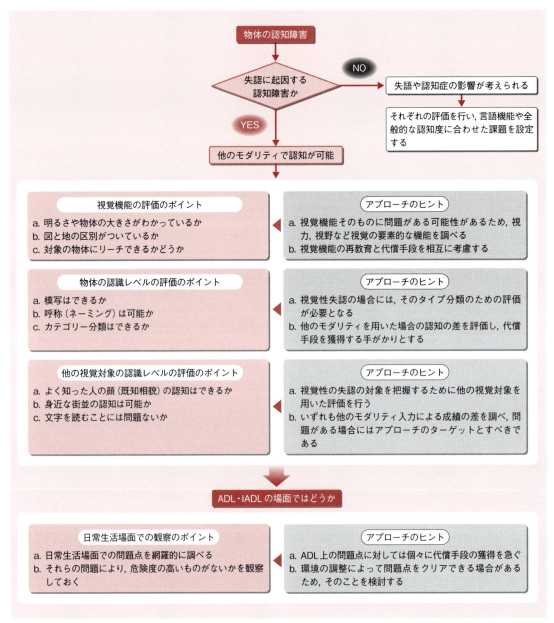

図6 視覚性失認の評価のポイントとアプローチのためのヒント

●リハビリテーション開始時の所見

意識レベル：清明

運動：問題なし

感覚：問題なし

視覚機能：

・視野：対座法で左同名性半盲が確認された

・明暗の認知：判別不可能

6 失認症

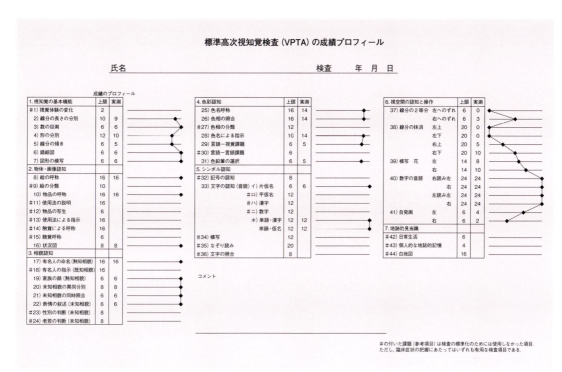

図7 症例のVPTAの成績

高次脳機能:
- 失語:なし
- 失行:なし
- 全般的認知機能(WAIS-Ⅲ):言語性IQ=108(正常範囲内)
- 同(MMSE):28点
- 視覚性認知(VPTA):図7

　視知覚の基本機能(正答率0〜10％)→線分の長さや錯綜図の理解が困難.
　相貌認知(同0％)→すべて人の顔と認識できない.
　色彩認知(同0〜20％)→当てずっぽうで答える様子が認められる.
　シンボル認知(同0〜50％)→簡単な平仮名の認知もできず,漢字の書字,読字も困難.
　視空間の認知と操作(同0％)→中等度の左半側空間無視を認める.

- 日常生活活動(ADL),手段的ADL(IADL):

　移動能力は院内独歩の監視レベルであった.物体に対する視覚認知に関しては,物の置き場所を決めてもそれを探すことができないが,明るさや大まかな形態,触覚を使っての質感で識別したりすることは可能であった.

　食事はメニューの判読やおかずの識別はできなかったが,右側の器に乗った食事はスプーンやフォークで半分程度の摂食は可能であった.トイレ動作はトイレの場所がわかれば行為そのものは可能であったが,水を流すボタンの操作はでき

なかった．服の選別はできなかったが，手渡せば着衣は可能であった．脱衣は問題なかったが，たたむことは困難であった．

院内での身の回りの手段的な動作，例えばお金の管理や携帯電話を操作することは不可能であった．テレビは音を聞くことで一定の理解はできていた．

●初期評価に対する考察と治療経過

本症例の視覚性の失認は簡単な図形の認知から障害されており，統合型に分類されると考えられた．具体的な失認の対象は物体，相貌，文字，街並と幅広く，ほぼ全般にわたって認知の障害が確認された．さらに，本症例には左半側空間無視が合併しており，この症状が症例の機能を一層押し下げていた．このため動作面では，食事動作や排泄動作といった基本的なADLから動作に困難をきたしており，物体を操作することはより困難となっていた．一方，記憶や注意などの全般的な認知機能は保たれており，触覚を利用するなど代償手段の獲得がなされているが，物体を操作するような整容動作，更衣動作，金銭管理などは困難を極めた状況であった．

治療はまず症状の軽減と院内での活動レベルの向上を目指すことが重要と考えた．具体的には，視覚認知機能を高めることと，半側空間無視を軽減することを第一に実施した．次にこれらの機能改善と並行して，生活場面（まずは院内）における生活活動の能力を高めるために代償手段の練習を取り入れることとした．さらに金銭管理や携帯電話の操作といったIADLの練習も併せて取り入れることとした．

治療をそのレベルごとに解説する．まず視覚認知機能を高めることについてである．本症例には左同名性半盲という視野の欠損があった．また左半側空間無視も認められた．よって，視覚機能レベルへのアプローチに先立ち，左視野欠損への気づきを促すことが重要と考えられたため，視覚走査法にて左側への注意を向上させた．そのうえで，視覚機能レベルへのアプローチとしては，VPTAの中にあるような簡単な図形の弁別をしたり，線分の長さや図形の大きさを弁別したりすることを行った（図8）．また図-地知覚の弁別課題や4～6ピース程度の簡単なパズル，さらには物品の探索課題を導入した．文字の再学習については，なぞり読みをすることと，セラピストが介助しながら書くことを行った．色彩については，物品を手渡し，それをイメージしながら見る（リンゴであれば赤色に見える）ことを繰り返した．これら視覚の基礎的な機能を高めるアプローチはとても根気のいる治療法であり，すぐに改善が認められるものではない[22]．

MEMO ▶ 図-地知覚
英語ではfigure and groundとなる．つまり，絵や情景には対象となる図figureとその背景groundがあり，課題はその区別ができるかどうかを判別するものである．

次に日常の活動面における代償手段の獲得については他のモダリティの活用を練習した．先の視覚機能レベルの練習と重なる部分でもあるが，物品を探す際に手に取り触覚でその形を認識するようにしたり，食事の際にメニューがわからない場合には，匂いでそれを判別したりするようにした．この方法を常に意識してもらい，視覚だけに頼らない感覚入力を身につけるように練習した．更衣動作自体は問題なかったが，衣服の生地を触り，袖や襟の位置を確かめながら着替えの練習を行うことで触覚からの促通を行っ

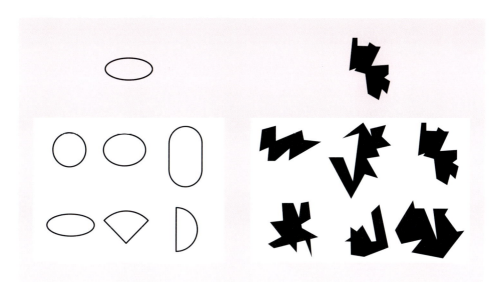

図8　VPTAの中の簡単な図形認識課題
ターゲットと同じ図形を下の6つの図形の中から選ぶ課題.

た．トイレ動作では水洗のボタンの位置を覚えて操作する練習を行った．

　金銭管理の面でも触覚を最大限に活用するように練習した．まず硬貨の大きさで判別し，さらに硬貨の表面にデザインされた数字をなぞることを行った．例えば，50円硬貨は穴が開いている小さな硬貨という具合に，である．携帯電話の操作はボタンの位置関係がなかなか覚えられず難渋した．

　最後に重要な治療レベルである環境調整を実施した．本症例の場合，活動範囲が院内に限られたため，人的な環境調整が主であった．例えば食事動作において，介助する看護師にその日のメニューを読み上げてもらったり，茶碗や皿を手渡してもらったりすることを教示した．また相手の顔が判別できないことに対しては，病棟のスタッフやセラピストにも積極的に声をかけてもらうことで顔の識別を補うような配慮を依頼した．周囲に味方をつくることは視覚性失認患者の場合，とても重要なこととされている[23]．

　以上のような急性期からのさまざまなアプローチを実施したことで，2ヵ月後には簡単な図形や物体の認知は可能になった．その一方，相貌や文字の認知はほとんど改善しなかった．動作面では食事動作がほぼ自力での摂食が可能になり，更衣動作も自立できるようになった．しかし，トイレでの水洗のスイッチ操作で間違えることがあった他，雑誌やテレビを見て楽しむことはできなかった．この後リハビリテーションを継続するために，転院となった．

MEMO ▶視覚走査法
ある動くターゲットを注視しながら，視野を広げたり，一定方向に対する空間的な注意力を向上させたりする方法である．左半側空間無視患者に対しては，右側から左側へターゲットを動かすことで，左側への気づきを生じさせることができる．

9 動く対象の認知

　視覚性の失認患者では既知の物体や相貌，街並，文字の認知が障害される．これらはいずれも静止したもので，視覚情報の処理経路では腹側経路，つまり「何？」経路が障害されて症状が発現されると考えられてきた．この一方，背側経路，つまり「どこ？」経路で処理される，対象物の動きの認知は障害されないと考えられてきた．

　ところが，最近になって，ヒトの手や足の動き(biological motion)の認知も障害されているという報告がなされた[24]．ディスプレイ上のドットの動きは認識できるにもかかわらず，ドットでつなげたヒトの走っている様子やジャンプ，あるいは側転している様子の認識はできなかったという．

　このように，動く対象の認知について，それがヒトであるかヒトでないかで差が認められることはヒトの動きを特別に認識するメカニズムがあるはず，と考えられるのである．

10 まとめ

　視覚性の失認は視覚のみを介した認知の障害であり，他のモダリティを介せば認知が可能になるということをあらためて理解してほしい．病巣が後頭葉に限られる事例も多いため運動麻痺がなく，一見，どこに問題を抱えているのかを発見しにくいところがある．また，周囲からは認知症と間違われることがあったり，症状の理解が得られにくかったりする場合がある．よって，セラピストの役割は的確な評価を実施することはもちろんであるが，周囲の人々に視覚性失認の病態と困難になっている活動を知らせることが重要である．アプローチについては，病巣が大きい場合や皮質の損傷がある場合には視覚機能そのものの回復が限定的となるため，他のモダリティを活用した代償手段の獲得と環境調整がその主な役割となる．

●文献

1) Farah MJ：第1章 序論．視覚性失認—認知の障害から健常な視覚を考える—．河内十郎，福沢一吉（訳），pp 9-16，新興医学出版社，1996
2) Ungerleider LG, Mishkin M：Two cortical visual system. Analysis of visual behaivior. Ingle DJ, Goodale MA, Mansfield RJW(eds.), pp 549-586, The MIT Press, Cambridge, 1982
3) Bear MF, Connors BW, Paradiso MA：Neuroscience：Exploring the Brain 3rd Ed. Lippincott Williams & Wilkins, Philadelphia 2006，中枢視覚系，カラー版 神経科学—脳の探求—．加藤弘司，後藤　薫，藤井　聡，他（監訳），p 259，西村書店，2007
4) Biren I, Coslett HB：Visual agnosia. Current Neurol Neurosci Rep. 3(6)：508-512, 2003
5) 平山和美：視覚認知と脳の左右．Brain Medical. 23(2)：139-146, 2011
6) Spreen O, Benton AL, Fincham Rw：Auditory agnosia without aphasia. Arch Neurol. 13(1)：84-92, 1965
7) Caselli RJ：Rediscovering tactile agnosia. Mayo Clin Proc. 66(2)：129-142, 1991
8) Riddoch MJ, Humphreys GW：Visual agnosia. Neurol Clin N Am. 21(2)：501-520, 2003
9) Beauvois MF：Optic aphasia：a process of interaction between vision and language. Phil Trans R Soc Lond B. 298 (1089)：35-47, 1982
10) Hecaen H, Angelergues R：Agnosia for face(Prosopagnosia). Arch Neurol. 7(2)：92-100, 1962
11) Pallis CA：Impaird identification of faces and places with agnosia for colours ; report of a case due to carebral embolism. J Neurol Neurosurg Psychiatry. 18(3)：218-224, 1955

12) Damasio AR, Damasio H：The anatomic basis of pure alexia. Neurology. 33(12)：1573-1583, 1983
13) Gerstmann J：Syndrome of finger agnosia, disorientation for right and left, agraphia and acalculia. Arch Neurol Psychiatry. 44(2)：398-407, 1940
14) 能登真一：半側身体失認と関連症状．神経心理学．27(4)：297-303, 2011
15) 能登真一，杉原　浩，網本　和，他：長期に持続した身体パラフレニア(somatoparaphrenia)の2症例．神経心理学．14(3)：188-196，1998
16) Frota NAF, Pinto LF, Porto CS, et al：Visual agnosia and prosopagnosia secondary to melanoma metastases：case report. Dement. Neuropsychol. 1(1)：104-107, 2007
17) 鈴木匡子：視覚認知と意識．視覚性認知の神経心理学．山鳥　重，彦坂興秀，河村　満，他(編)，pp 87-101，医学書院，2010
18) 日本高次脳機能障害学会Brain Function Test委員会：標準高次視知覚検査．日本高次脳機能学会(編)，新興医学出版社，1997
19) Tsakiris M, Hesse MD, Boy C, et al：Neural signatures of body ownership：a sensory network for bodily self-consciousness. Cereb Cortex. 17(10)：2235-2244, 2007
20) Ramachandran VS, Aitschuler EL, Hillyer S：Mirror agnosia. Pros Biol Sci. 264(1382)：645-647, 1997
21) 網本　和：脳卒中例に対するミラーセラピーの臨床応用とその効果の可能性．理学療法の医学的基礎．12(2)：5-8，2009
22) Zihl J：第6章 視覚性失認．脳損傷による視覚障害のリハビリテーション．平山和美(監訳)，pp 157-177，医学書院，2004
23) 早川裕子，鈴木匡子：失認のアセスメント，リハビリテーション．高次脳機能障害．竹田克彦，長岡正範(編)，pp 84-92，中外医学社，2012
24) Huberle E, Rupek, P, Lappe M, et al：Perception of biological motion in visual agnosia. Front Behav Neurosci. 6：56, 2012

（能登　真一）

第2章 高次脳機能障害の実際

7

半側空間無視

- A 半側空間無視はなぜ一側の空間を無視するのかを理解する
- B 半側空間無視の評価では複数の検査が必要なことを理解する
- C 半側空間無視の治療はトライアルで行う必要もあることを理解する

▶ 図のような患者を担当したら，セラピストとして何ができるのか？ ◀

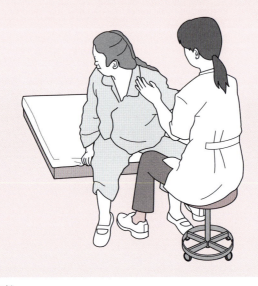

図1　左半側空間無視患者

　セラピストが初めて患者を目にしたとき，顔を麻痺側とは反対に向けていたとする．麻痺側から患者に話しかけると，返答はするものの顔は反対側を向いたままである．セラピストのいる方へ顔を向けられるかと問いかけてもこちらを向こうとはしない．麻痺側半身を検査しても他人事のように関心を示さない．
　このように一側の空間に反応を示さない様子をみたときは，第一に半側空間無視の症状ではないかと疑う．では，その症状は本当に半側空間無視によるものであろうか？ もしそうだとしたらどのように治療すればよいのだろうか？ そして症状はいつ，どの程度改善するのであろうか？
　図1のように声をかけて肩を叩いても振り向かないように，はっきりとした行動を示

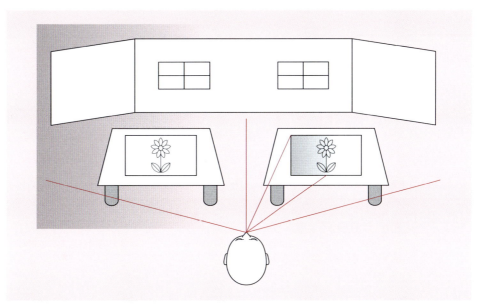

図2 空間の左右
左半側空間無視の場合，部屋全体を眺めると右側の机には気づくが，右側の机の上にある花の絵だけを見ると，絵の左半分には気づかない．すなわちどの対象に注意を向けるかにより左右の枠組みが変化する．部屋のように遠くを見ると無視が起きないが，手の届く範囲では無視が生じたケースも報告されている．

す患者もいる．しかし症状が軽い場合には，セラピストが半側空間無視に気づかずに治療を進めてしまうこともある．半側空間無視が軽度であれば，セラピストはとくに気にせず無視すればよいだろうか？ あるいは気づくことが必要であろうか？

本章では，脳卒中に合併する高次脳機能障害のなかでも発生頻度が高い半側空間無視について，セラピストの立場から解説を行う．なお，半側空間無視は右大脳半球損傷による左無視が大半である．よって，本章では左半側空間無視を前提として話を進める．

1 半側空間無視とは？

半側空間無視（unilateral spatial neglect：USN）とは，大脳半球病巣と反対側の刺激に対して，発見して報告したり，反応したり，その方向を向いたりすることが障害される病態と定義される[1]．半側といっても空間の真ん中で正確に区切られているわけではなく，無視する範囲は常に変化する．空間の左右は注意を向けた対象によって決まり，部屋を眺めたときは自己の身体を中心に，机上の紙を見れば紙の左右で枠が決まる（図2）．空間とは眼に映る外部空間だけでなく，頭の中の空間イメージや身体像も含む．無視とは，「誤って認知する」のではなく「注意が向かない」ということであり，患者は自分が左側を無視していることに気づいてはいない．

大脳半球病巣と反対側の刺激に注意が向かないだけでなく，注意が向く側の刺激には敏感に反応し，注意をそらすことがなかなかできない．すなわち，半側空間無視とは「病巣と同側空間に注意のベクトルが病的に偏って向いている」病態といえる．また，注意

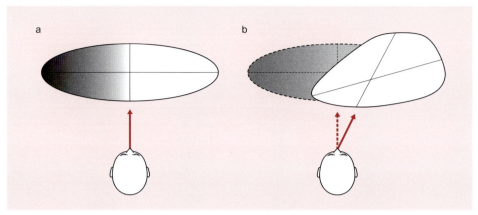

図3　注意が向く空間
左右均等に広がる空間の左側を無視する(a)というより，注意の方向が右向きに偏り，そこで広がる空間も歪んでいると思われる(b)．

が向く空間の刺激に対しても認知が正常に行われていない可能性があることに留意しなくてはならない（**図3**）．

MEMO ▶参照枠(reference frame)
空間上の位置関係を決めるために座標を用いて認知する枠組みのこと．左右を決めるにはその水平方向の中心となる座標軸が必要だが，それには網膜，物体，身体を中心とした座標系が考えられる．複数の座標系を共通した基準で捉えるのが参照枠である．例えば，道順を言葉で説明するときなど，話し手と聞き手でどの方向を「左」とするかを一致させることは必要不可欠である．

MEMO ▶表象(representation)
知覚された対象を心に再現すること．空間を視覚的にイメージするのが空間表象である．観念や概念などのシンボルも表象ということがあるが，それと区別するため心的表象とも表現される．自分がどのようにイメージしているかを意識化することを「内観」あるいは「内省」というが，表象は記号（符号）化であり，必ずしも意識にのぼり言語的に表現する必要はない．

❷ 半側空間無視の一般的症状

　左側に顔を向けようとしないことで発見されることが多い．治療では麻痺の重症度にかかわらず左手を使う頻度が少なく，課題を行う場合左側の作業を実施しようとしない．運動の比重が右に偏る．麻痺が重度の場合には転倒を防ぐためセラピストは患者の左側に構えるが，危険を知らせるために声をかけても左側に注意を向けようとしない．日常生活では食事の際に左側のものに手をつけず，衣服は左側を整えられない．トイレでは左側のペーパーホルダーに気づかず探し回る．車椅子に乗ると左側のブレーキやフットプレートを操作し忘れ，左側の障害物にぶつかっても平然としている（**図4**）．左側にある部屋がわからず，廊下では左に曲がれない．こうしたことから身体機能が良好に回復したとしても，病棟や自宅での生活が自立して行うことができず，監視が外せなくなる．

　こうした症状がすべての半側空間無視患者に当てはまるとは限らない．むしろ患者により症状や程度はさまざまである．また同じ患者でも環境条件により症状が変動する．

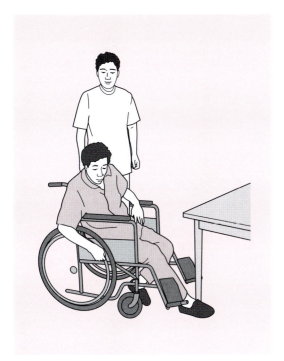

図4 車椅子移動場面
左上下肢は動くにもかかわらず使おうとしない．顔は右を向いたまま車椅子を動かす．左側の障害物にぶつかっても気にせずに進もうとする．

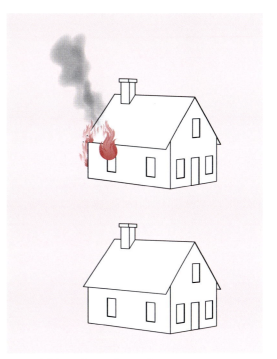

図5 左側は見えていないのか
左半側空間無視患者に家の左側が燃えている絵と燃えていない家の絵を見せると，どちらも違いはないと答えるが，どちらかに住みたいかを尋ねると，大半が燃えていない家の絵を選んだ．このことから意識にのぼらないレベルでは左側の空間刺激も処理されていることが報告されている[2]．

紙を用いた机上検査では異常がとくにみられないため，半側空間無視はないだろうと見込んでいても，日常生活では無視症状が現れるということもある．

3 左側が見えないのか？

　　上述のような症状を観察すると，「左側が見えていないからではないか」と考えることもできる．実際，半側空間無視患者では左側にものを提示すると，見えていないかのように反応を全く示さないことも多い．
　視野の半分が見えない（欠損）ことを同名(性)半盲という．同名性とは左右の眼で視野欠損の左右が一致していることを指す．視神経が一部で損傷することにより網膜上の視野が半分（または1/4）欠損する．半側空間無視は視野の欠損とは関係なく起こる．注意に関する障害であり，左側が見えていないわけではない（図5）．半側空間無視の場合は，眼や頭部を自由に動かして全体を見渡すように指示しても左側空間を探索しようとしない．一方で周囲の刺激を排除した静かな環境で視野の左側で指を動かすなどの動的刺激を行うと気づくこともある．視野の左側で単独に刺激を提示すれば容易に気づくが，左右で同時に刺激を提示すると右側のものしか認識できなくなることもある（視覚消去現象）．

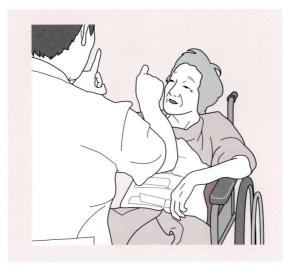

図6 対座法による視覚消去試験
患者とセラピストの顔の距離が80 cmになるように向き合う．患者に顔をまっすぐ前に向けたまま，セラピストは両手の示指を鼻の前40 cmの所で立て，自分の視野の両端にくるように左右に指を広げる．左右いずれかあるいは両方の指を動かし，患者にはどちらが動いたかを指で指してもらう．一方を動かした時は正確に答えられても，同時に動かすと片方しか答えないのを消去現象という．
両端に指を広げる時点で半盲でも無視でも患者の左側の指はすぐにわからなくなってしまうが，左無視では右側を追視してしまうことが多く，半盲のみの場合は眼を動かしてもいいというと，左に大きく眼球を動かして探そうとする．

半側空間無視がなく半盲のみの場合は，左が見えないことに患者が気づいており，左側に眼や頭部を大きく動かして対象を視野に入れようとする代償行為が観察される（図6）．

患者によっては半側空間無視と半盲を合併していることがある．その場合，半側空間無視の症状が重症になる可能性がある．半盲を合併しているかどうかの判断は臨床検査では難しい．そのため，MRIなどの画像で視神経路（視放線）が損傷されているかを確認したほうがよい（8 評価の項を参照）．

4 なぜ無視が生じるのか？（症候学的仮説）

半側空間無視の発現メカニズムについては，一側視野が見えないためとする視野障害説，眼球が左に動かないためとする眼球運動障害説，表象地図の左側が破壊されているためとする表象障害説など，これまでさまざまな説が提唱されてきた．しかし，いずれの説もそうした障害がない半側空間無視例が報告されたために否定され，現在のところなぜ半側空間無視が生じるかの発現メカニズムについては十分に解明されていない．

解明の難しさの背景には，症状の多様性からうかがわれる半側空間無視の複雑さがある．すなわち，何を知覚するかによって無視の症状が変化し，さらに知覚と行為との間での乖離もみられる．空間の左右に関する認知過程は，まず空間の左右分割が行われそこから別々に処理が進むというより，感覚処理や運動計画でのさまざまなレベルにおいて左と右が相互に連絡し合い協調性を保ちながら統合される，複合システムより処理されていると考えられる（図7）．このため，左右を決める単一のシステムが脳内に存在し，それが損傷することで半側空間無視が起こるわけではなく，さまざまな認知レベルにおいて単独にあるいは複合して障害されると考えられる．

半側空間無視の症状として一般的にいえるのは，注意の障害である．左右の方向性をもつ，右半球損傷後に起こる左半側空間無視がほとんどである，ことである．これらのことから現在，以下の3つの仮説が有力となっている．

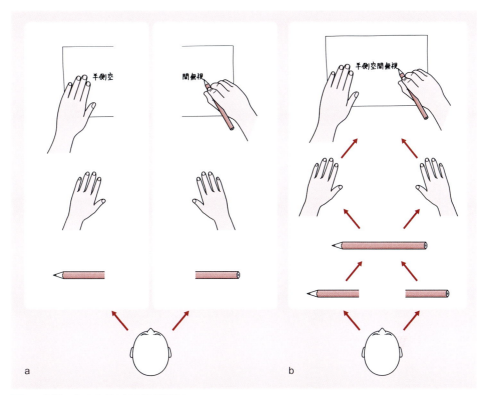

図7 空間の左右に関する処理過程
(a)はじめに空間の左右分割が行われ，そこから別々に処理が行われているというより，(b)おのおのの認知処理において左と右が相互に連絡し合い協調性を保ちながら統合する複合システムによる処理が行われていると考えられる．

●空間性注意の神経ネットワーク説[3]

反対側空間の知覚入力統合を行う頭頂葉後部，動機づけを行う帯状回，運動出力統合を行う前頭葉，これら3つの領域を賦活する網様体賦活系が全体で脳内ネットワークを構成し，いずれか1つでも損傷すると空間性注意機能全体が障害されるという説である（図8）．

●方向性注意障害説[4]

神経ネットワークが左右半球で機能差があり，右半球では左右どちらの空間にも注意が向けられるが，左半球では右空間にしか注意が向けられないため，右半球が損傷されると残存した左半球が右空間しか注意を向けられず半側空間無視は左で起こりやすくなる，という説である（図9）．

●半球間抑制説[5]

正常な脳では左右の半球が脳梁を介して連絡を取り合い，相互に抑制し合っているが，空間認知に関しては，右半球が統合処理をするため左半球の活動を制御している．そこで右半球が損傷すると左半球の活動が暴走し，右側空間の処理が過剰に行われるようになる，という説である（図10）．

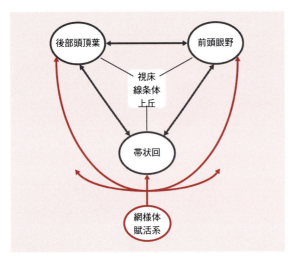

図8 空間性注意の神経ネットワーク説
いずれの部位が損傷しても空間性注意が障害される.
(Mesulam MM：Spatial attention and neglect：parietal, frontal and cingulated contributions to the mental representation and attentional targeting of salient extrapersonal events. Philosrans R Soc Lond B Biol Sci. 354(1387)：1333, 1999 より引用, 著者訳)

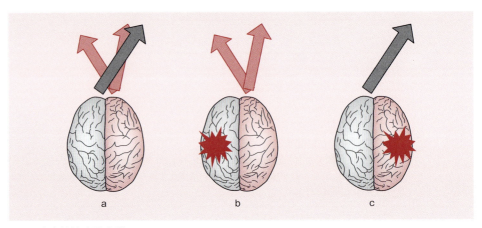

図9 方向性注意障害説
(a)右半球(図の右側)は左右両側の空間に注意のベクトルをもっているが, 左半球(図の左側)は右側空間にしか注意のベクトルをもっていない.
このため, (b)左半球が損傷しても左右に注意が向けられるが, (c)右半球が損傷すると右にしか注意が向けられなくなる.

5 脳のどこが損傷すると半側空間無視が生じるのか？

　半側空間無視を引き起こす責任病巣としては, これまで右下頭頂小葉[6], 右上側頭回[7]の関与が指摘されてきた(図11). これらの知見は, 半側空間無視を認めた脳卒中患者のCTやMRI上での病巣を多数重ね合わせて共通となる部位を分析して得られたものである. しかし, これら以外の部位が損傷されても半側空間無視が生じることは知られており, また症例により無視の症状や重症度が異なることからも, 皮質の局在部位に半側空間無視発現の責任を求めるよりも, 上述のように神経ネットワークの障害が原因との見方が広まってきている. DoricchiとTomaiuolo[8]は慢性期半側空間無視例を対象とした研究から, 頭頂葉と前頭葉を連絡する線維(上縦束)と縁上回(下頭頂小葉の前方部)の重要

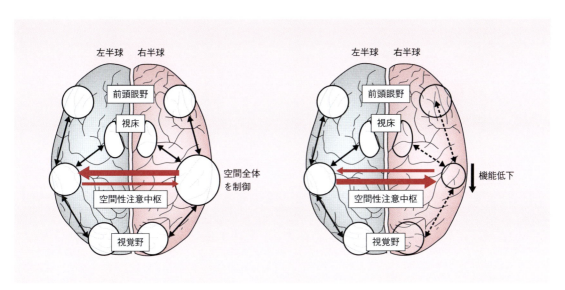

図10 半球間抑制説
健常では空間性注意中枢は右半球が優位となり左半球の空間性注意中枢を十分に抑制しながら空間全体の注意を平衡に保っている．右半球が損傷により空間性注意中枢の機能障害を起こすと，半球内での注意ネットワーク機能が低下するだけでなく半球間の空間性注意抑制が逆転することで左右の平衡が保てなくなり左側の無視が生じる．

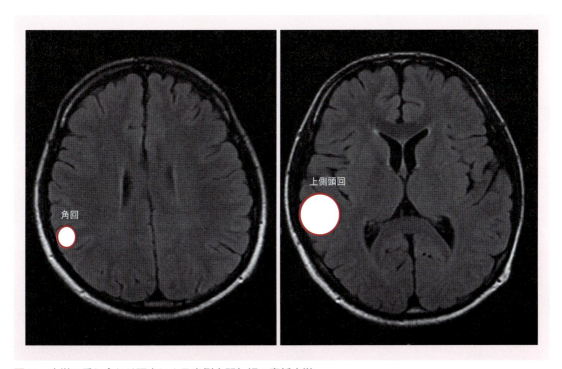

図11 病巣の重ね合わせ研究による半側空間無視の責任病巣
左：角回を中心とする報告（Mortら[6]）
右：上側頭葉皮質を中心とする報告（Karnathら[7]）

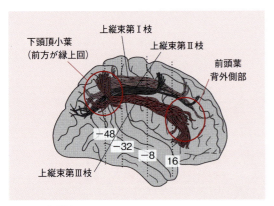

図12　上縦束
(Thiebaut de Schotten M, Tomaiuolo F, Aiello M, et al：Damage to white matter pathways in subacute and chonic spatial neglect：a group study and 2 single-case studies with complete virtual "in vivo" tractography dissection. Cereb Cortex. 24(3)：700, 2014 より引用，著者訳)

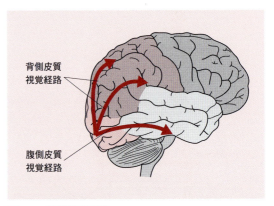

図13　皮質視覚経路
視覚路は後頭葉一次視覚野から頭頂葉へ向かい空間認知を行う背側経路と，側頭葉へ向かい物体認知を行う腹側経路がある．背側経路はさらに2つに分かれ，上頭頂小葉に向かい運動制御のための視覚情報処理を行う経路と，下頭頂小葉に向かい運動，知覚のための視覚情報処理を行う経路が考えられている．

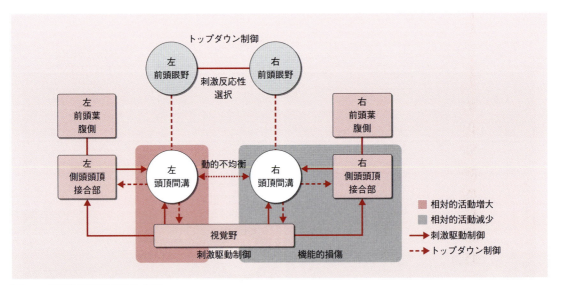

図14　機能解剖学的注意モデル
(Corbetta M, Kincade MJ, Lewis C, et al：Neural basis and recovery of spatial attention deficits in spatial neglect. Nat Neurosci. 8(11)：1604, 2005 より引用，著者訳)

性を指摘した．Bartolomeoら[9)]は，脳卒中患者の術中電気刺激による脳神経の不活性化および拡散テンソルMRIトラクトグラフィ(DT-MRI)のマッピングを用いた研究から，上縦束第Ⅱ枝に無視発現領域が一致したことを指摘した．またDT-MRIを用いた最近のメタアナリシスによると，半側空間無視患者の皮質下損傷部位は上縦束第Ⅱ・Ⅲ枝と重なることが報告されている(**図12**)[10)]．これらの研究から，前頭葉と頭頂葉を結ぶネットワークの機能的な離断が，半側空間無視を発現させる重要なメカニズムであると考えら

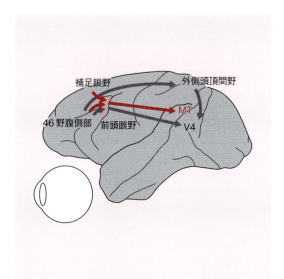

図15 前頭前野から高次視覚野への物体認知のためのトップダウン信号
サルの実験では視覚情報に基づく物体認知に前頭前野から発信されるトップダウン信号が重要な役割を果たしていることが発見されている．
(Ninomiya T, Sawamura H, Inoue K, et al：Segregated pathways carrying frontally derived top-down signals to visual areas MT and V4 in macaques. J Neurosci. 32(20)：6856, 2012 より引用，著者訳)

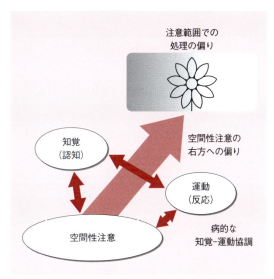

図16 空間性注意の右方偏倚
左右半球の空間性注意の神経ネットワークに機能差があり，左半球は右空間にしか注意が向けられない．固視した個々の視覚対象においても右側部分の情報に基づいて認知処理される．反応が必要であれば右側部分から開始され，反応の運動方向に注意がより強く向けられる．
(石合純夫：第4章「もの」が見つからない 6. 半側空間無視のメカニズム論—まとめ．失われた空間．山鳥 重，彦坂興秀，河村 満，他(編)，p173，医学書院，2009より許諾を得て改変し転載)

れてきている．さらに，Corbettaら[11]は，右半球腹側視覚経路が損傷されると右半球背側視覚経路への信号が遮断されることにより空間性注意活動を減弱させ，半球間の不均衡が生じる結果，視覚処理における右空間偏倚をもたらすとしている(図13, 14)．

6 なぜ無視が生じるのか？（神経科学的仮説）

脳内の認知処理過程は，複数の感覚入力情報を統合して運動の計画を導くボトムアップ的制御と，意図的行動から感覚入力を能動的に操作するトップダウン的制御があり(図15)[12]，互いに協調しながら行為を形成しているものと考えられている．半側空間無視においても，視覚を中心とした情報は右側空間が優先的に処理され，意図的行動は右側の情報を優先的に取り入れようと計画し，そのように認知された情報から次の行動を計画する段階でも右空間のものが優先的に操作され行為が実行されると考えられる．こうした右空間の優先性は，左半球での注意処理障害を基盤とした空間性注意の病的な右方偏倚が起因となっていると考えられる(図16)[13]．

MEMO ▶視空間ワーキングメモリー（visuospatial working memory）
情報を一時的に保ちながら操作するための構造や過程を指す構成概念をワーキングメモリーというが，その中で視覚的および空間的情報を格納し操作することを視空間ワーキングメモリーという．表象無視患者では視知覚と視空間ワーキングメモリーとで無視が異なることが報告されている．

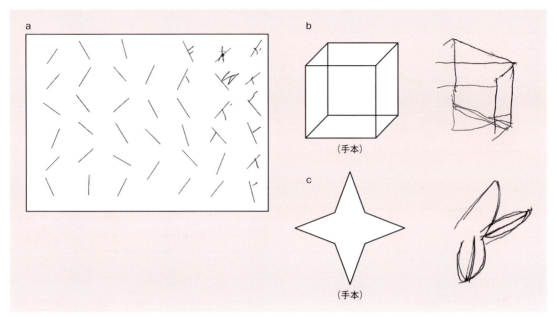

図17 空間処理障害
机上検査ではしばしばみられる．(a)線分上から外れて印をつける，(b)どこを描いていたかわからなくなる，(c)軸が歪む．

7 半側空間無視だけか？

　脳損傷は神経ネットワークを障害させるため，複数の高次脳機能障害を合併する可能性が高い．左半側空間無視では身体失認，病態失認，着衣失行など，右半側空間無視では失語症，失行症，左右失認など，Pusher症候群や構成障害はいずれの無視側でも合併しうる．ここでは左無視で合併しやすい，運動無視，空間処理障害，感情調整障害について述べる．

● **運動無視**

　麻痺がほとんどないにもかかわらず左上下肢を使おうとしない．半側空間無視が外部刺激への反応の障害であるのに対して，運動無視は自己半身の使用への無関心である．十分に促すと動かすことができる．両手動作での左手の不使用，歩行時の左下肢の引きずりがみられることが多い（運動消去現象）．右前頭葉損傷で多くみられる．

● **空間処理障害**

　右頭頂葉機能に由来する障害で，眼で捉えた目標へのリーチがずれる（感覚様式統合障害），突然現れる刺激や邪魔する刺激に注意がそれる（選択的視覚性注意障害），身体や物体の向きや配置がずれる（空間定位障害）などの症状がある．机上検査でしばしばみられる（図17）が，動作を注意深く観察すると麻痺や感覚障害では説明がつかない不自然さがみられる．

● **感情調整障害**

　右半球損傷に由来する，楽観的，性急的，粗雑，集中力欠如，などの感情調整障害が注意に干渉し，左半側空間無視をさらに悪化させる．

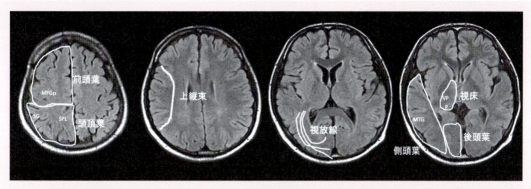

図18 半側空間無視に関連する脳の解剖学的構造
MFGp：中前頭回後部，MTG：中側頭回，P：視床枕，SG：縁上回，SPL：上頭頂小葉，VP：視床後外側部

病巣部位	無視の特徴
前頭葉	運動的探索の無視/抹消試験における無視
頭頂葉	感覚表象の無視/近い空間の半側無視
後頭葉	無視は軽度で一過性，同名半盲が主体
前頭側頭葉	全体は認知できるが局所に集中すると左無視
後頭側頭葉	局所は注意するが全体としてはわからない
側頭後頭葉	遠い空間の半側無視
上頭頂小葉	右方視？
縁上回	線分二等分試験における無視と文章・複合語に対する読み落とし
中側頭回	探索課題における標的の左側に対する無視
中前頭回後部	抹消試験における見落とし
視床後外側部	身体失認，Pusher症候群
視床枕	右空間の外乱刺激への易反応

8 半側空間無視の評価

　半側空間無視の存在は患者の異常行動により気づくことが多い．しかし中には気づきにくいケースもあり，それを発見するためには右半球が損傷されていれば無視があるものと予測して検査を進めるほうがよい．半側空間無視があることを確認したならば，検査結果を統合して発現メカニズムを仮説する．すなわち担当患者の脳内で空間注意システムのどの部分が障害されて左空間を無視してしまうのかを考える．

●画像を見る

　脳卒中の初期評価では患者に直接面会する前に事前情報として脳画像を調べておくのが一般的だが，病巣の解剖学的位置から半側空間無視に関する情報も確認しておく．右半球の損傷ではいずれの病巣でも無視を生じる可能性がある．しかし，半側空間無視が神経システムの障害により発現するとすれば，どのネットワークが破壊されたかにより出現する無視症状が異なるはずである．よって，右半球（頭頂葉）の損傷だけを確認するのではなく，病巣と連絡している大脳皮質領域，皮質下連合線維（とくに上縦束）や基底

表1　エジンバラ式利き手調査表

	動作	使用手
①	文字を書く	
②	図形や絵を描く	
③	ボールを投げる	
④	ハサミを使う	
⑤	歯ブラシを使う	
⑥	ナイフや包丁を使う	
⑦	スプーンを使う	
⑧	マッチを使うとき，マッチ棒を持つ	
⑨	両手でほうきを持つとき，上になる	
⑩	箱のふたを開けるとき，ふたを持つ	

利き手率＝(右でする)－(左でする)／10×100

　　　　＝　　　　　　　　　　　　　％

家族歴　　父親：　　　　　　　利き
　　　　　母親：　　　　　　　利き

核(とくに視床)などで半側空間無視の発現に関わると思われる構造も頭に入れて読み取る必要がある(図18).

●利き手を調査する

　利き手は半球優位性の重要な指標である．優位半球が左側でなく右側であれば右半側空間無視でも重症になる可能性がある．利き手の判断は患者や家族からの聴取やADL観察により行われるが，過去に利き手を矯正している可能性もあるので注意を要する．エジンバラ式[14]などの利き手調査表(表1)が臨床的に用いられている．

●スクリーニング検査を行う

　発症急性期や治療開始間もない頃に半側空間無視を含む多くの高次脳機能検査を行うことは患者に多大な負担を強いることになる．画像所見や行動観察から半側空間無視の存在が疑われたならば，指数弁，ヒモなどを用いた二等分試験，視覚消去試験などのスクリーニング検査から始めるほうがよい(図19).

●麻痺肢の使用頻度とバランス障害への影響を評価する

　無視側の身体をどこまで認識し使用しているかを調べる．自然な状況での行動観察のほか，口頭指示により麻痺側身体を動かしてもらったり，非麻痺側の手で麻痺側身体の一部を触れてもらう．対座したセラピストの動作について，口頭での説明や模倣，記憶による再生を行ってもらい，自己身体のイメージや他者の身体認識において半側空間無視が影響していないかを調べる(図20).　病態失認や身体失認では自己身体に対する積極的な否定がみられる(6. 失認症の章を参照)が，半側空間無視では気づけば否定はしない．姿勢バランスは視覚や体性感覚など何を基準に垂直を捉えているかを評価する．Pusher症候群を合併していなくても垂直知覚や重心制御，外部手がかりに左右差を認める．また右方視による頭部，体幹の回旋の影響もみる(図21).　これらから，起居移動動作や姿勢保持などの基本動作課題における口頭指示や環境設定の有効性，麻痺やバランス障害の改善の見込みを評価する．

●日常生活への影響を評価する

　食事や更衣，トイレといった身辺動作以外にも電話の使用や建物内外の移動などの社

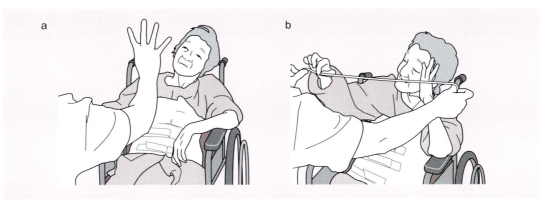

図19　半側空間無視のスクリーニング検査
(a) 指数弁：患者の正面に指を立てて見せ，何本かを答えてもらう．
(b) ヒモなどによる二等分試験：30〜50cmほどのヒモを患者の正面へ水平に提示し，中央と思うところをつまんでもらう．ほかに視覚消去試験を行う(図6を参照)．

会的行動を含めて，半側空間無視の影響がないかを評価する．既存の調査票[15])を利用してもよい(表2)．手がかりに用いる道具や環境の使用や形状，配置が有効か，かえって混乱しないかを判断する．同じ作業でも環境を変えるとどのように影響するかも観察する．作業課題やその指示への理解度，課題遂行時の行動意図を把握し，修正可能な点をみつける．そうした工夫に対する学習能力の持続性や他の作業への効果の波及(般化)を検証する．

● 机上検査を行う

　線分二等分試験，抹消試験，模写や描画など数種類の検査[16〜18])を行う(図22〜25)．各検査での成績の他，検査間での成績の差を比べる．検査中は患者がどのような手順で課題を行っているかを観察する．日本版行動性無視検査(behavioural inatten-

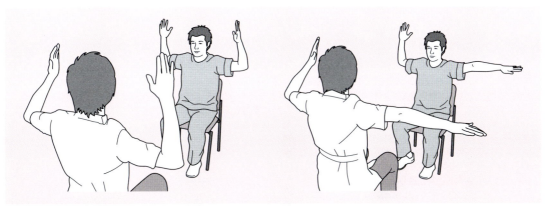

図20　無視側身体の認識
① 自動運動：無視側身体を動かしてもらうことや，非無視側身体を無視空間で動かしてもらう．
② ポインティング：非無視側の手で無視側身体の一部を触ってもらう．
③ 説明：対座したセラピストの動きを口頭で説明してもらう．
④ 模倣：上図のように対座して手や足の動きをまねてもらう．
⑤ 再生：模倣した動作(単独または連続)を覚えてもらい，想起して動作してもらう．

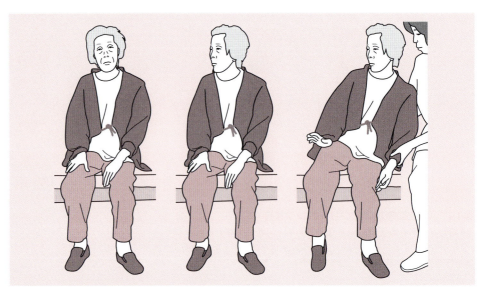

図21 右方視による座位バランスへの影響
麻痺により体幹機能が低下している場合，正面に顔を向けていれば座位姿勢を保持できるが，右方（非無視側）に顔が向くことで麻痺側に倒れてしまう．患者はしばしば右を向くため，そのたびに転倒を繰り返す．

表2 Catherine Bergego Scale

1	顔の左側を洗ったり髭を剃るのを忘れる
2	左の袖を調整したりスリッパを履くのが難しい
3	お皿の左側のものを食べ忘れる
4	左側の歯を磨き忘れる
5	左を向きにくい
6	身体の左側を忘れる（肘かけに左腕を載せ忘れる，車椅子のフットレストに左足を載せ忘れる，左側の手を使おうとしない，など）
7	左側から来る人や物音に注意を払うことが難しい
8	（歩行中や車椅子操作時に）ドアや家具など左側のものや人にぶつかる
9	よく知っている場所やリハビリテーション病棟内で左方向に向かうことが難しい
10	部屋や浴室で左側にある自分のものを見つけるのが難しい

＜観察評価＞セラピストによる観察
　0：無視なし
　1：軽度の無視（左側への躊躇，遅延，時に見落とし，動揺）
　2：中等度の無視（はっきりとした左側の見落とし）
　3：重度の無視（左側への探索なし）
＜自己評価＞面接による患者の自己認識
　0：難しくない
　1：少し難しい
　2：中くらいに難しい
　3：かなり難しい
＜判定＞
　1～10点：軽度の無視
　11～20点：中等度の無視
　21～30点：重度の無視

（Azouvi P, Olivier S, de Montety G, et al：Behavioral assessment of unilateral neglect：study of the psychometric properties of the Catherine Bergego Scale. Arch Phys Med Rehabil. 84(1)：52, 2003 より引用，著者訳）

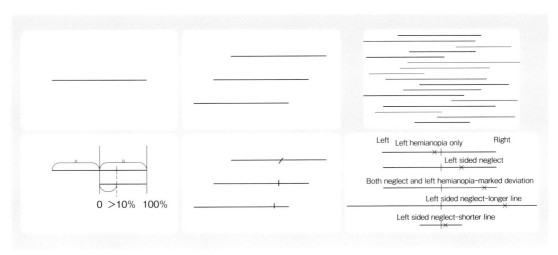

図22　線分二等分試験
(左上)紙に描いた200 mm前後の水平線分の真ん中と思う位置に印をつける．
(左下)中央から片側に10％以上偏倚した場合を陽性とする．
(中上)BITの線分二等分試験．203 mmの線分が右上，中央，左下に配置されている．
(中下)線分の配置により印の位置は変化する．
(右上)さまざまな長さの線分による試験
(Schenkenberg T, Bradford DC, Ajax ET：Line bisection and visual neglect in patients with neurological impairment. Neurology. 30(5)：513, 1980より引用)
(右下)線分の長さにより印の位置は変化する．最上段は半盲のみの患者の成績．

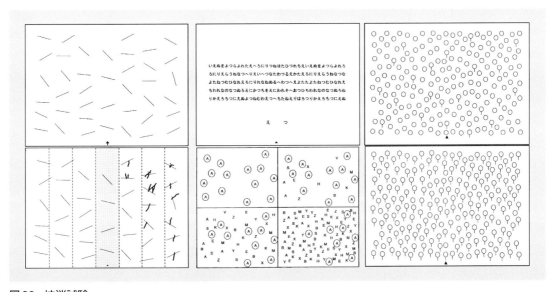

図23　抹消試験
(左上)線分抹消試験．ランダムな方向に描かれた短い線分のすべてに印をつける．
(左下)半側空間無視の検査では抹消総数だけでなく左右比が重要．
(中上)文字抹消試験．日本版BITでは平仮名の文字列から2種類の文字を選択する．
(中下)妨害刺激の有無やその密度により成績が変化する．
(Kaplan RF, Verfaellie M, Meadows ME, et al：Changing attentional demands in left hemispatial neglect. Arch Neurol. 48(12)：1264, 1991より引用)
(右上)バルーンテスト．ヒモのついた円を探し出す．
(Edgeworth JA, Robertson IH, McMillan TM：The Balloons Test manual. Thames Valley Test Company, Bury St. Edmunds, 1998より引用)
(右下)特徴が目立たないもの(ヒモなしの円)を探すほうがより注意力が必要になる．

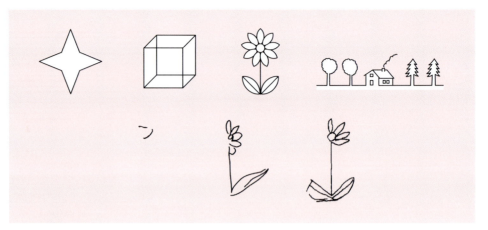

図24　模写試験
二次元・三次元の幾何学図形，物体，風景，の線画を見本を見ながら描く．
（上段）見本の図．
（下段）花の絵の模写成績．重度の無視ではごく一部しか描けない（左）が，軽度の無視では一部で描き落としがみられる（右）．

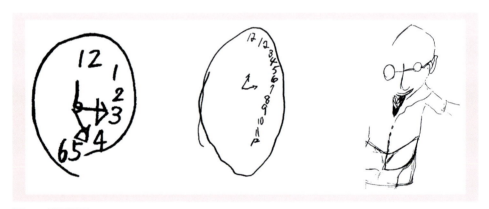

図25　描画試験
時計，人物，チョウなどをイメージして描く．
（左）典型的な例では左半分を省略するが円など連続するものは描ける．
（中）数字がすべて右側に偏った時計描画．計画性なく描いてしまう認知症患者などに多い．
（右）人物描画は自己身体の表象を反映するともいわれる．

tion test：BIT）は基本的な机上検査（通常検査）6項目（合計146点）とADLに準じた検査（行動検査）9項目（合計81点）で構成され，日本人のカットオフ点も示されている（通常検査：131点，行動検査68点，各下位検査のカットオフ点もある）ことから，臨床上有用な検査バッテリーである．

> **POINT**　複数の検査を組み合わせて成績を比較することで，脳内のどのシステムで障害が生じ，どのような代償的行動が選択されているか（行動起点はどこか，行動の順序はどのようなかなど）を仮説する．

9 半側空間無視へのアプローチ

半側空間無視の存在を確認し，その発現機序を仮説したならば，仮説をもとにどのようにアプローチしたらよいかを考える．

● 声かけするだけでよいか？

「左を見て！」と促すだけではたいていの場合において有効とならない．メカニズムの項で述べたように，意図的に左を見ようとするトップダウン的注意制御でも空間の右方偏倚が起きているからである．半側空間無視患者にとって左側は注意が不足し気づかないというより存在しないに等しい．声かけはかえって混乱を招く可能性もあることを知っておく．

● 無視を治せないか？

急性期のリハビリテーションでは，半側空間無視により麻痺の回復やADLの自立獲得が支障を受けるのであれば，運動療法やADL練習に先行して半側空間無視を解消させるほうが治療を展開しやすい．ただし，高次脳機能課題は一般的に認知処理負荷が高く，脳卒中発症急性期では損傷した脳神経の回復にとってかえってマイナス効果となることが多い．よって意識がある程度清明になり，認知機能全体がある程度底上げされるまでは，半側空間無視に対する直接的なアプローチを回避するほうがよい．その後，残存した半側空間無視そのものの改善を図るアプローチを試みる．

半側空間無視の治療法は，発現メカニズムと同様にこれまで数多くの方法が提唱されてきた(表3)．しかし，ほとんどの方法において効果が持続しないことや行動全体に効果が波及しないといった問題を抱えている．そのような中でも最も有効とされているのがプリズム順応法である(図26)．プリズム順応法ではリーチ課題が用いられるが，半側空間無視の軽減効果が治療後数時間から数週間に及び，リーチ以外での課題においても無視の影響を改善させることが多くの研究で報告されている．すべての症例で有効とはいかないようだが，簡便な方法で治療時間が短く患者への侵襲がないことを考えれば，リハビリテーション治療として積極的に採用すべき治療法であると思われる．

最近では，このプリズム順応法や振動刺激(図27)，経頭蓋磁気刺激などの受動的注意を促す方法(ボトムアップ手法)と，視覚探索トレーニング(図28)などの能動的注意を促す方法(トップダウン手法)とを組み合わせることや，異種感覚様式に対するボトムアップ手法の組み合わせによるアプローチが試みられている．

● 無視を治せない時にはどうしたらよいか？

直接的アプローチを行っても半側空間無視が改善しない場合は，代償的な手段を用いて日常生活がなんとか自立して行えるように環境設定を行う(表4)．また，同居する家族に対して半側空間無視の症状を十分に説明して理解を求め，介護の関わり方を伝える．また家族も患者も過度な精神的，時間的負担がかからないように社会資源の利用などを勧める配慮が必要である．

表3 半側空間無視に対する治療法

治療法	治療内容
視覚探索トレーニング	手がかりを与えながら左側にある対象刺激を能動的に発見させる
視運動刺激	背景が無視側に動く動画を見せて視線を無視側へ動かす
アイパッチ	右眼球を覆い隠す眼鏡をかける
半側視野の遮断	両眼の右視野を覆い隠した眼鏡をかける
フレスネルプリズム	視野が左へ偏倚するプリズム付き眼鏡をかける
プリズム順応	視野が右へ偏倚するプリズム付き眼鏡をかけてリーチ動作を行ったあと，眼鏡を外して課題を行う
前庭刺激	水平外耳道(病巣反対側の耳)へのカロリック(冷水)刺激または病巣同側の耳への温水刺激により無視側への眼振を引き起こす
頸部筋振動刺激	左後頸部筋への振動刺激により筋の伸長錯覚を生じ，身体中心座標系を左に偏倚させる
経皮的電気刺激	左後頸部筋または左手背へ低周波電気刺激を与える
経頭蓋磁気刺激(rTMS)	1 Hz程度の頻度で500〜900発の磁気刺激を左頭頂葉に与え，右半球への過剰抑制を低下させる
経頭蓋直流電気刺激	右頭頂葉への陽極直流電気を経皮的に与え，右半球の神経興奮性を高める
体幹回旋	頭部は正面を向いたまま体幹を左に回旋させ，身体中心座標系を左に偏倚させる
上肢の活性化	左上肢を左空間内で動かす
フィードバック	自ら声を出すことで聴覚的にフィードバックさせ注意を保持する ビデオにより自らの行動をフィードバックさせる
メンタルプラクティス	正面の演技者が行う両手の動作を記憶し，再生して実演する
音楽療法	記憶したメロディを木琴で再現させ，左側への注意を促す

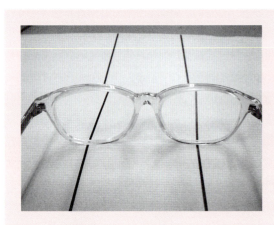 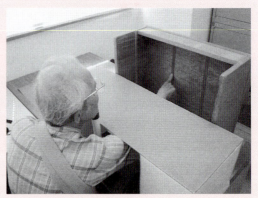

図26 プリズム順応法
視野が右に10度偏倚するプリズムレンズ付き眼鏡を装着し，身体正中軸から左右10度に設置した視覚目標に向かって右手でのリーチを素早く50回反復する．標的に触れる部分以外は手の動きが見えないように覆い，頭部は身体正中位に固定するため顎を台に乗せ治療者が制御する(右図)．半側空間無視の改善は反復リーチ後にレンズを外してから得られる．

POINT 環境設定は，わかりやすい手がかり，周辺の整理，単純な課題，となるように心がける．

7 半側空間無視

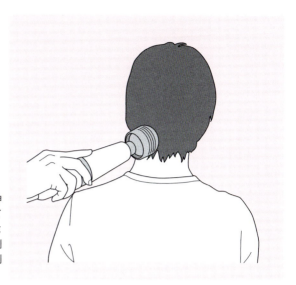

図27 振動刺激
左後頸部筋への振動刺激により，筋の伸長錯覚が生じ正面に向いた頭部に対して体幹が左に向いた感覚となる．これにより身体中心座標系が左に向くことで半側空間無視が改善するとされる．効果は刺激アプローチ中に限られる．

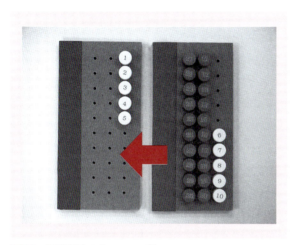

図28 視覚探索トレーニング
視覚標的を右から左へ探索しながら運動を誘導する方法である．数える，消去する，の要素を加えることが有効とされる．図はペグボードを利用した方法で，開始前にペグの数と色を確認し，右のペグボードから左のペグボードへ1から順に声を出しながらペグを移動させる．

表4 日常生活上の工夫例

食事	・1人分をトレーに乗せる ・皿の配置を右に寄せ，数を数える ・献立表と照らし合わせる ・食べ終わったらトレーを回転させる
整容	・鏡の左端に目印をつける
更衣	・左の袖にリボンやアクセサリーなどの目印をつける
トイレ	・ペーパーホルダーは右に備えつける
移動	・部屋の入口に目印をつける ・道に迷ったら時計回りに方向転換してみる ・車椅子の左ブレーキを長くし，目印をつける

10 評価と治療アプローチの流れ

　評価を十分に行い，担当患者の半側空間無視発現メカニズムとその特徴を理解してから治療に臨むのは理想である．しかし半側空間無視の複雑な障害構造を解き明かすのは大変難しい課題である．臨床経験の少ない若手セラピストが臨む場合は，発現メカニズムの解釈に文献的知識を無理に当てはめようとはせず，担当患者のおよその特徴を把握したら，半側空間無視の治療法をいくつか試し，その反応から解釈を進めるようにアプローチする

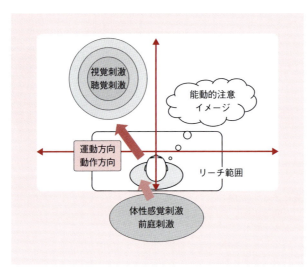

図29　異種感覚刺激提示条件
視覚刺激や聴覚刺激は形や大きさを変えながらリーチ範囲内外に提示する．体性感覚刺激や前庭刺激は身体に直接与える．これらの刺激に対する能動的注意とイメージを問いかけながら，どの刺激に対して運動や動作が左側へ促されるかを抽出する．

ほうがよい．治療に対する反応から無視の特徴がつかめることも多いからである．また必ずしもメカニズムを解明できなくても，有効な治療法がみつかれば半側空間無視を改善できることには変わりない．図29は，これまで述べてきた評価法や治療に加えて，異種感覚による刺激提示の方略を示す．これをもとにさまざまな刺激アプローチを試してほしい．

次項では，典型的な半側空間無視症例の評価と治療経過について解釈を交えながら提示する．臨床推論の方法を習得していただき，ふたたび前項までの知識を再確認しながら担当患者の臨床に挑んでほしい．

11　症例提示

　72歳，男性．脳梗塞の診断で入院．発症翌日よりPT，OT，STを開始し，発症後8日目よりに運動療法室へ出棟した．
［画像所見］
　頭部MRI拡散強調画像では，右頭頂葉（下頭頂小葉）を中心に，中心溝を挟んだ感覚運動野と側頭葉上部に広がる高信号を認めた．前頭葉は背側領域で散在性に，側頭葉は中側頭回の一部に高信号を認めた．基底核は被殻外側の一部に異常信号を認めたが視床には異常を認めなかった．皮質下では視放線と上縦束線維部分に異常信号が及んでいたが，内包は異常がみられなかった．FLAIR画像では前頭葉皮質の萎縮と右被殻のラクナ梗塞が認められた（図30）．
［神経学的・理学療法学的検査］
　意識は清明．左同名半盲を認めた．麻痺は左上肢に重度で筋緊張が減弱し，感覚は表在覚，深部覚とも重度鈍麻であった．起き上がりは介助を要し，端座位は安静時に麻痺側へ軽度傾斜していた．右方視が多く左側からの声かけに対して反応はするが鈍かった．病棟ADLは介助量が多くFIMは58/126点であった．利き手は右であった．

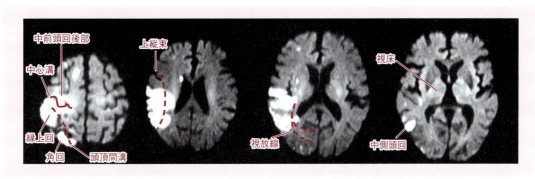

図30 症例の頭部MRI拡散強調画像

［半側空間無視・その他高次脳機能障害検査］

　リハビリテーション開始時に病棟へ訪室すると，顔を右に向けて寝ており左側からのあいさつをしたにもかかわらず顔を右側に向けた．ベッドの右側に回り込み表情を観察しながら会話をしていると，眼球は正面か右側に動かすが左側にはほとんど動かさなかった．そこでスクリーニング検査をすると左半側空間無視を認めた．

　運動療法室に出棟してから半側空間無視の詳細な検査を行った．この時点では，左側からの問いかけには十分ではないが顔を左に向けることができた．左上肢は促せば随意的に動かした．左足は自発的にも動かしており，正面に向かい合って座り，足の動きを見本として示すと模倣することができた．対座法による視野検査では正中位から左側空間内で提示した指の動きに気づかなかった．座位姿勢は安静時に右方を見ていることが多かった．骨盤の左傾斜に伴い体幹はわずかに左へ傾いていたが，右方視によりバランスを崩すことはなかった．垂直姿勢を口頭で促したり，正面に置いた点滴スタンドに身体の向きを合わせてもらうと，体幹，頭部とも垂直を保つことができた．「どこか悪いところはありますか？」の問いには「左手が動かない」と回答した．右手で左手をつかむように指示するとつかむことは可能であった．

　歩行は軽介助でできるようになっていたので，3m間隔で正方形状に標識を置き，その周囲を反時計回りに歩いてもらうと，各標識で左に曲がり1周することはできたが，標識にぶつかることもあった（図31）．更衣では袖付きの上着を着てもらうと両側の袖にそれぞれ手首を通すことはできたが，そこから先に進めることができなかった（図32）．鏡を使用すると混乱することはなかったが，有効に利用されることもなかった．鏡を右側面に配置すると，鏡に映る左側空間の標的へのリーチに混乱をきたした．

　机上検査では，線分抹消試験で40本中15本を省略したが左右での不均衡を認めなかった．抹消における印のズレは認めなかった．線分二等分試験は右へ平均25％の偏倚を認めた．模写試験では左の構成体を省略し，かつ簡略化がみられた（図33）．日本版BITでは通常検査113点，行動検査62点であった．コインを正方形に配列する課題では，課題の理解は十分にできていたが完成させることはできず，縦横同数に並べるという言語的知識も反映できなかった．コインの配列には軸の乱れがあり，配置順序は右

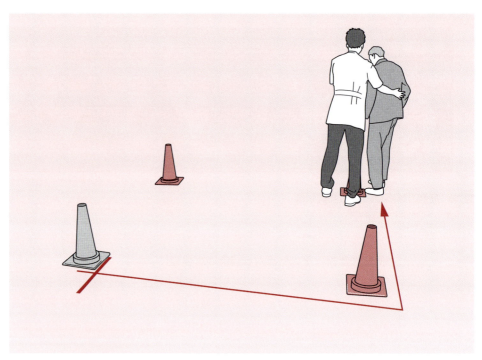

図31 症例の歩行課題

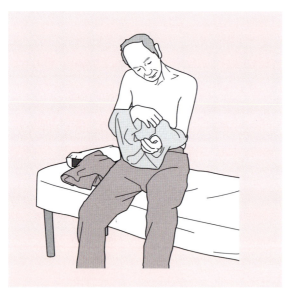

図32 症例の更衣動作
左手を袖に通したがその後の手順は行えなかった．着衣失行の場合，衣服の構造がわからず，上下さかさまに着るなどの反応を示す．麻痺が主体で着ることができない場合，左腕をむりやり袖に通そうとする．

方向へ拡大しながら展開し，全体的枠組みを捉えられない様子がみられた（図34）．

その他の高次脳機能障害検査では，イメージを心的に回転して処理するメンタルローテーションに障害を認めた．mini-mental state examination（MMSE）は21点であった．性急さや粗雑さを示す行動はみられなかった．

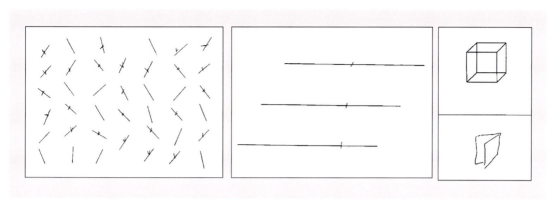

図33 症例の机上検査結果
線分抹消試験(左)では，省略があるも左右差はみられない．線分二等分試験(中)では，3本とも紙面上ほぼ同じ位置で印をつけている．模写試験(右，立方体)では，左側が省略され簡略である．

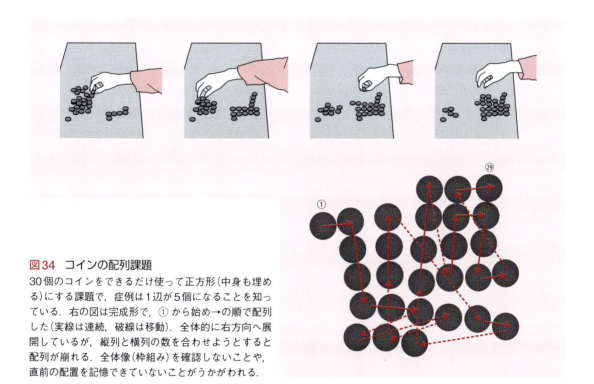

図34 コインの配列課題
30個のコインをできるだけ使って正方形(中身も埋める)にする課題で，症例は1辺が5個になることを知っている．右の図は完成形で，①から始め→の順で配列した(実線は連続，破線は移動)．全体的に右方向へ展開しているが，縦列と横列の数を合わせようとすると配列が崩れる．全体像(枠組み)を確認しないことや，直前の配置を記憶できていないことがうかがわれる．

●本症例における半側空間無視発現メカニズムの解釈

　　本症例は自然状況下では右方視が多く，右側の刺激に注意が引きつけられているが，周囲からの促しや手がかりの提示があると左側に注意を向けることができた．また更衣やコイン配列，立方体の模写では構造の一部に注意が焦点化し，そこを起点にして右方向へと注意を移動させるが，概観して全体の枠組みを捉えることができない様子がみら

れた．鏡やコイン，メンタルローテーションの課題成績から，言語的な空間概念は保持されていたが，空間イメージを心的に操作することができなかった．

まとめると本症例における半側空間無視の特徴は，受動的刺激認知の右優位性と，注意の狭小化および空間的連続性手がかりによる探索，である．その発現メカニズムについては，(1)受動的刺激認知の右優位性は，右頭頂葉損傷による視覚性注意制御機能の左右不均衡により，左空間に対してトップダウンの能動的注意は保たれているが受動的刺激の処理が障害され，外部から意識づけの手がかりを与えられないと行動が右に偏ってしまうことによる，(2)注意の狭小化と空間的連続的手がかりによる探索拡大は，左半球損傷による左右平衡的で俯瞰的な空間処理機能が障害されたことによる，と推察された．また下頭頂小葉と前頭葉腹外側部の連絡が遮断されたことで，視空間ワーキングメモリーを利用できず，イメージ操作に混乱をきたしていると解釈した．

そこで治療は，受動的刺激処理における左右不均衡の是正と，言語的ワーキングメモリー使用による空間イメージ操作の代償的処理を行うことで，左半側空間無視の改善が図られるのではないかと仮説を立てた．

● 治療経過

［視覚的探索トレーニング］

まず，探索的行動は機能していれば探索課題による半側空間無視の改善は無効である，という帰無仮説の立証を，視覚的探索トレーニングにより検証した．立位で右のかごに入れてある10個のボールを左のかごに移す課題を5セッション繰り返した．アプローチ直後の机上検査では線分抹消試験で18本の省略，線分二等分試験で25％の右偏倚を示し，また行動上の変化も観察されず，無視の改善がみられないという結果になった．すなわち，本症例では視覚的な連続に依存した左空間への探索的注意機能は維持されていることが証明された．

［鏡を利用したリーチトレーニング］

言語的には左空間概念が保たれ，それを利用して探索できていることから，言語的ワーキングメモリーを利用して空間イメージ操作課題を行った．鏡は反対の空間を映すという言語的知識を利用し，右側に置かれた鏡に映る物体は左空間にあるはずという空間イメージの操作を図るため，鏡を身体右側に矢状面上に配置し，鏡に映る左空間の標的へのリーチを行った(方法の詳細については文献19を参照)．初めは実際のボールへリーチができなかったが，反復することでリーチが可能になった(図35)．その結果，アプローチ直後の机上検査では線分抹消試験で11本の省略，線分二等分試験で23％の右偏倚となった．行動上，右方視は変化がみられなかったが，着衣はなんとか可能になった．メンタルローテーション課題の成績に変化はなかった．

［プリズム順応法］

異種感覚統合と運動情報との共有化が必要との仮説を検証するため，プリズム順応法を採用した．プリズム眼鏡を装着しての50回のリーチ動作を1セッション行った．その結果，アプローチ直後の机上検査では線分抹消試験で省略なし，線分二等分試験で24％の右偏倚となった．また行動上は右方視が部分的に改善し，歩行で障害物にぶつ

7 半側空間無視

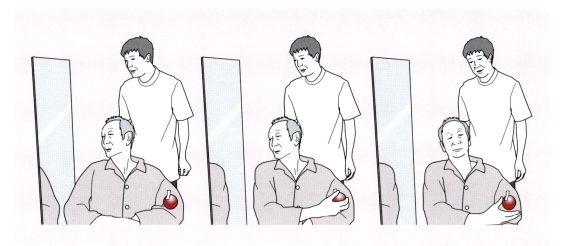

図35 鏡を用いたリーチ課題
身体右側に矢状面上に配置した鏡を見ながら，左側に吊るしたボールへのリーチを行う．最初はリーチができない（左）が，反復するとリーチすることができ（中），鏡を利用しないでも左のボールに視線を向けリーチできるようになった（右）．

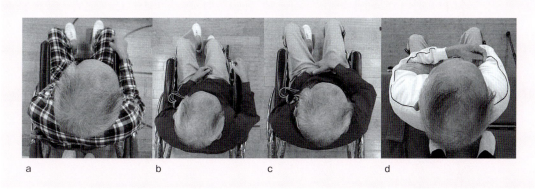

図36 プリズム順応法実施前後の頭部姿勢
(a) 発症15日目．頭部は右18度回旋位．(b) 発症17日目．プリズム順応法実施前．頭部は右13度回旋位．(c) 発症17日目．プリズム順応法1回目実施直後．頭部は右6度回旋位．(d) 発症25日目．プリズム順応連続1週間アプローチ2日後．頭部は正中位．

かるのは注意がそれたときのみといった変化がみられ，無視の改善傾向が示された結果になった．そこで1週間の連続アプローチを行ったところ，机上検査では線分抹消試験での省略なしと線分二等分試験で3％の左偏倚，行動上は右方視の改善（図36）と，歩行時の障害物回避，左上肢も参加した着衣が可能となり，無視の大きな改善が示された．

● 治療経過のまとめと解釈

　発症後30日の時点で半側空間無視の症状はかなりの改善がみられ，左上肢の使用や日常生活動作の自立度向上が図られた．このことから本症例の半側空間無視発現メカニズムの推察とそれに対する治療法の選択はある程度正しかったと思われる．半側空間無視の改善が自然回復による要因も考えられるが，即時効果を考えれば治療の有効性は否

定できない．本症例では上記以外の直接的治療法は行わなかったが，複数の治療法を同時に組み合わせるアプローチを検討する必要もあったかもしれない．

12 ADVANCED LEVEL ▶ 視覚的注意の制御

　　外界の膨大な情報からどれかを選択するには，注意のスポットライトを向ける必要がある．これを注意の方向づけといい，中枢処理過程への入力をその空間的位置に設定することである．視覚的注意では，外因性手がかり（例えば，急に明るくするなど）により視覚的に注意が向けられたとき，視床はその対象に注意のスポットライトを当てて情報量を増幅し，逆に注意を注いでいないものから情報を削る．頭頂葉は注意の対象を別のものに振り替えるための解放を行う．後頭葉に到達した一次視覚情報は，頭頂葉に向かう背側経路と側頭葉に向かう腹側経路に分けられるが，この2つの視覚皮質経路は互いに連絡し合い，頭頂葉－運動前野系によって準備された運動の候補を下部側頭葉－前頭前野腹外側部系がその場の状況に即した形で抑制している．右頭頂葉が損傷されると，外因性手がかりに対する視覚性注意の制御が右半球で機能不全に陥り，相対的に左半球での視覚性注意制御活動が増大し，受動的注意が右方向へ偏倚する．一方，ある特定の対象に対して意図的にあるいは集中的に注意を向ける（能動性注意）ことや，内因性手がかり（言語的手がかりや先行刺激が後続刺激の認知に影響を与えるプライミング効果など）によりトップダウン的に視覚性注意を制御できるが，外因性手がかり処理のほうがその反応時間が速くかつ持続するため優位である．このため外因性手がかりによる視覚的注意について，右半球における神経活動を増大させるか，左半球における神経活動を抑制する必要がある．近年では左半球における活動抑制の方法として，経頭蓋磁気刺激による直接的抑制や，異種感覚間の処理誤差に対するキャリブレーションを利用した感覚－運動可塑性刺激による間接的抑制（一種の混乱が生じる）が用いられている．後者の代表がプリズム順応法である．

13 まとめ

　　発症急性期で半側空間無視を合併した患者を担当したら，自然回復に期待するのではなく，半側空間無視により麻痺の回復や日常生活動作の向上が妨げられたり遅れたりしないように，時期をみて積極的にアプローチすることが望ましい．また回復期や維持期で担当したら，半側空間無視の回復をあきらめて代償手段によるADLの獲得だけを手段とするのではなく，直接的な改善を目標とした治療も行うべきである．

　　半側空間無視がどのようなメカニズムで発現しているかについては，病巣部位，行動観察，机上検査から推察するものの，脳内のシステム障害を解き明かすことは実際には相当難しい．よって，機序や効果が異なる治療法を段階的に取り入れることでその効果から検証することも必要である．

　　半側空間無視は空間性注意の病的な右方偏倚がその症状の主体であるが，神経ネットワークの損傷によるシステムの崩壊と考え，なぜ注意が無視側空間に向かないのかについてを，感覚処理障害と運動行動障害の神経生理学的関係，皮質下から高次皮質レベル

までの解剖学的関係，受動的制御から能動的制御までの認知処理関係に照らして，幅広い視野で捉える必要がある．症例や環境条件ごとに異なる半側空間無視の複雑な症状の本質を捉え有効なアプローチを選択できるようになるには，こうした臨床推論を繰り返すことが重要であると思われる．

● 文献

1) Heilman KM, Watson RT, Valenstein E：Neglect and related disorders. Clinical Neuropsychology, 3rd Ed. Heilman KM, Valenstein E(eds.), pp 279-336, Oxford University Press, Oxford, 1993
2) Bisiach E, Rusconi ML：Break-down of perceptual awareness in unilateral neglect. Cortex. 26(4)：643-649, 1990
3) Mesulam MM：Spatial attention and neglect：parietal, frontal and cingulated contributions to the mental representation and attentional targeting of salient extrapersonal events. Philosrans R Soc Lond B Biol Sci. 354(1387)：1325-1346, 1999
4) Weintraub S, Mesulam MM：Right cerebral dominance in spatial attention. Further evidence based on ipsilateral neglect. Arch Neurol. 44(6)：621-625, 1987
5) Kinsbourne M：A model for the mechanism of unilateral neglect of space. Trans Am Neurol Assoc. 95：143-146, 1970
6) Mort DJ, Malhotra P, Mannan SK, et al：The anatomy of visual neglect. Brain. 126(Pt 9)：1986-1997, 2003
7) Karnath HO, Ferber S, Himmelbach M：Spatial awareness is a function of the temporal not the posterior parietal lobe. Nature. 411(6840)：950-953, 2001
8) Doricchi F, Tomaiuolo F：The anatomy of neglect without hemianopia：a key role for parietal-frontal disconnection? Neuroreport. 14(17)：2239-2243, 2003
9) Bartolomeo P, Thiebaut de Schotten M, Doricchi F：Left unilateral neglect as a disconnection syndrome. Cerebral Cortex. 17(11)：2479-2490, 2007
10) Thiebaut de Schotten M, Tomaiuolo F, Aiello M, et al：Damage to white matter pathways in subacute and chronic spatial neglect：a group study and 2 single-case studies with complete virtual "in vivo" tractography dissection. Cereb Cortex. 24(3)：691-706, 2014
11) Corbetta M, Kincade MJ, Lewis C, et al：Neural basis and recovery of spatial attention deficits in spatial neglect. Nat Neurosci. 8(11)：1603-1610, 2005
12) Ninomiya T, Sawamura H, Inoue K, et al：Segregated pathways carrying frontally derived top-down signals to visual areas MT and V4 in macaques. J Neurosci. 32(20)：6851-6858, 2012
13) 石合純夫：第4章「もの」が見つからない 6. 半側空間無視のメカニズム論―まとめ．失われた空間．山鳥 重，彦坂興秀，河村 満，他(編)，p173，医学書院，2009
14) Oldfield RC：The assessment and analysis of handedness：the Edinburgh inventory. Neuropsychologia. 9(1)：97-113, 1971
15) Azouvi P, Olivier S, de Montety G, et al：Behavioral assessment of unilateral neglect：study of the psychometric properties of the Catherine Bergego Scale. Arch Phys Med Rehabil. 84(1)：51-57, 2003
16) Schenkenberg T, Bradford DC, Ajax ET：Line bisection and unilateral visual neglect in patients with neurologic impairment. Neurology. 30(5)：509-517, 1980
17) Kaplan RF, Verfaellie M, Meadows ME, et al：Changing attentional demands in left hemispatial neglect. Arch Neurol. 48(12)：1263-1266, 1991
18) Edgeworth JA, Robertson IH, McMillian TM：The Balloons Test manual. Thames Valley Test Company, Bury St. Edmunds, 1998
19) Watanabe S, Amimoto K：Mirror Approach for the Patients with Unilateral Spatial Neglect and Mirror Agnosia. J Phys Ther Sci. 19(1)：73-76, 2007

（渡辺　学）

第2章 高次脳機能障害の実際

8 Pusher現象

- A Pusher現象の特徴とそのメカニズムについての知識を整理する
- B Pusher現象を評価できる
- C Pusher現象を呈した患者に対する運動課題を立案できる

▶ 図のような患者を担当したら，セラピストとして何ができるのか？ ◀

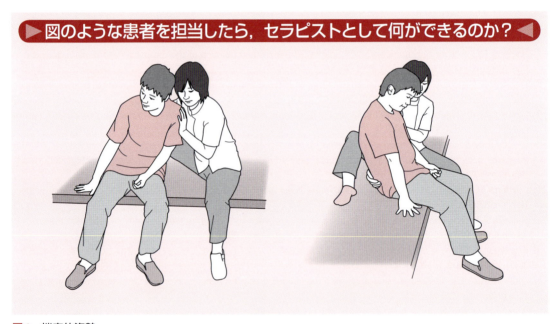

図1 端座位姿勢

　図1に示した患者では，骨盤および体幹が麻痺側後方へ大きく傾斜している．しかも，傾斜の起点となっているのは，運動機能が良好に保たれているはずの非麻痺側上肢である．残存機能で代償すれば，（非対照的ではあるが）座位を保持できる機能を有しているにもかかわらず，手掌を座面の横にしっかりとつけ，体幹を麻痺側後方へ押しているのである．セラピストが他動的に体幹を正中位へ近づけようとすると，患者は恐怖の表情さえ浮かべながら非麻痺側上肢に渾身の力を込めて介助に抵抗してしまう．そのような患者を担当した時，セラピストとして何ができるのか．それを考えるためには，なぜそのような現象が生じているのか，脳のどの部位が損傷を受けると出現するのか，どのように評価すればよいのかという知識を整理したうえで，アプローチの戦略を組み立てることが重要である．

1 Pusher現象とは？

　Davies[1]は臨床場面における観察から，「姿勢保持や動作において非麻痺側上下肢により重心を過度に麻痺側へ偏倚させてしまい，それを修正する介助には抵抗を示す症例」の存在を指摘し，Pusher症候群として報告した．しかし，DaviesはPusher症候群として観察される典型的な状態として，麻痺側の刺激に対する認知能力の低下も含めている．現在では，麻痺側の認知能力と麻痺側へpushする現象は独立した症候であることが確認されているため，網本ら[2]は，Pusher症候群のうち「基本的な姿勢や動作で現れる押す現象」をPusher現象として定義している．海外の文献ではcontraversive pushing（病巣と反対側へ押す現象）として表記される．

　通常，片麻痺を呈した患者は非麻痺側で動作を代償して行う傾向がある．しかし，Pusher現象を伴う患者では，非麻痺側上下肢を強く伸展させ麻痺側へ倒れてしまう．さらに，この現象は座位よりも立位，また立位よりも歩行というように，姿勢保持や動作の難易度が上がるほど顕著に認められる．このような患者では低下した身体機能を残存機能で代償できず，日常生活動作の自立が非常に困難となる．

2 なぜPusher現象が出現するのか？

　結論から述べると，残念ながらPusher現象が生じるメカニズムはいまだ解明されていない．一方で，そのメカニズムに関して，垂直を定位する能力に着目した研究が複数報告されている．われわれには，視覚的に目の前の対象物が垂直であるかどうかを判断する能力と，非視覚的に（閉眼で）自分の姿勢が垂直であるかどうかを判断する能力が備わっている．前者は自覚的視覚的垂直軸（subjective visual vertical：SVV）と呼ばれ，この軸をうまく垂直に定位できるからこそ，われわれは前方に見える木の幹が垂直かどうかを（電柱などの他の構造物と比較しなくても）判断できる．後者は自覚的身体的垂直軸（subjective postural vertical：SPV）と呼ばれ，暗闇でもわれわれが直立していられるのは，この軸の垂直定位能力を有しているからである．Pusher現象を呈する患者においてはSPVの定位能力が著しく低下しており，それが姿勢制御を阻害する要因であると推察されている[3,4]．一方でSVVに関しては一致した見解が得られておらず，Pusher現象を呈していても定位能力が保たれているとする報告[3]と低下しているとする報告[5]がある．しかし，2つの軸を比較した場合，SVVよりもSPVの定位能力のほうが著しく障害されているという点では一致している．SPVの定位能力を規定する因子に関してはBisdorffら[6]による報告がある．彼らは前庭神経切断術前後のSPVの変化を調査している．その結果，SPVは前庭神経を切断しても変化しなかったことから，その定位能力は体性感覚に依存していると結論している．一方でKarnathら[3]は，感覚が脱失しているにもかかわらずSPVの定位能力が保たれている症例を報告している．そのような背景から，体性感覚や前庭覚以外に重力を感知するシステム（second graviceptive system）が存在しているという仮説もあるが，この点についてもいまだ結論は出ていない．

以上のように，Pusher現象に関わるメカニズムについては不明な部分も多いが，現時点で明らかになっている研究成果をセラピストが把握し，アプローチに生かしていくことはとても重要である．

MEMO ▶ SPVの傾斜方向について
　Pusher現象を呈する患者のSPV定位能力が著しく低下しているという結果は，複数の研究者で一致した見解が得られている．一方で，SPVの傾斜方向に関しては，麻痺側へ傾斜しているとする報告[4]と非麻痺側へ傾斜しているとする報告[3]があり一致した見解は得られていない．

MEMO ▶ SVVとSPVの計測方法
　SVV：暗室の壁に投射された回転する光のbarをみてもらい，被検者が垂直だと判断した際の角度を評価する．その他にもいくつかの計測方法がある．
　SPV：特殊な座位装置を用いて，前額面上で座位が傾斜した状態から徐々に正中位となるように回転させ，被検者が垂直であると判断した際の角度を評価する．

3 脳のどこが損傷されると出現するのか？

　Pusher現象の責任病巣としては，その報告部位が多岐にわたっており脳皮質の一部分として特定することはできていない．一方で，われわれが観察しているPusher現象は，脳内の姿勢制御に関わるネットワークシステムが破綻した結果として出現していることは確かであろう．そのように考えると，責任病巣を1つの部位として捉えようとすること自体が危険である．われわれの生活に身近な電力系統の供給システムに例えるなら，発電所・変電所・送電線・配電盤のどこが故障しても，一般市民には停電として認識される．同様に，脳内の姿勢制御に関わるシステムネットワーク（とくにここではPusher現象の出現に関わるネットワーク）のどの部位で損傷を受けても，われわれセラピストはその結果をPusher現象として捉えているのである．大脳半球の広範な損傷でPusher現象が確認されるが，とくに最近では視床後部，島後部，中心後回が責任病巣として注目されている（図2）[7, 8]．さらに，前大脳動脈領域の損傷でもPusher現象出現例が報告されており，非常に広範囲でのネットワークにより姿勢制御を行っていることが示唆される．もちろん，発電所が損傷した場合と，送電線が損傷した場合では停電回復までの困難さが違うように，脳の病巣部位とPusher現象の回復過程に差があることは容易に想像できるが，その関連性についても未解明な部分が多い．大脳半球間の差としては，半側空間無視同様，右半球損傷例の方が左半球損傷例よりもPusher現象が残存する傾向があることが知られている．

> **POINT** 病巣部位のイメージがつかなければ解剖学の本を開き，イメージできるようになるまで画像とにらめっこしてみること．

4 麻痺側へ傾いているからといって，すべてがPusher現象ではない！

　覚醒が低いことに起因して姿勢の崩れを呈する患者や，運動麻痺や筋緊張の低下といった身体機能の障害が原因で姿勢が麻痺側傾斜している患者も多く存在している．しかし，覚醒が良好であり，かつPusher現象を示さない患者の場合，麻痺側傾斜が強くなれば正中へ修正しようとする反応（身体的もしくは言語的な反応）が出現する．身体機

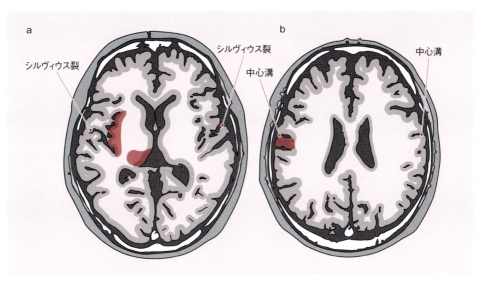

図2 Pusher現象の責任病巣として注目されている部位
（右半球病巣として記載した図）
a モンロー孔のレベル，b 側脳室体部のレベル

能の障害が重度であれば正中位までの修正が困難な場合もあるが，麻痺側への転倒に対しては恐怖心を抱き，非麻痺側上肢で身体を正中位へ引き寄せるなど，転倒を避けるような姿勢制御を試みるのが普通である．Pusher現象を呈した患者のように自ら麻痺側への傾斜を助長したり，修正する介助に抵抗したりすることはない．アプローチの方向性を決定するにあたり，担当患者の姿勢の崩れがPusher現象に起因しているものなのか，それ以外の原因によるものなのか，両者の鑑別を的確に行う必要がある．

5 Pusher現象を評価する

客観的かつ定期的にPusher現象の重症度を評価することは，運動プログラムの立案とその効果判定，また動作改善の原因を考察し，アプローチを再検討する際には不可欠である．以下にPusher現象において使用される主な評価法を記す．

● scale for contraversive pushing (SCP)[9]

姿勢の対称性（麻痺側傾斜の程度），非麻痺側上下肢の外転と伸展の程度，姿勢修正に対する抵抗の有無を座位と立位で評価する．0点から6点で採点され，Pusher現象が最重度の場合に6点となる順序尺度の評価法である（表1）．セラピスト間での再現性と妥当性が確認されており，Pusher現象の有無を判断するためのカットオフ値も検討されている．

MEMO ▶ Pusher現象の判断基準

SCPにてPusher現象が出現しているとする判断基準には，これまで「SCPの各下位項目が1点以上」と定義している報告や，「SCPの合計が0点にならない場合」と定義している報告があり，研究者間で差異が認められた．最近では，「SCPの各下位項目がそれぞれ0点でない場合」という判断基準が臨床場面での判断と最も合致していたとする報告がある[10]．すなわち，SCPの合計点が，1.75以上を陽性とする．

表1 scale for contraversive pushing

(A) 自発的な姿勢（麻痺側傾斜の程度）	1	麻痺側へ大きく傾斜し倒れる
	0.75	倒れないが大きく傾斜している
	0.25	少し傾斜している
	0	傾斜していない
(B) 非麻痺側上下肢の伸展（押す現象が出現する条件）	1	静止姿勢保持の状態で押す
	0.5	姿勢変換の際に押す[a]
	0	押す現象を認めない
(C) 姿勢修正に対する抵抗の有無[b]	1	抵抗する
	0	抵抗しない

A，B，Cそれぞれを座位と立位で評価する．
[a]：座位では，非麻痺側へ殿部を移動させる動作，または非麻痺側の車椅子への移乗動作にて判断する．立位では，歩き始めの反応で判断する．
[b]：胸骨と脊柱に触れ，「あなたの身体を横に動かすので，許容して（抵抗しないで）ください」と説明してから姿勢を修正する．
(Karnath HO, Ferber S, Dichgans J：The origin of contraversive pushing evidence for a second graviceptive system in humans. Neurology. 55(9)：1299, 2000 より引用，編者訳)

表2 Pusher評価チャート（要約）

座位（両側踵接地，背もたれなし）	2	開始直後から常に押す
	1	常にではないが時々押す
	0	押さない
立位（平行棒を把持，装具装着可）	2	開始直後から押し修正困難
	1	介助にて修正可能
	0	押さない
歩行（杖を使用し10m介助歩行，装具装着可）	2	開始直後から押し介助に抵抗する
	1	杖を側方につくと押す
	0	介助部分を押さない

(網本　和，杉本　諭，深井和良：左半側無視例における「pusher現象」の重症度分析．理学療法学. 21(1)：31, 1994 より引用)

● Pusher現象の重症度分類（Pusher評価チャート）[2]

　座位，立位，歩行におけるPushの重症度を評価し，最重度で6点，Pusher現象がないときは0点となる順序尺度の評価法である（**表2**）．歩行障害への配点が，座位・立位姿勢と同等の割合で配分されている点が特徴であり，歩行時のPusher現象の程度を客観的に評価できる．

● Burke Lateropulsion Scale（BLS）[11]

　背臥位，座位，立位，移乗，歩行の5つの下位項目からなる順序尺度の評価法であり，最重度で17点，Pusher現象がないときは0点となる（**表3**）．上述した2つの評価法よりも多くの下位項目から構成されており，座位と立位に関しては抵抗が出現する際の具体的角度が得点に反映される．

● 日常生活動作を評価する

　リハビリテーションのgoalとなる日常生活動作場面での評価は必須である．Pusher現象に特化した日常生活動作の評価法は確立されていないため，生活場面におけるPusher現象の程度を動作の観察から評価する．その際には，声かけの内容や足底の接地位置と動作介助量の関係なども詳細に評価していく．また，手すりの有無や種類の違いなど動作環境を変化させた際の反応も評価する．

6　Pusher現象に対するアプローチ

　Pusher現象に対するアプローチ方法については現在のところ大規模な実験研究結果はなく，確立された手法は存在しない．臨床ではKarnathら[9]の提案する治療手順を参

表3 Burke Lateropulsion Scale

背臥位
他動的寝返りを丸太を転がすように，まず麻痺側へ行い，次に非麻痺側へ行う．
0：抵抗なし 　1：軽度の抵抗あり 　2：中等度の抵抗あり 　3：強い抵抗あり 　※両方向に抵抗がある場合は1ポイントを追加する．
座位（足底非接地で両手を組む）
麻痺側に30°傾けた状態から他動的に非麻痺側へ戻し垂直位にする時の反応をみる．
0：垂直位まで抵抗なし 　1：垂直位まで5°のところで，体幹・上肢・下肢の抵抗運動あり 　2：垂直位まで5〜10°のところで，体幹・上肢・下肢の抵抗運動あり 　3：垂直位まで10°以上のところで，体幹・上肢・下肢の抵抗運動あり
立位（どのような支持があってもよい）
麻痺側に15〜20°傾けた状態から，垂直位を超えて非麻痺側へ5〜10°傾斜した状態まで他動的に操作する．
0：重心が十分に垂直を超えるところまで抵抗なし（非麻痺側に重心を乗せたがる） 　1：垂直を超えて5〜10°のところで抵抗あり 　2：垂直位まで5°以内のところで抵抗反応あり 　3：垂直位まで5〜10°のところで抵抗反応あり 　4：垂直位まで10°以上のところで抵抗反応あり
移乗
座位から非麻痺側への移乗を行い，次に可能であれば麻痺側への移乗を行う．
0：非麻痺側への移乗時に抵抗なし 　1：非麻痺側への移乗時に軽度の抵抗あり 　2：非麻痺側への移乗時に中等度の抵抗あり．介助は1人で可能． 　3：非麻痺側への移乗時に強い抵抗あり．2人以上の介助者が必要．
歩行
垂直位にしようとするセラピストのサポートに対する自発的な抵抗を側方突進として点数化する．単なる寄りかかりは点数化しない．
0：側方突進なし 　1：軽度の側方突進あり 　2：中等度の側方突進あり 　3：強い側方突進あり．2人の介助者が必要である．あるいは歩行不能．

側方突進が強く立位・歩行の評価ができない場合は，それらの項目の最大値を記載する．

(D'Aqulia MA, Smith T, Organ D, et al：Validation of a lateropulsion scale for patients recovering from stroke. Clin Rehabil. 18(1)：108-109, 2004より引用，編者訳)

考にして，個々のセラピストが工夫しながらアプローチしている施設が多い．彼らはその治療戦略として，①自己の姿勢が崩れていることを理解してもらうこと，②視覚的に身体と環境との関係を探ってもらい，自分の姿勢が直立かどうかを確かめてもらうこと，③直立姿勢となるための運動方法を学習すること，④さまざまな動作中も直立姿勢を維持できるようになることという手順を提案している．この治療手順に沿って，Pusher現象を呈する患者にどのような運動課題を提供することが適切なのかについて，

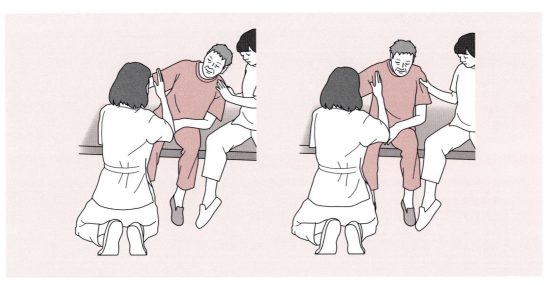

図3　立位姿勢
セラピストの前腕を視覚的情報として提示し，姿勢の修正を促している．

運動学習理論の背景も交えながら考察する．

● 姿勢傾斜の理解に関して

　そもそも運動療法は，姿勢や動作における問題を運動によって治療するものであるため，その効果は運動学習能力と密接に関連している．運動の学習過程では，動作に随伴する（もしくはセラピストが戦略的に随伴させる）さまざまな情報から，患者自身がエラーを修正していく能力が非常に重要であるが，Pusher現象を呈する患者では，まず自分の姿勢の崩れをエラーとして認知できないところに問題がある．Pusher現象で難渋する患者は右大脳半球損傷例に多いが，その場合，左大脳半球機能である言語機能は比較的残存していることも多い．鏡に映った姿勢を見ながら口頭により説明し，姿勢の傾斜を理解してもらえるよう努めることが重要である．左半側空間無視の影響により正面の鏡を注視できない患者に対して，前方からの写真を撮影し，それを右方向から提示することで理解が得られたという報告もある[12]．

● 視覚的な情報から姿勢の傾きを確認し，垂直を意識する

　SPVの歪みと比較してSVVは保たれているという調査結果から視覚的情報を活用する試みがなされ，姿勢修正をアウトカムとした即時的な効果が報告されている．前述したように，Pusher現象ではエラー（姿勢の崩れ）に対する気づきが得られにくいという背景があり，患者自身による姿勢の修正は困難な場合が多いため，視覚的な同時フィードバックを用いて常に垂直を意識してもらう．具体的な視覚的情報としては，誰もが垂直であることを理解している柱や窓枠，点滴スタンドなどを利用する．姿勢鏡の枠を利用し，鏡に映った身体と垂直な枠を視覚的に比較するのも有効である．Karnathらは，視覚的情報として垂直に立てたセラピストの前腕を提示することを提案している[9]（図3）．

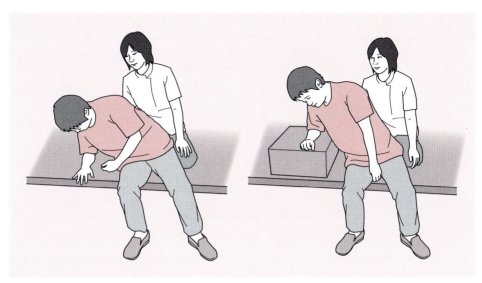

図4 前腕支持での端座位練習
必要に応じて高さを調整する．

MEMO ▶ 同時フィードバック（concurrent feedback）
運動課題の最中に，視覚的または聴覚的に学習目標を提示することで運動の目標を焦点化するためのフィードバック．それに対して，運動課題後に与えられるフィードバックを最終フィードバック（terminal feedback）という．

● 実際に垂直な姿勢となり，さらに非麻痺側への重心移動を練習する

　垂直と自分の姿勢のズレが少しでも理解できたようであれば，次に姿勢を修正するための運動方法を学習する．重度にPusher現象が出現している患者では姿勢の崩れの理解が困難な場合もあるが，無誤学習（errorless learning）の適応と考え，垂直な姿勢（場合によっては非麻痺側へ傾斜した姿勢）を経験することから姿勢保持の練習を導入していく．セラピストは座位姿勢を指導するにあたり，座面角度や非麻痺側上肢の接地位置と接地部位，および足底接地の有無に配慮する．座面角度に関しては，体幹の抗重力伸展を促しやすい位置に骨盤のアライメントを整えることを目的として調整する．上肢は非麻痺側の殿部から側方へ離れた位置に手掌を接地したほうが，正中位および非麻痺側へ重心を誘導しやすい．同様に矢状面での手掌位置にも配慮する．この手掌の接地位置に関しては，障害が重度である患者ほど数cm単位の微調整が重要である．上肢の接地部位に関しては，手掌支持とするか，または前腕支持とするかを考慮する．前腕支持の姿勢では，麻痺側へ身体を押すことの原動力となっている非麻痺側上肢の伸展が抑制される．また，重心位置が低くなり，支持基底面も広くなるという点で，手掌支持の座位よりも姿勢保持の難易度が低い（図4）．さらに，下肢を支持として有効に活用できているかどうかを確認する．非麻痺側の足底接地により下肢で押してしまう場合は，座面高を高く設定し足底が接地しない環境での座位練習から開始する．座位練習における視覚的垂直軸の提示や座面角度調整の有効性については事例研究[13, 14]において確認されつつあるが，上肢の接地位置・接地部位など，その他の部分に関しては臨床経験の報告に

とどまっており，持ち越し効果を含めた科学的な検証作業が急務である．

MEMO ▶ 無誤学習（errorless learning）
セラピストが患者の運動課題を設定する際に，極力エラーが生じないような環境を整え，正しい動作しか生じさせないようにする動作指導の手続き．エラーを認識する能力が低い場合，エラーを含んだ姿勢や動作がそのまま学習されてしまう危険を防ぐ．

　立位姿勢の指導にあたっても四肢（とくに非麻痺側）の接地位置に配慮する．平行棒で立位練習をする場合，前額面では非麻痺側足底と平行棒の距離をある程度保っておいたほうが，荷重を非麻痺側へ促しやすく正中位への誘導も容易となる．Pusher現象が重度の患者が平行棒で立位練習をする場合，非麻痺側の股関節が外転することで足底と平行棒の距離が近づきやすいので注意する．麻痺側下肢の支持性が低く，Pusher現象に加えて身体機能障害自体が麻痺側傾斜を助長してしまっている場合は，長下肢装具を使用して支持力の補助とする．

　座位・立位練習に共通して，非麻痺側への重心移動を促す際には外部環境を利用した課題設定を心がけることが重要である．Pusher現象を呈した患者は半側空間無視症状を併発していることも多く，身体の内部環境を把握することは非常に難しい．姿勢が左へ傾斜しているからといって，座位で「もっと右の殿部に体重を乗せましょう」という声かけや，立位で「もっと右足に体重をかけてください」という声かけはセラピストとして非常に安易な発言であり，症状の背景を考慮した場合，課題設定として不適切であるばかりか，患者によっては混乱を助長させるリスクさえ生じる．提示した対象物へのリーチ動作課題を設定し「あそこまで手を伸ばしてください」という声かけや，立位で「（非麻痺側に位置した）平行棒へ寄りかかってください」という声かけなど，視覚的に認知しやすい外部環境を利用した課題設定のほうが難易度は低い．その際，セラピストとしては，直立姿勢での個々の筋活動に関する適切な運動制御を学習してもらうことが目的ではあるが，声かけにより「何を課題として顕在的に提示するのか」，あえて声をかけないことにより「何を潜在的に学習してもらうのか」という設定をして検討することが重要であろう[15]．

　（実際の治療場面の様子に関しては，後述の症例提示のイラストも併せて参照．）

MEMO ▶ 内的焦点と外的焦点
声かけ（言語的フィードバック）により，運動課題遂行時の注意を学習者の身体内部に向けることを内的焦点（internal focus）といい，身体外部に向けることを外的焦点（external focus）という．運動課題中の言語的フィードバック方法により，学習効果に影響を与えているという意識をもって戦略を組み立ててみよう．

●さまざまな動作で適切な姿勢を維持する

　姿勢がある程度保持可能となった患者においても，動作上ではPusher現象が残存していることが多く，日常生活動作の介助量が軽減していない場合がある．その際は，動作中にも（必要に応じて動作を静止しながら）視覚的情報を利用して正しい姿勢を維持し，四肢の接地位置を適切に調整して介助量の軽減を図る．歩行における麻痺側の遊脚期は，立位の正中位保持よりもさらに非麻痺側へ重心を偏倚させる必要があるため難易度が高い．しかし，非麻痺側へ重心を偏倚させる動作は，日常生活でも頻回に必要とされる動きであるため，Pusher現象を呈する患者の歩行練習に際しては重点的なアプローチポイントとなる．歩行に際し，平行棒や杖を使用することでPusher現象が出現するのであれば，上肢の支持は使用せずに練習するほうが非麻痺側下肢への荷重を促しやす

い．移乗動作時に手すりを強く押す場合は，手すりを把持せずに介助者の頸部や腰部に手を回す動作方法に変更することで直立姿勢が維持しやすくなり，介助量も軽減する．

　他の日常生活動作においても，エラー情報を識別できない状態で，エラーを含んだ動作をそのまま学習させてしまうようなアプローチは避けなければならない．その際，エラーを極力起こさないような治療の展開（無誤学習）を検討する必要がある．もちろん練習場面だけでなく，実際の生活場面でも同様であるため，患者を担当するスタッフ全員で動作方法の設定や声かけを含めた介助方法の共通認識をもつことがとても重要である．

7 評価と治療アプローチの流れ

　Pusher現象は姿勢や環境の変化で麻痺側へ押す強さが大きく変化する．よって，各姿勢や各動作において，どのようにアプローチすると押す強さが軽減するのかを把握する必要がある．正中位，さらには非麻痺側へ重心を誘導する際の介助量がどの程度必要かをさまざまな条件で比較し，Pusher現象が生じにくい介助方法や環境設定を把握できたら，他のスタッフへ情報提供してリハビリテーションチームで統一したアプローチを心がけることが重要である．Pusher現象を呈する患者の姿勢と動作において，観察するポイントとアプローチのヒントをフローチャート（図5）に示す．

8 症例提示

●基本情報

年齢：60歳代　性別：男性　利き手：右　診断名：脳梗塞（右MCA領域の広範な部位）

発症後経過：発症早期は意識障害が重度（JCSⅢ-200）でバイタルサインも不安定であったため，ベッドサイドでのアプローチが続いた．発症後2週間程度で徐々に意識障害の改善を認め（JCSⅡ-10），バイタルサインも安定したため積極的なリハビリテーションを開始．一方，意識障害の改善に合わせて半側空間無視症状やPusher現象が出現し，端座位にてleg orientationが観察された．日常生活動作のみならず基本姿勢の保持においても重度の介助を要しており，発症後1ヵ月で回復期リハビリテーション病院へ転院となった．

MEMO ▶ JCS
Japan coma scaleの略で，意識障害の評価法の1つ．詳細については意識障害の章を参照．

MEMO ▶ leg orientation
Pusher現象の特徴の1つ．足底非接地の端座位にて麻痺側傾斜した体幹を介助にて正中位に修正した際に，非麻痺側の股関節が外旋して下腿が傾斜する現象．体幹が麻痺側傾斜している状態では下腿は垂直に下垂している．急性期のベッドサイド評価時など，背臥位から端座位へ姿勢変換した際によく観察される．

●回復期リハビリテーション病院　入院時の評価

意識レベル：JCS I-1

運動：Brunnstromのmotor recovery stage　上肢Ⅱ，手指Ⅱ，下肢Ⅱ

筋緊張：体幹および麻痺側下肢筋緊張低下

筋力：非麻痺側の上下肢筋力　MMT4レベル

感覚：麻痺側の表在感覚・深部感覚はともに重度鈍麻

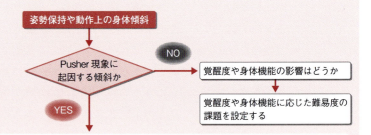

図5 Pusher現象の観察ポイントとアプローチのためのヒント

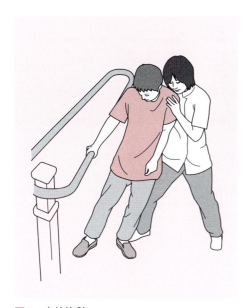

図6 立位姿勢
平行棒を把持した手掌の位置よりも足底が外側へ接地し,下肢でも麻痺側へ押している.

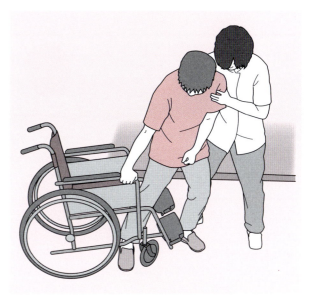

図7 移乗動作場面

関節可動域:左右上下肢,体幹に制限なし

高次脳機能:

    Pusher現象:SCP 5.5点(座位2.5点,立位3.0点)

    Pusher評価チャート:6点(座位2点,立位2点,歩行2点)

    半側空間無視:Albert線分抹消試験31/40個.左側の線分は抹消困難.

    全般性注意障害:机上検査に対する集中持続が困難であり,検査終了までに何度も声かけを要する

言語障害(コミュニケーション能力):外乱刺激の多い環境では会話への集中が困難だが,環境設定を行えば言語表出と理解は比較的良好

端座位姿勢(図1):端座位保持要介助(プラットホーム上).頭頸部は右回旋し,体幹と骨盤の麻痺側傾斜および後傾を認める.他動的な姿勢の修正には上肢で強く座面を押すことで介助に抵抗を示す.その際の訴えを傾聴すると,「倒れてしまいそうで怖い」という主観的な感覚が伴っているようであった.

立位姿勢(図6):立位保持要介助(平行棒把持).端座位姿勢よりもPusher現象が顕著となり,麻痺側へ倒れてしまう.非麻痺側の股関節が外転し,下肢による麻痺側へのPushも認めた.その結果,荷重は支持性の低い麻痺側下肢へ負荷され,立位保持に重度の介助を要している.股関節の外転を徒手的に制限したうえで非麻痺側に位置した平行棒へ腰を寄りかけるように指示しても,独力では困難であった.

日常生活:FIM合計39/126点;運動項目17点 認知項目22点

    日常生活動作全般にわたり重度の介助を要している.非麻痺側への移乗動作場面で

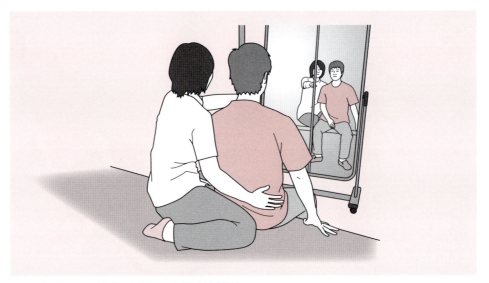

図8 同時フィードバックを用いた端座位練習
姿勢鏡と点滴スタンドを利用して，垂直を確認しながら練習している．

は，上下肢のpushにより重心が麻痺側後方に偏倚し，殿部の方向転換の誘導に抵抗している（図7）．また，環境設定（声かけ方法，手すりの把持位置，足部の接地位置など）により介助量の増減を認めるため，スタッフごとに移乗動作方法が大きく異なってしまっている．

goal設定：日常生活動作で頻度の高い移乗動作の介助量軽減を目標としてアプローチを開始した．

9 初期評価中の担当セラピストの考察内容と治療経過

　本症例における姿勢保持・移乗動作能力の低下は，重度運動麻痺や感覚障害に加え，Pusher現象や半側空間無視を主とする高次脳機能障害により引き起こされている．また，高次脳機能障害により周囲の環境認知が困難となっているため，日常生活場面での移乗動作における介助方法の不一致が，動作方法に対する混乱をさらに助長していると考えられた．以下に，上記評価結果を基に担当セラピストが考察した内容とアプローチの経過を記す．

　姿勢を正中位へ修正されることに対して恐怖心を訴えていることから，自らの姿勢が傾斜していることをうまく認知できていないことが推察された．一方で，左半球機能である言語機能は比較的良好に保たれているため，垂直な物を視覚的に提示しながら，姿勢の崩れについて言語的および視覚的に理解可能かを評価する必要がある（図8）．その際は，左半側空間無視や全般性注意障害も合併しているため，正面に提示した垂直物を注視しやすいように外乱刺激（とくに右方向からの刺激）を軽減した環境設定を心がける．さらに，重度の運動麻痺や筋緊張の低下も認めるため，身体機能障害に起因する姿勢の崩れも生じていると思われる．そこで，座位練習の導入としては，姿勢が傾斜して

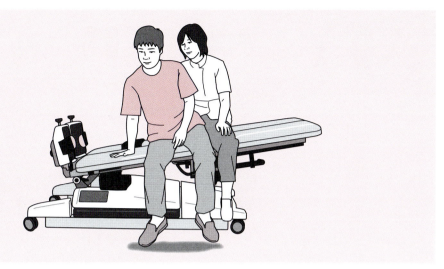

図9 座面角度を前額面上で調整した端座位練習
ティルトテーブルがなければ麻痺側坐骨下にバスタオルを挿入する工夫をする．

いることの理解が少しでも得られた場合に，身体機能の低下が随意的な姿勢の修正をできるだけ阻害しないような環境設定に配慮した．具体的には，麻痺側殿部の筋緊張低下によって生じた骨盤の傾斜に対し，左右の腸骨の高さを合わせるために座面角度を調整した（図9）．また，骨盤が後傾しており矢状面上での姿勢調整も困難であったが，そこには徒手的に介助を加えつつ，まずは前額面上での随意的な姿勢修正に焦点を当てた．以上の点に配慮してもPusher現象が強く出現する場合は，手掌支持ではなく前腕支持の座位保持から開始することで，麻痺側へ身体を押すことの原動力となっている非麻痺側上肢の伸展を抑制しようと考えた（図4）．立位練習においても，長下肢装具を使用して身体機能の低下に起因した姿勢の崩れを修正し，非麻痺側に位置した平行棒へ腰を寄りかけた姿勢を保持する練習から開始した．上肢で強く平行棒を押す現象が観察されたため，平行棒は把持せずに練習した．非麻痺側への重心移動を促す課題としては，輪入れを利用したリーチ課題を行った（図10）．リーチ課題時の言語指示は「あの棒に輪を通してください」とし，リーチした先の目標物を意識してもらう声かけ方法を設定した．その際，非麻痺側への重心移動に伴う股関節や骨盤および体幹の動きは，必要に応じて徒手的に介助を加えつつ（言語的な指摘はせず），潜在的に姿勢制御を学習できるよう配慮した．練習中に麻痺側傾斜が出現した場合はただちに動作を静止し，視覚的なヒントを提示しつつ，直立な姿勢の再確認を促してから課題動作を再開した．移乗動作でも上肢で麻痺側へ押してしまうため，アームレストや手すりを把持せずに前方の介助者の肩に手を回す動作方法に変更して練習を開始した．さらに，外部環境に意識を向ける声かけや非麻痺側下肢の接地位置の調整を行った結果，介助量が軽減した．そこで，日常生活場面での移乗動作においてもスタッフ間で介助方法の統一を図り，常に目標とした動作方法で移乗動作が学習できるよう配慮した．

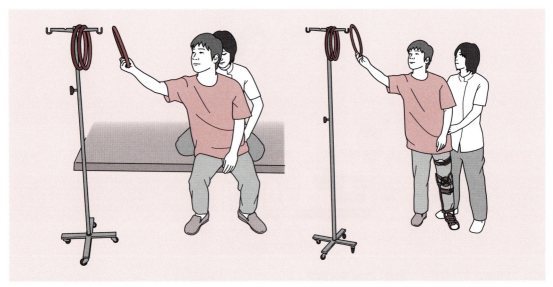

図10　外部環境を設定したリーチ動作課題

MEMO ▶ どちら側へ移乗するか

移乗動作方法を検討する際，pushに逆らわずに麻痺側へ移乗したほうが介助量としては少ない場合がある．しかし，リハビリテーションの方向性として非麻痺側への重心移動を促すことを目的にアプローチしているのであれば，介助量が少ないからという理由だけで麻痺側への移乗を選択することは避けたほうがよいであろう．一方で，家族指導の際にはマンパワーを考慮し，麻痺側への移乗を中心に指導する場合もある．

10　ADVANCED LEVEL ▶ 脳機能解剖の視点からの戦略

臨床では，視覚情報による姿勢の修正も困難なほど，重度なPusher現象を呈する患者も存在する．そのような症例における脳の損傷部位は広範であることが多いため，少なからず連合野の機能も障害されていると考えて間違いないであろう．体性感覚連合野(Brodmann area(BA)5, 7)の機能が障害されれば，一次感覚野に到達した興奮(感覚情報)の統合が困難となるだろうし，視覚連合野(BA 18, 19)の機能が障害されれば一次視覚野に到達した興奮(視覚情報)を統合できなくなる．また，損傷部位によっては体性感覚情報と視覚情報を統合しているさらに高次の連合野(BA 39, 40)の機能が低下しているかもしれない．そのように脳機能解剖の視点に立って考えると，連合野にかかる負荷量を調整する目的で，視覚情報を遮断した状態での姿勢保持や運動を評価してみることも有用である可能性がある．その評価結果から，連合野への情報を増やしたほうがよさそうか，制限したほうがよさそうかを検討する．もちろん，視覚の遮断にあたっては対象者に十分に説明し同意を得たうえで実施すべきである．

　Pusher現象の責任病巣として視床後部が注目されていることは前述したが，視床の外側腹側核は運動学習に関わる小脳系の神経回路が通過する部位として知られている(図11)．そのため，損傷が外側腹側核まで及んだ場合の学習効果(とくに潜在的なもの)は非常に限られたものとなることが予想される．今日のアプローチの効果が翌日へ般化

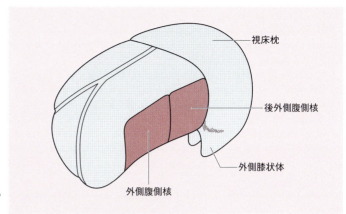

図11 視床
左視床を前外側からみている.

されているかどうかを必ず確認し,運動学習能力を評価しながら戦略を考えるという視点も重要であろう.

11 まとめ

　Pusher現象は比較的早期に回復する患者が多い.一方で,重度に残存する症例も存在しており,リハビリテーションにおいてとくに難渋するケースとなる.さらに,そのような症例では全般性注意障害や半側空間無視,重度の運動麻痺を伴うことも多く,リハビリテーションのgoalは非常に限られたものとなる場合が多い.しかし考え方を変えれば,そのような難渋例こそわれわれセラピストの対応次第で,ご本人やそのご家族の人生に大きく貢献できる可能性も秘めているといえるだろう.Pusher現象は,その発生メカニズムから治療法に至るまでいまだ不透明な部分が多い現象である.しかしそれゆえに,リハビリテーションの目標をより明確にし,アプローチ内容について熟考し,さらにその効果についての検討も強く意識してアプローチすべきである.また,Pusher現象や重度の麻痺を呈しており,代償手段を用いざるを得ない場合でも,運動学習課題の設定には機能障害のレベルにアプローチする視点を,積極的に取り入れるべきであることを忘れてはならない.

● 文献

1) Davies PM:体軸のずれ(押す人症候群Pusher Syndrome). Steps to Follow. 富田昌夫(訳), pp 285-304, シュプリンガー・フェアラーク東京, 1987
2) 網本　和, 杉本　諭, 深井和良:左半側無視例における「pusher現象」の重症度分析. 理学療法学. 21(1):29-33, 1994
3) Karnath HO, Ferber S, Dichgans J:The origin of contraversive pushing evidence for a second graviceptive system in humans. Neurology. 55(9):1298-1304, 2000
4) Pérennou DA, Mazibrada G, Chauvineau V, et al:Lateropulsion, pushing and verticality perception in hemisphere stroke:a causal relationship? Brain. 131(Pt 9):2401-2413, 2008
5) Saj A, Honoré J, Coello Y, et al:The visual vertical in the pusher syndrome. Influence of hemispace and body position. J Neurol. 252(8):885-891, 2005
6) Bisdorff AR, Wolsley CJ, Anastasopoulos D, et al:The perception of body verticality(subjective postural vertical) in peripheral and central vestibular. Brain. 119(Pt 5):1523-1534, 1996

7) Karnath HO, Johannsen L, Broetz D, et al：Posterior thalamic hemorrhage induces "pusher syndrome". Neurology. 64(4)：1014-1019, 2005
8) Johannsen L, Broetz D, Naegele T, et al："Pusher syndrome" following cortical lesions that spare the thalamus. J Neurol. 253(4)：455-463, 2006
9) Karnath HO, Broetz D：Understanding and treating "Pusher Syndrome". Phys Ther. 83(12)：1119-1125, 2003
10) Baccini M, Paci M, Nannetti L, et al：Scale for contraversive pushing：cutoff scores for diagnosing "pusher behavior" and construct validity. Phys Ther. 88(8)：947-955, 2008
11) D'Aqulia MA, Smith T, Organ D, et al：Validation of a lateropulsion scale for patients recovering from stroke. Clin Rehabil. 18(1)：102-109, 2004
12) 阿部浩明：Contraversive pushingの評価と背景因子を踏まえた介入．理学療法研究．28(9)：10-20, 2011
13) 鈴木 誠，寺本みかよ，武捨英理子，他：Pusher現象における視覚的手がかり刺激の有効性．作業療法．22(4)：334-341, 2003
14) 武捨英理子，鈴木 誠，志水宏行：Pusher現象に対する座面角度調整の効果．総合リハ．35(3)：269-274, 2007
15) 長谷公隆：運動療法で展開される運動学習の戦略．運動学習理論に基づくリハビリテーションの実践．長谷公隆(編)，pp 34-49，医歯薬出版，2008

〔宮本　真明〕

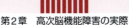

9 記憶障害

学習目標
- A 記憶と記憶障害に関する知識を整理する
- B 記憶障害を適切にアセスメントできる
- C 記憶障害の特性に合わせたリハビリテーション計画を立案できる

▶図のような患者を担当したら，セラピストとして何ができるのか？◀

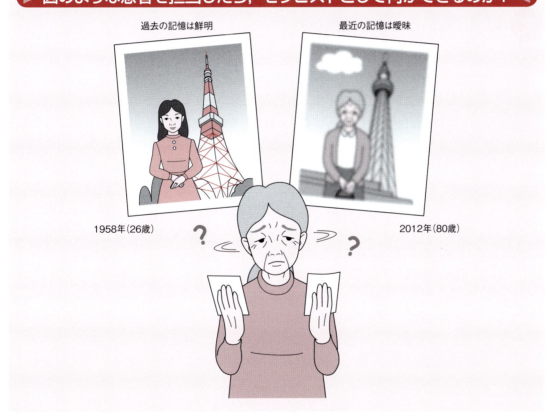

昔のことはよく覚えているのに（遠隔記憶），最近のことを覚えていない（近時記憶），覚えていることで事実と異なる話をしてしまう（作話）．作業中に，ついさっき聞いたこと，見たこと，やったことを忘れてしまう（作業記憶）．約束や予定を忘れるため，スケジュールの管理ができない（展望記憶）．その一方で，繰り返せば身体で覚えることがで

きる(手続き記憶).

　これらは記憶に障害を有する患者でよく認められる現象であるが，それぞれの現象には異なった種類の記憶が関連している．このような患者を担当した時には，適切な検査を用いて記憶障害のパターンや程度を把握し，何が障害され，何が保たれているのかを整理して，リハビリテーションアプローチを組み立てていく必要がある．

1 記憶障害とは？

　記憶とは，新しい経験が保存され，その経験が後になって，意識や行為に再生される心的過程と定義される[1]．ものを覚える過程を符号化，それを一定期間忘れ去らないように保持する過程を貯蔵，ある時に，それを意識的もしくは自動的に思い出す過程を検索と呼ぶ．思い出した情報は，再度，記銘と保持が繰り返されるが(再符号化)，その際に，記憶内容が強調されたり，加工が施されたりする．このような一連の情報処理のどこかに問題が生じると，日々の体験を蓄積することが困難になる．これが健忘症である．

2 記憶にもいろいろな種類がある

1. 記憶している時間による分類

　心理学による分類では，記憶は，情報が脳にとどまっている時間に応じて，短期記憶と長期記憶に区分される(本来，感覚記憶も含まれるが，ここでは触れない)．短期記憶は10秒程度保持され，何もしなければそのまま消えてしまう．またそこに保持できる容量にも限界がある．短期記憶内の情報は，繰り返し意識にのぼらせること(リハーサル)で，長期記憶となる．この記憶は，数分から数年，あるいは一生にわたって保持され，容量には限界がないとされる．一方，神経学による分類では，短期記憶を即時記憶と呼び，長期記憶は保持される時間が数分から数時間程度の近時記憶と，これよりもはるかに長く保たれる遠隔記憶に区分されるのが一般的である．

2. 生活時間の流れに沿った分類(図1)[1]

1) 過去から積み上げられてきた記憶

　われわれは，生まれてから現在に至るまでの日々の経験を，自己の財産として長期記憶に蓄え続けており，普段は意識に上らないものも含めると，そこに貯蔵されている情報は膨大な量になる．過去から積み上げられてきた長期記憶は，その情報のタイプから，手続き記憶と陳述記憶に二分される．手続き記憶とは，運動的熟練や，技術，日常生活行動における習慣など，意識に浮上しない形で，行動や反応に，結果が現れてくる記憶のことをいう．一方，陳述記憶は，視覚的・聴覚的なイメージや言語などとして意識に浮上し，何らかの形で表現でき，陳述できる記憶である．後者はさらに，エピソード記憶と意味記憶に分けられる．エピソード記憶は，時間や場所の情報が付随した個人的な「思い出」に相当するもので，思い出す際に，自分が経験したものとしての想起意識を伴う．一方，意味記憶は，個人的な時間や場所の情報が付随しない「知識」に相当する記憶である．意味記憶では，内容は思い出せるが，どのようにしてその内容を覚えたのか，そのときの状況は思い出せない．また，思い出す際には，自分が経験したものという想

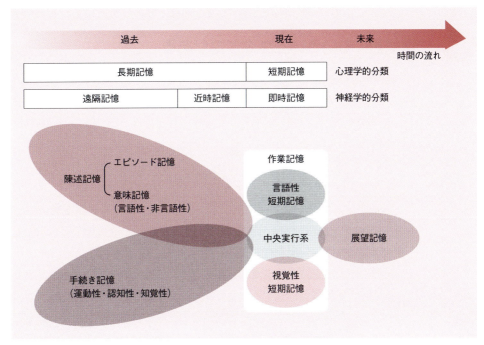

図1 時間の流れに沿った記憶の分類
(山鳥 重：記憶と生活．記憶の神経心理学．山鳥 重，彦坂興秀，河村 満，他（編），p175，医学書院，2002より許諾を得て改変し転載)

起意識を伴うこともない．意味記憶については，記憶すべき情報の様式の違いに基づいて，言語性意味記憶と，図形の記憶や物体の空間的配置などの非言語性意味記憶に細分することもできる．

2) 現在の意識を作り上げている記憶

　例えば，本を読む場合，情報を頭にとどめるだけではなく，その情報がどのような意味なのかを長期記憶から瞬時に探してくるような処理が頭の中で行われなければ，本を読み進めていくことはできない．当座の認知活動を達成するために，一定時間情報を保持し，そこに何らかの情報処理を加える機能を併せ持つ心的過程を作業記憶と呼ぶ．認知活動の素材となる記憶は短期記憶であり，処理を行っているのは中央実行系と呼ばれるシステムである．中央実行系は，意識に常駐して，短期記憶と長期記憶（意味記憶）のやりとりを管理しながら，刻々と変化する状況に即応する現在進行形の認知活動を支えている．作業記憶は，われわれの今現在の意識を作り上げている心的活動といえる．

3) 近未来に予定した行動を駆動する記憶

　日常生活を円滑に行うためには，ある時刻に予定していた行動を，その時刻になったらタイミングよく思い出して実行に移すというスキルがとても大事になるが，このような役割を果たしているのが展望記憶である．この場合，予定した行動を，ずっと意識にとどめておいて実行するのではなく，何か別の用事を行っている間に，一旦は意識しない状態になり，その時刻が近づいたときに，再度それをタイミングよく想起できることが重要である．展望記憶における一連の認知活動には，自発性や計画性といった，記憶

3 記憶障害にもいろいろなタイプがある

に収まりきらない要因も関与している可能性が指摘されている．

1．純粋健忘症候群

記憶に限局された障害を呈し，以下の徴候からなる．

a）前向健忘：発症時以降に起きた体験を覚えることができない．数唱は良好で，即時記憶は全く正常だが，これよりも保持時間が長く，さらにその間に干渉が入る近時記憶の課題では障害が著しい．このようなエピソード記憶の障害とは対照的に，手続き記憶の学習は保持される．

b）逆向健忘：発症時点を境として，それよりも前の出来事を思い出すことができない．一般に，発症時に近い過去の追想は悪いが，遠い過去のことはよく覚えており，追想の障害に時間的勾配が存在する．

c）知的能力の保持：記憶障害が存在していても，知的能力は水準以上に保持されている．自己の記憶障害に対する洞察も保たれている．この型の健忘は，海馬を含む両側半球（時に左半球のみでも生じる）の側頭葉内側面の損傷で生じるが，間脳（乳頭体と視床）の病巣でも報告例がある．

2．コルサコフ症候群

前向健忘，逆向健忘が認められる点は，純粋健忘症候群と同じであるが，現在の日付や自分のいる場所の認識ができなくなる見当識の障害が強く，単なる健忘症状では説明がつかない状況に対する判断の障害と考えられるものも少なくない．以下の徴候は，純粋健忘症候群には認められない，この症候に特有のものである．

a）作話：事実にないことを話す．近時記憶を問いただす質問で誘発され，その場その場の会話の当惑を埋めるような形の当惑作話と，当座の穴埋めではおさまりきらずに，勝手に発展して妄想に近い形を取る空想作話とがある．

b）精神状態の変化：記憶障害に対する洞察を欠き，深刻に悩むことがない．周囲からの働きかけがないと，終日ぼんやりと過ごしてしまう自発性の低下を呈する場合も多い．知的機能についても，正常範囲の例と，そうでない例とがあり，群全体としてみると，知能が保たれているとは言い難い．コルサコフ症候群は主として間脳正中部の損傷で生じる．前脳基底部が損傷されても類似の症状がみられるが，コルサコフ症候群とは記憶障害の発現機序に違いがあるとの指摘がある．

MEMO ▶作話と妄想

作話の中でも，内容が当座の穴埋めに限らず，勝手に発展して空想に近い形をとる空想作話は，妄想との異同が問題になる．表1に両症状の相違点をまとめた[2]．

MEMO ▶前脳基底部健忘

前頭葉腹側面の内側後方から大脳基底核前方に及ぶ前脳基底部領域の損傷で，前向性健忘，逆向性健忘，作話を伴う健忘症状が生じる．側頭葉や間脳の病巣による健忘とは異なり，個別的な事実は比較的覚えている．ただ，それらの相互関係や，いつ，どこでといった文脈情報が失われてしまうので，まとまったエピソードを形成せずに，バラバラの記憶の断片として想起されるのが特徴である．

3．頭部外傷後遺症による健忘症状

交通事故，転倒，転落などによる頭部外傷後には，記憶障害を呈することが多く，外

表1 作話と妄想の違い

	作話	妄想
内容への執着	弱い	強い
一貫性	内容が変動する	内容が一貫している
持続性	一時的	持続的
内容の特徴	誇大的な発言を認めることはあるが，被害的感情をもつ内容が出現することは少ない	猜疑心や被害感，その反対に過剰な自信などを伴い，さまざまな情動が密接に関係している
話している時の態度	無関心	焦燥感や攻撃性を示すことが多い
神経生物学的基盤	前頭葉の異常が中心	大脳新皮質(例えば右前頭葉の機能障害)に大脳辺縁系の異常が加わる

(仲秋秀太郎，三村 將：作話と妄想．こころの科学．138：71-77，2008より引用して作表)

傷後健忘という用語が用いられる．ごく軽症な例では一定期間を経過すると回復するが，前頭葉底部や側頭葉などの脳挫傷の好発部位に損傷をきたした場合や，びまん性の外傷性脳損傷の場合には，持続的な記憶障害を残す．記憶障害としては，前向健忘と逆向健忘がみられるが，コルサコフ症候群を呈することもある．頭部外傷後遺症による健忘症状において特徴的なのは，単に記憶の障害だけではなく，注意や遂行機能などの認知機能における障害や，退行的な言動や感情コントロールの低下など行動面における障害を随伴しやすいことにある．

4. 意味記憶障害

今までに述べてきた記憶障害は，いずれも，発症時前後のエピソード記憶に障害を呈するが，生涯の初期に獲得した意味記憶が冒されることはない．一方，ここに述べる意味記憶障害では，発症前に獲得した事物についての意味記憶(概念)そのものの喪失が中心的な症状となる．生物に属する事例(動植物など)では障害が著しいが，非生物に属する事例(道具や乗り物など)では障害はないか，あっても軽度という様相を呈する例，あるいはその逆の乖離を呈する例などが報告されており，意味記憶の障害のされ方がカテゴリーによって異なる場合がある．障害は意味記憶に選択的に生じ，エピソード記憶は保持される．責任病巣は，両側半球もしくは左半球の側頭極から下部側頭葉近傍に推定されている．

4 記憶障害をどのように検査するか

現在，日本語で入手可能な記憶検査一覧と，それぞれの検査に関連する記憶の種類を**表2**に示した．

ウェクスラー記憶検査(WMS-R)は，即時記憶と近時記憶を，言語性刺激と視覚性刺激に分けて検査するため，刺激素材による成績の比較(言語性即時記憶vs視覚性即時記憶，言語性近時記憶vs視覚性近時記憶)が可能である．また，記銘後，ごく短時間の遅延で再生する条件(即時記憶と即時記憶よりの近時記憶が含まれる)と，30分の遅延後に再生する条件(近時記憶)での成績の比較もできる．WMS-Rでは，作業記憶に関連す

表2　記憶検査の種類

	検査名	関連する記憶の種類			
		即時記憶	近時記憶	展望記憶	作業記憶
総合的記憶検査	日本版ウェクスラー記憶検査（WMS-R）	○	○		○
	リバーミード行動記憶検査		○	○	○
言語性記憶検査	三宅式記銘力検査		○		
	有意味・無意味綴り言語記憶検査（MMS）	○	○		
	Rey聴覚言語性学習検査（AVLT）		○		
視覚性記憶検査	ベントン視覚記銘力検査		○		
	Rey（Taylor）複雑図形検査	○	○		
実験的記憶検査	リーディングスパンテスト				○
	ブザー課題			○	

　る課題も含まれており，150字ほどの物語を聞いて，あらすじを理解しながら頭にとどめなければならない論理的記憶検査は，情報の保持機能と処理機能の両方を備えた作業記憶への負荷の高い記憶課題とされる[3]．この課題は，認知症と正常の中間の状態とされる軽度認知障害（MCI）の検出にも優れていることが指摘されている[4]．WMS-Rの問題点は，並行検査がないために，継時的変化を追うための反復施行で，検査自体の学習効果を排除できない点にある．すなわち，WMS-Rは，単発の施行で記憶障害の性状を総体的に把握することに適した検査といえる．

　リバーミード行動記憶検査は，より日常的な記憶を重視しており，とくに日常生活に支障をきたすことが大きい展望記憶障害に関する課題を含んでいる点に特徴がある．4つの並行検査が用意されていて，繰り返しの実施に耐えうるため，記憶障害の継時的変化も追いやすい．セラピストがたどった道順を，実際に移動して再生させる道順の記憶検査も，記憶障害に対して比較的感度の高い課題ではあるが，移動が自力では困難な患者には実施が困難であり，結果の整理の際に，解釈の指標となる総得点を算出できない点が難点となる．

　以上の検査は，記憶の諸側面を総合的に評価するため，実施に時間がかかり，被検者の負担も大きいが，より簡便に行える検査もある．言語性の記憶検査としては，7つの並行検査があり，記憶障害の改善や増悪などの経過観察に適している有意味・無意味綴り言語記憶検査（MMS），日本において開発された伝統的な記憶検査である三宅式記銘力検査，Rey聴覚言語性学習検査（AVLT）がある．三宅式記銘力検査については，石合らを中心に改訂作業が進められ，2014年に「標準言語性対連合学習検査」が完成した．標準化のための標本には，年齢，性別，地域別に適切な被検者が割り当てられ，厳密な標準化が施されるため，今後は記憶障害のスクリーニングとして第一選択の検査になることが予想される．

　視覚性の記憶検査には，ベントン視覚記銘力検査と複雑図形検査がある．前者には，刺激図形を「丸」「三角」のように言葉で符号化できる図版が含まれており，再生までの時

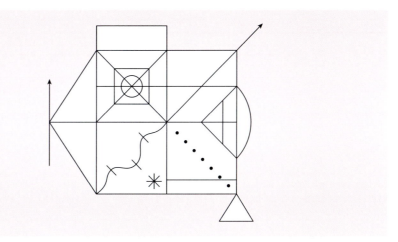

図2 Taylorの複雑図形
(Spreen O, Strauss E：Rey-Osterrieth Complex Figure Test. A Compendium of Neuropsychological Tests. p 160, Oxford University Press, New York, 1991 より引用)

間も短いため，視覚性の近時記憶を測定する検査としてはやや問題がある．その点，複雑図形は図版の言語化が難しく，遅延再生するまでの時間を3分以上としているため，検査としては，こちらのほうが優れている．ReyとTaylorの2種類の図版があり，並行検査として使用することも可能である．Reyの図版は，他書にも掲載されているので，ここではTaylorの複雑図形(図2)と採点判定用紙(図3)を示した[5]．

リーディングスパンテストは作業記憶，ブザー課題は展望記憶の実験的検討に用いられた課題であるが，検査刺激と健常者の成績を文献から入手できるので，記憶障害の患者にも適用可能である．作業記憶，展望記憶ともにそのパフォーマンスには何らかの形で前頭葉の機能が関与している可能性が指摘されている．失語症患者(多くは健側である右手の麻痺も伴っている)に実施できる記憶検査はかなり限られる．失語症の影響をできるだけ排除でき，患者にとって負担の少ない検査としては，患者が見ている前で，5つの物品を部屋のどこかに隠し，5分間の経過の後に，隠した場所を示すように求める検査である．正答数が3個以下の場合は，記憶に障害があることが示唆される[6]．

脳損傷後に記憶障害を伴う場合，純粋健忘症候群のような記憶障害のみを呈する例はむしろ稀であり，通常は，さまざまな認知機能の低下を随伴している．記憶障害のリハビリテーションを組み立てるうえでも，認知面の評価は不可欠であり，記憶障害の影響をできるだけ排した検査を用いることで，記憶機能の範囲外に及ぶ障害の有無についての情報を得ることができる．スクリーニングテストとしては，Raven色彩マトリックス検査・standard progressive matrices(知的機能)，仮名ひろいテスト・trail making test(注意)，前頭葉機能検査：FAB・ストループ検査・ウィスコンシンカードソーティングテスト：WCST・流暢性検査(遂行機能)が，ディープテストとしては，WAIS-Ⅲ(知的機能)，標準注意検査法：CAT(注意)，遂行機能障害症候群の行動評価：BADS(遂行機能)などが妥当であろう．

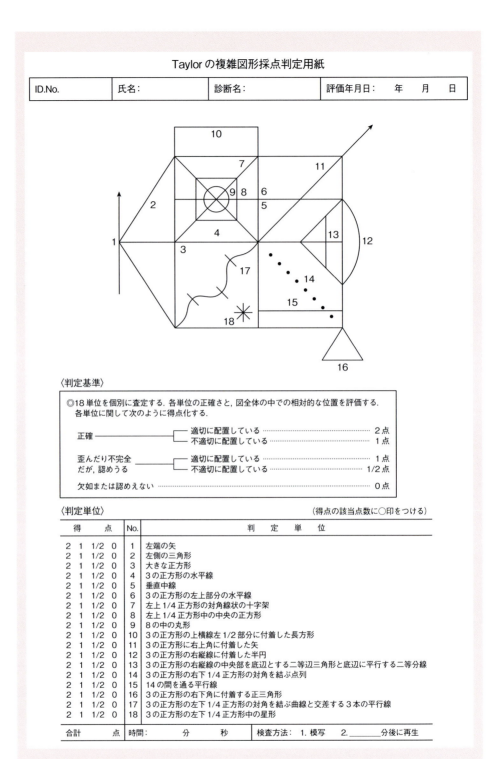

図3 Taylorの複雑図形採点判定用紙
(Spreen O, Strauss E：Rey-Osterrieth Complex Figure Test. A Compendium of Neuropsychological Tests. p 160, Oxford University Press, New York, 1991より引用，鹿教湯病院訳)

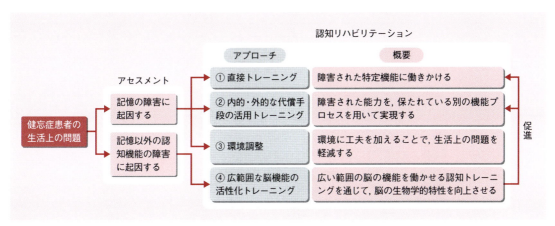

図4 健忘症状に対する認知リハビリテーション

MEMO ▶ リーディングスパンテスト[7, 8]
『文章を一文ずつ提示しますので，下線の箇所を覚えてください』と教示して，「一番下の弟が，まぶしそうに目を動かしながら尋ねた」「さまざまな工夫を凝らして，西洋の言葉を学ぼうとした」「彼は，人々の信頼に答えようとした」を順に提示していく場合は短期記憶の検査である．一方，『文章を一文ずつ提示しますので，声に出して読み上げながら，下線の箇所も覚えてください』と教示して，同じ課題を行った場合は作動記憶の検査となる．これが，音読しながら，同時に標的語も記銘・保持しなければならないリーディングスパンテストという検査である．音読処理が負荷となり，記銘と保持を妨害する仕組みになっており，資源削減状況の中で，どれだけ標的語を再生できたかで，被検者の作業記憶の容量を表す．

MEMO ▶ ブザー課題[9]
「ブザーが鳴ったら手を叩いてください」とあらかじめ被検者に教示しておいて，20分後にブザーを鳴らす．ブザーが鳴った時点で被検者が何らかの行動（間違っていてもよい）をした場合は，『何かやるべきことがあった』という存在想起が可能であったとする．何もしようとしない場合に，「何か忘れていませんか」「ブザーが鳴ったら何かしなければなりませんでしたね」といった手がかりを順に与えて，いずれかの手がかり後に正しい動作を行った場合には，『その内容がなんであったか』という内容想起が可能であったとする．とくに存在想起は，想起の自発性やタイミングといった展望記憶の最も重要な特徴と考えられている．

5 記憶障害のリハビリテーション（「脳トレ」「メモ取れ」「枠はめ」トレーニング*）

　　　　図4には，病院で実施される代表的な記憶障害に対するアプローチの一覧を示した．歩行に対するリハに当てはめると，「直接トレーニング」は麻痺肢に働きかけて麻痺自体を改善させるアプローチ，「代償手段の活用トレーニング」は，杖を有効に活用して麻痺による歩行困難を補うアプローチ，「環境調整」は移動空間の段差や障害物をなくすバリアフリー化，「広範囲な脳機能の活性化トレーニング」は，広い範囲の身体を動かす体操を通じての体力の向上にそれぞれが該当すると考えられる．

　　記憶障害に対する直接トレーニングでは，記憶課題の反復練習を通じて，損なわれた記憶そのものを強化しようとする直接刺激法，いわゆる「脳トレ」が行われる．ドリル型教材を用いた直接刺激法については，有効性自体を疑問視している研究者も少なくな

---

*名称は神奈川リハビリテーション病院の林恵子氏との私信による

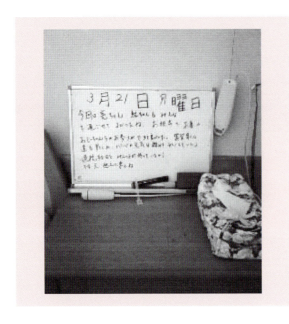

図5 構造化の例①
家族やセラピストからの伝言を記入したホワイトボード.

い．ただし，実際の現場では，直接刺激法の効果はともかくとしても，このような教材を用いた認知リハ自体にはメリットも多いと考えている．例えば，ルーチンとして行われる記憶検査では明らかにならなかった患者の情報が，教材を用いた認知リハを実施していく中で得られることがある．また，トレーニング中に現れる誤りを，その場で即座に指摘することができ（すなわち記憶障害があっても，どこが間違っているかを弁別できる），同時に解決に向けた具体的指導を行うことが可能となる．これによって障害への気づきを高め，対処法を考える継続した心理面接へとつなげることもできる．

　記憶力自体は回復する例と回復しない例がある．ただし，回復しない場合でも，代償手段を用いて記憶障害をカバーするテクニックを身につけることができれば，それは記憶障害が治ることと同等の意義をもつ[10]．代償手段の活用トレーニングには，患者の残存している能力を利用して，新たな記憶方略を獲得させるトレーニング（内的記憶方略）と記憶障害を補償する道具の使用（外的補助法）が含まれる．内的記憶方略では，視覚的イメージの利用や意味的精緻化，情報を小分けにしたり系統立てて覚える，キーワードや語頭音をヒントに想起する，リハーサルなどが，とくに軽い記憶障害を有する患者で一定の効果をおさめているが，それを適用できる範囲と患者が限られてしまうという難点がある．そのため，日常生活上に支障をきたすような重症な健忘症患者では，実際的見地からは，退院した後も使えるように市販の日記型手帳を購入してもらい，それを備忘録として活用する外的補助法が奨励されることが多い．記憶障害を明確に自覚している純粋健忘症候群の患者では，日常生活の中で，すでに患者自らが手帳を持ち歩いている場合が多く，それを備忘録として日常生活に定着させることは，さほど困難ではない．一方，コルサコフ症候群や外傷性健忘のように，記憶障害以外にも，注意や遂行機能の障害，自発性の低下などを随伴している場合には，それらの影響で，備忘録の記載や活

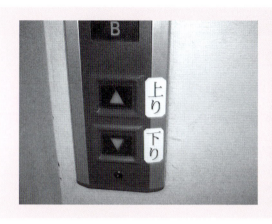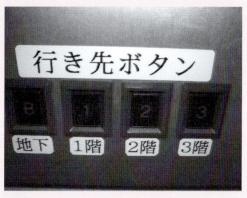

図6　構造化の例②
エレベーターボタンに貼り付けた使用補助メッセージ．

用が十分身に付かないままに終わってしまうことが少なくない．したがって，このような症例に対しては，備忘録の獲得と定着に向けて，組織だった練習（いわゆる「メモ取れ」トレーニング）が必要になる．

　環境調整では，病棟や病室のベッド周りの環境に手を加えて，記憶障害があっても日常生活にうまく適応していけるような構造化と呼ばれる援助を行う．一例として，部屋の出入り口に目印を付けたり，床頭台の目のつくところに，日付や注意書き，家族からのメッセージを書いたホワイトボードを置いたり（図5），あるいはタンスの中身や物を置く場所の指定，機器の使用法（図6）などを紙に目立つように書いて貼り付けたりにすることで，記憶の負担を軽減する．また健忘症患者は，変化の少ない決まり切った環境の中でのほうが，比較的円滑に生活を行うことができる．毎日のスケジュールを固定し，それに従った規則的な生活を促し，徐々に入院生活の枠に収まるよう働きかけていく（「枠はめ」トレーニング）．とくに病初期の患者を対象とした回復期リハでは，記憶障害のみを呈する例はむしろ稀で，その多くがさまざまな認知機能の低下も随伴している．したがって，記憶障害を標的としたアプローチに，広範囲な脳機能の活性化トレーニング（「脳トレ」）を併用させる意義は大きい．認知トレーニングを通じて脳の生物学的特性を向上させることが，その後の代償手段や適応的行動の獲得の基盤になっていく．**表3**には，参考資料として，鹿教湯病院の心理科で用いている認知教材の一覧を示した．いずれも市販されているか，もしくはホームページでの利用が可能なものである．*を付けた課題は記憶障害，それ以外は他の認知機能のトレーニングに用いることができる．

　以上，記憶障害に対する認知リハビリテーションを概説してきたが，記憶障害やその対処法などの改善を目指すアプローチ（脳トレ・メモ取れ）を優先させるか，それとも，外的環境の調整と構造化を主体とした日常生活への適応を重視するアプローチ（枠はめ）を優先させるかは，記憶障害の性質や重症度，随伴症状，般化の能力，発症からの経過，患者の年齢などを考慮して決めていくことになる．

表3 認知リハビリテーションの教材例(*は記憶トレーニングに用いる教材)

種類	名称			発売元
ジグソーパズル	らくらくパズル			APPLEONE
	板パズル			ジグソークラブ
	板パズル（教育シリーズ）			
	ステップアップジグソーパズル			KUMON
	くもんの日本地図パズル			KUMON
立体構成	Make 'n' Break			Ravensburger
	考える積木			エド・インター
	賢人パズル			エド・インター
	立体的つみき例題集(A〜C) （キューブつみき・レンガつみき）			北山こども教育研究所（おもちゃ箱イカロス）
積木模様構成	コース組み合わせテスト			三京房
	ニキーチン模様づくりカード・模様づくり(小)			ブラザー・ジョルダン社
	立体くみかえパズル			エド・インター
	ライン・エクササイズ			ニチガンオリジナル
	遠近画法によりカラー立方体デザイン集 3センチカラー立方体			日本DLM
	DE-ON			KUMON
	キューブパズル 9駒・15駒			アポロ社
平面模様構成	小型寄せ木模様カード集Ⅰ・Ⅱ・Ⅲ 小型寄せ木ブロック			日本DLM
	木製タングラム ちえしぼり			エド・インター
	ポリックス			幻冬舎
	アボロ			おもちゃ箱イカロス
	幾何マグネ			エド・インター
	図形モザイクパズル			KUMON
	CAB(認知能力伸長検査)			田研出版
バランスゲーム	ジェンガ			トミーダイレクト
	木製 板のせ			平和工業
	木製 樽のせ			
	木製 グラグラス			
ドリル	点描写	くもん式 うつしえ		くもん出版
		天才ドリル		ディスカバートゥエンティワン
		さんすうパズル		KUMON
	迷路	くもん式 めいろ		くもん出版
		親子で迷路		保育社
		迷路パラダイス		主婦の友社
		くもん式 新めいろ1〜3集		くもん出版
	視覚探索	ウォーリーを探せシリーズ		フレーベル館
		ねだんのえほん		くもん出版
	脳損傷のリハビリテーションのための方法シリーズ	頭が働く練習帳		新興医学出版
		見る注意力の練習帳		
		聞く注意力の練習帳		
		記憶の練習帳*		
	理解できる高次脳機能障害シリーズ	脳の障害と向き合おう*		ゴマブックス
		家庭でできる脳のリハビリ 注意障害編		

表3 認知リハビリテーションの教材例（*は記憶トレーニングに用いる教材）

種類	名称		発売元
ドリル	理解できる高次脳機能障害シリーズ	記憶のリハビリ*	ゴマブックス
		前頭葉のリハビリ	
	わくわくドリルシリーズ	脳を鍛えるわくわくドリル*	
		記憶力を鍛えるわくわくドリル*	
	右脳IQ開発シリーズ	子供の右脳IQドリル　初〜上級編	学研
	学習療法ドリル	読み書き　A・B・C	
		脳を鍛える大人の音読ドリル	くもん出版
		脳を鍛える大人の計算ドリル	
	フロスティッグ視知覚能力促進法	初級〜上級用	日本文化科学社
	きくきくドリル	初級用・ブック1〜3*	文英堂
	タスクによる楽しい日本語の読み		専門教育出版
	漢字博士　いきもの博士		くもん出版
	コグトレ みる・きく・想像するための認知機能トレーニング*		三輪書店
	生活密着型 脳トレドリル①		QOLサービス
	まちがい探し		大泉書店
CD-ROM	教材による認知リハビリテーション*		永井書店
	認知機能回復のための訓練指導マニュアル*		メディカ出版
速聴	脳がみるみる若返る速聴ドリル*		きこ書房
神経衰弱	VEHICLES MEMORY		Ravensburger
ゲーム	Final Work Out 集中力		学研トイズ
	やってミラー		カネキチ
メモリーノート	M-メモリーノート*		エスコアール
高度な認知的ゲーム	ハノイの塔		ハナヤマ玩具
	オセロ		
	囲碁		
	将棋		
パソコン教材	七田式右脳トレーニング	高める集中力	インターチャネル
		高める判断力	
		高める記憶力*	
	昭和の脳トレ 想い出体操	青春編*	インターチャネル・ホロン
		旅情編*	
	記憶フラッシュ*		日本能力開発学院
	しっかり見よう		理学館
インターネット	IT講習会支援サイト	(http://www.naruhodo.net/it/)	
	e-typing	(http://www.e-typing.ne.jp)	
	キッズ@nifty	(http://nifty.com/)	
	プチゲーム	(http://:/www.p-game.jp/)	
	OCTくんインターネット教材	(http://oct-kun.net/contents.html)	
	いつでもどこでも認知リハ	(http://reha.heteml.jp/)	
その他	すうじ盤100		KUMON

> **POINT** 教材を用いた認知トレーニング
> 臨床現場で用いる教材選択については，以下の点に留意する．① 適切な難易度であること．教材の適否についてこまめにチェックすることが重要．② 教材自体に面白味があり，患者の遂行に，ある種の「のり」が感じられるもののほうがよい．③ 可能であれば，患者本人の好みを取り入れることも必要になる．好まない教材よりは，好む教材で良好な反応が得られることは多い．

6 ADVANCED LEVEL ▶ 障害の気づき（アウェアネス）へのアプローチ[11]

気づき（アウェアネス）を促進させる方法としては，① 知的理解の促進：心理検査結果のフィードバックなどの高次脳機能障害についての心理教育を通じて頭で理解させる．② 体験的理解の整理：実際場面で結果をフィードバックし，認識のギャップを指摘・修正する．頭で理解したことを，失敗体験と結びつけることで，さらに理解を深める．③ 障害の実感：模擬作業などの実際の仕事に近いことを練習するなかで，障害を実感し，いろいろと補償行動を試みることで，「こうすればできる」というプロセスを学習する，という3つの段階がある．

とくに復学や復職を目指すケースでは，身近にいる支援者の存在が鍵となる．入院中に，実際の学校や職場への「リハビリ登校」や「リハビリ出社」の期間を設けると，当人たちの気づきや，本人を取り巻く周囲の理解が促進され，問題点に対する対策を講じるための効果的なアプローチが可能となる[12, 13]．その際，患者の症状の特徴や対処法，配慮を依頼する点を「身体面」や「精神面」に分類してまとめたナビゲーションブック（私の取扱説明書：図7）を，障害特性に応じた適切な支援を得るためのツールとして活用する．このナビゲーションブックを患者とセラピストが協同して作成することで，患者自らが気づいている特徴を明確にするとともに，客観的に把握された特徴についても理解が深まるような支援が可能となる．

7 認知症の記憶障害に対する対応

記憶障害は，認知症の中核的症状であり，記憶の諸側面に現れる障害の特徴を理解してケアをしていく必要がある．

即時記憶：認知症の初期には障害されない．ただし，進行すると，即時記憶も低下していくので，言葉かけは1文節ずつ分割して与える（例「リハビリですから体育館に行きましょう」→「リハビリですよ」（うん）「体育館に行きましょうか」）．

作業記憶：認知症では，何かメインの行動をしながら，一方で，記憶をいつでも思い出せるように頭の片隅にとどめておくことが難しくなる．この場合は，情報の保持と処理を分割して，どちらかを周囲が補助することで，頭の作業の負担を減らす工夫をする（例えば，電話をかける場合，セラピストが電話番号の数字を1個1個読み上げて，患者にはボタンを押してもらうなど）．作業については，1つずつ順番に片付けられるように段取る．

近時記憶：他の作業を行っている最中に，一旦は脳裡から消えているが，数分から数

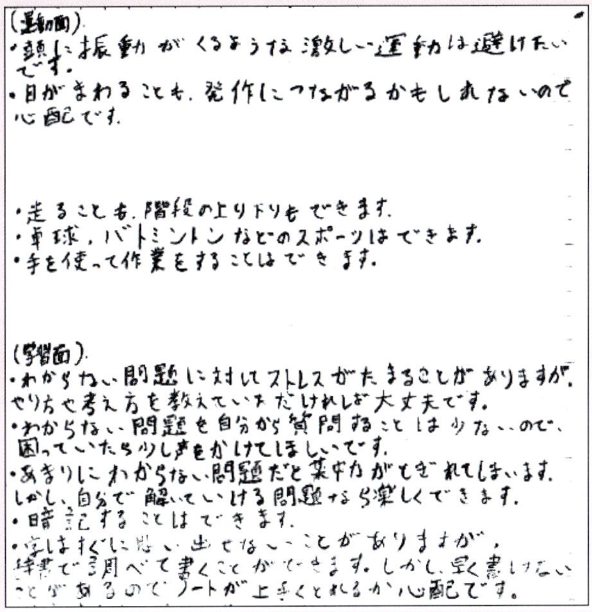
(運動面)
・頭に振動がくるような激しい運動は避けたいです.
・目がまわることも, 発作につながるかもしれないので心配です.
・走ることも, 階段の上り下りもできます.
・卓球, バドミントンなどのスポーツはできます.
・手を使って作業をすることはできます.
(学習面)
・わからない問題に対してストレスがたまることがありますが, やり方や考え方を教えていただければ大丈夫です.
・わからない問題を自分から質問することは少ないので, 困っていたら少し声をかけてほしいです.
・あまりにわからない問題だと集中力がとぎれてしまいます. しかし, 自分で解いていける問題なら楽しくできます.
・暗記することはできます.
・字はすぐに思い出せないことがありますが, 辞書で調べて書くことができます. しかし, 早く書けないことがあるのでノートが上手くとれるか心配です.

図7　就学支援に用いたナビゲーションブック

患者が復学において希望すること, 運動面・学習面で, できること・不安に思うこと・対処法(例, 字はすぐに思い出せないことがありますが, 調べて書くことができます)とリハスタッフから学校の先生への情報提供(例, ノートを取ることに集中すると, 話を聞き逃してしまう恐れがあります. 授業内容が聞き取れているか確認をお願いします)が整理されている. リハビリ通学時には, 家族・学校・病院スタッフの日々の情報交換のための連絡ツールとしても用いる.

時間程度経過しても, 再び思い出すことができる記憶は, 認知症では比較的早期より障害される. 周囲の環境に対して情報の可視化(見える化)の工夫を施す. 認知症があっても, 体験の中で, 情動を感じた記憶は残りやすいので, 今の状況を心地よいものにしていくとともに, ネガティブな感情が残らないように, 忘れたことをやかましく指摘しない.

遠隔記憶：過去に自分に起こったことや過去に起こった社会的出来事に関する記憶は, 何度も繰り返し思い出しているような記憶なので, 認知症の初期にはほとんど障害されない. 認知症が進行すると, 近い過去の記憶から失われていき, 今現在の意識が, その追想可能な時点に戻ることがある. その場合は, 過去に生きていることを受容し, 関わりをもつ際に, 生きている時代を同じにする.

手続き記憶：運動やスキルの記憶. 練習すると, 運動を覚えて, その運動が上達するという, 身体で覚える記憶は認知症では障害されにくい. 残存している手続き記憶を利用した課題の導入を考える.

8　症例提示[14)]

前交通動脈瘤の破裂によるくも膜下出血では, 記憶障害や作話, 病識の低下などの認知障害が高頻度に出現し, 前交通動脈症候群(anterior communicating artery syndrome, AcoA syndrome)とも呼ばれる. 比較的若い人の症例が多いにもかかわらず, 認知障害は, 通常の脳出血や脳梗塞と比べて重篤な場合が多い. 同じく記憶, 注意, 遂行機能といった障害が現れやすい脳外傷例とも類似した経過をたどることが多く, 認知障害に対する治療的アプローチ, 家族指導, 社会資源の活用などが適応に向けて重要に

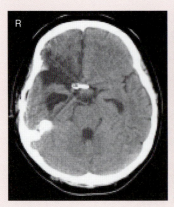 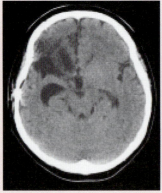 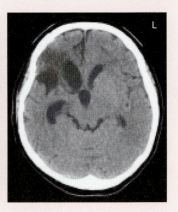

図8 症例のクリッピング術後のCT像
軽度の脳室拡大と，右前頭葉の虚血巣の拡大を認める．
(平林 一：認知障害例．必携 臨床心理アセスメント．小山充道(編)，p 470，金剛出版，2008より引用)

なる．

●症例(40歳代女性，右利き，大卒，幼児・児童の塾講師)

1) 現病歴

X年5月，頭痛と嘔吐で発症．トイレで倒れているのを家人に発見された．救急車で近くの脳外科病院に搬送され，くも膜下出血と診断．翌日，前交通動脈瘤に対してクリッピング術が施行された．術後に左片麻痺と意識障害が出現．その2週間後にリハビリが開始された．認知機能の低下が著明で，基本動作や歩行にも介助を要し，さらなるリハビリのために，X年7月に鹿教湯病院回復期病棟に転院した．

2) 既往歴

16歳の時に高血圧症を指摘されたが放置．発症5年前くらいから頭痛をしばしば訴えた．

3) 入院時神経学的所見

視力，聴力は正常．構音・嚥下障害なし．顔面を含む左片麻痺(Br-Stageは上肢4，手指5，下肢3)，表在覚と深部覚の低下，左腱反射の亢進が認められた．立位は監視，歩行は軽介助．食事は自立していたが，それ以外の基本的日常生活活動(基本的ADL)には全般に介助を要し，入院時のFIM(functional independence measure)は54/126であった．

4) 画像所見

術前のCTでは，くも膜下出血以外に右前頭葉に小さい脳梗塞を，術後のCT(図8)では，軽度の脳室拡大と右前頭葉の虚血巣の拡大を認めた．

5) 入院時神経心理学的所見(表4左)

【面接所見(覚醒状態，検査態度など)】意識清明．ぼんやりとした表情で，頭位はしばしば右方向を向き(右向き徴候)，検者よりも右の壁を見て話をしていることが多い．それを指摘してもとくに悪びれる様子はない．検査には応じるものの，正しく答えられな

表4　トレーニング前後での神経心理学的検査結果

知的機能		トレーニング前（発症後2ヵ月）	トレーニング後（発症後7ヵ月）
WAIS-R	言語性IQ	91	93
	知識	8	10
	数唱	9	12
	単語	9	10
	算数	6	5
	理解	10	7
	類似	9	9
	動作性IQ	63	116
	絵画完成	6	12
	絵画配列	2	9
	積木模様	6	15
	組合せ	7	14
HDS-R		21/30	28/30
mini-mental state		23/30	25/30
Raven色彩マトリックス		34/36	33/36
視空間・構成			
behavioural inattention test		139/146	143/146
コースIQ		76	124
記憶			
WMS-R	言語性記憶	57	87
	視覚性記憶	85	95
	一般的記憶	60	93
ベントン視覚記銘検査（正答数）			8
ベントン視覚記銘検査（誤謬数）			3
注意			
仮名ひろいテスト（正答数）		24	52
仮名ひろいテスト（ヒット率）		47%	87%
WMS-R　注意/集中力		94	103
数唱（順唱）		91パーセンタイルポイント	91パーセンタイルポイント
数唱（逆唱）		66パーセンタイルポイント	87パーセンタイルポイント
視覚性記憶範囲（同順）		14パーセンタイルポイント	12パーセンタイルポイント
視覚性記憶範囲（逆順）		8パーセンタイルポイント	14パーセンタイルポイント
遂行機能			
BADS標準得点		80	86
WCST達成カテゴリー数		6	
WCST数ネルソン型保続		0	
FAB			17/18
trail making　パートA		22秒	15秒
trail making　パートB		25秒	19秒
ハノイの塔		3リングの移動が不可	6リングの移動が可
基本的日常生活活動（基本的ADL）			
FIM	総得点	54/126	107/126
	運動項目	35/91	77/91
	認知項目	19/35	30/35

（平林　一：認知障害例．必携 臨床心理アセスメント．小山充道（編），p471，金剛出版，2008より引用）

くても悩む様子はみられず，深刻さの欠如がみられる．自己の認知障害についての病識も不十分であった．

【知能】WAIS-Rにて言語性IQが91，動作性IQが63．言語性知能は正常範囲内にあったが，動作性知能には明らかな低下が認められた．改訂版長谷川式簡易知能評価スケール（HDS-R）は21/30，mini-mental state examination（MMSE）が23/30で，記憶を要する問題の失点のために，いずれも正常値を下回った．

【注意】WMS-Rの注意集中は94と正常範囲内にあったが，数唱（順唱91パーセンタイルポイント，逆唱66パーセンタイルポイント）に比べて視覚性記憶範囲（同順14パーセンタイルポイント，逆順8パーセンタイルポイント）が低値で，視空間認知の障害に起因するものと考えられた．仮名ひろいテストは，正反応数が21，見落とし数が24（ヒット率47％）と同年代と比較して低下があり，文意を把握することができなかった．

【記憶】WMS-Rの言語性記憶指数は57，視覚性記憶指数は85と低下しており，近時記憶や日時や場所に対する見当識に障害が認められた．昨日何があったかを問うと，「兄が運転した車に乗って，自分と母でショッピングパークに買い物に行った」，あるいは「千葉のお葬式に出てきた」などと答え，当惑作話を伴う健忘症状（コルサコフ症候群）を呈していた．

【遂行機能】BADSの標準化得点は80と低下．ハノイの塔は3リングの移動に，しばしば誤りが出現した．

【視空間認知】behavioural inattention testが139/146，コース立方体組合せテストのIQが76で，軽い左半側空間無視と構成障害が認められた．

【神経心理学的検査結果のまとめ】

本例の認知機能面における問題は，記憶，遂行機能，注意，視空間認知能力の障害に集約されるが，その中でも記憶障害が最も重く，日常生活を行ううえで大きな支障になることが想定される．また，認知障害に対する病識が乏しいと，自己の能力を過大に評価したり，認知リハの必要性を理解しないなどの問題が生じるため，障害の認識についてもアプローチが必要になる．一方，言語性知能が保たれているため，根気強く指導を繰り返すことで，それぞれの症状に対する知的な理解や代償が促進できる可能性が考えられた．とくに健忘については，言語機能がよく保持されているため，メモリーノート（備忘録）を外的な補助手段として定着させるトレーニングを計画した．

6）治療経過

入院時のアセスメント終了後，30分の認知リハを週4回の頻度で5ヵ月間実施した．このトレーニング期間中に，課題の結果や実際の場面における問題をフィードバックして，患者の認識のギャップを指摘して修正する心理的アプローチも適宜挿入した．認知リハ開始1ヵ月は，脳のリハビリと称して机上課題を中心に，直接刺激法による注意トレーニング，段階的手がかり撤去法による構成障害のトレーニング，探索課題を用いた左方確認のトレーニング，ハノイの塔を用いた遂行機能障害のトレーニングを行った．患者は，発症前に幼児・児童の塾講師をしており，いわゆる「脳トレ」については自らが子どもに指導した経験もあったので，認知課題を用いた認知リハの受け入れはよかった．

認知機能が徐々に改善し，認知リハ開始2ヵ月目からはメモリーノートを用いたトレーニングを併用させた．メモリーノートについては，病室で書いたメモリーノートを，必ず心理室へ持ってきてもらい，前日の行動をメモリーノートを見て答えさせるといった「持参」「記載」「参照」をセットにして定着させるトレーニングを実施した．当初は，記載内容がきわめて貧弱であったり，メモリーノートを持参するのを忘れたりといった面がみられたが，指導を続けることで徐々に定着がなされるようになり，トレーニングの終盤ではむしろ積極的にメモを取るようになっていった（**図9**）．この頃には，メモリーノートを記載するという行動自体が日常的に習慣化し，手続き記憶として固定していったと考えられる．心理検査上では，記憶障害は軽減しつつも残遺したが，作話は聞かれなくなり，また，メモリーノートを見なくても，日常の経験をある程度までは記憶できるようにもなった．健常者では，日々の出来事を記憶の痕跡に残そうと意識的に努力しなくても，ほとんどの場合，自動的に記憶されていくものであるが，記憶障害があるとそれがきわめて難しい．メモリーノートを記載するためには，通常であれば受け身的に記憶される日常体験を，一旦意識にのぼらせて，それを能動的に文章に残さねばならないので，この作業を介してそれなりに記憶に残るようになったとも考えられる．

　トレーニング前後での，神経心理学的検査の変化を**表4中，右**にまとめて示した．いずれの認知機能にも改善が認められ，精神機能が全体として底上げされているのがわかる．認知機能の改善と並行して，歩行が自立，基本的日常生活活動（基本ADL）も大幅に改善した（入院時のFIMは54/126，退院時が107/126）．日常生活関連動作（手段的ADL）では，家事動作も一部可能となり，入院5ヵ月で自宅に復帰した．退院後しばらく経ってから，自動車教習の目的で県立のリハビリテーションセンターに3ヵ月入所して，運転が可能となった．現在は，兄弟の経営する自営の仕事の手伝いをしている．

　本患者は，包括的な神経心理学的検査によって障害されている認知領域を特定し，脳がその機能を修復しようとする，発症後の比較的早い時期から，個々の認知障害に対して密度の濃い認知リハを行ったことが，良い成果につながった例と考えられる．

9 まとめ

　本稿では，記憶障害患者に対して病院で行う評価やリハビリテーションを中心に述べてきたが，回復期病棟で集中的にトレーニングを受ける期間は長くても数ヵ月であり，退院後の人生のほうがはるかに長い．地域に戻った患者に対して，症状の特性に合わせた支援をどのように継続していくかは，今後取り組んでいかねばならない重要な課題となる．先進的な地域では，デイサービスや通所リハビリテーションなどの地域リハビリテーションの資源を利用した援助も成果を上げ始めている[15, 16]．地域で進める回復支援のさらなる広がりを期待したい．

平成　年 8月 9日（水曜日）　天気 晴

行動記録

時間	
8時〜9時	OT　　先生
9時〜10時	
10時〜11時	心理　平林先生　（日記をつける）
11時〜12時	
12時〜1時	
1時〜2時	
2時〜3時	
3時〜4時	
4時〜5時	
5時〜6時	
6時〜7時	
7時〜8時	
8時〜9時	

図9　メモリーノート
左がトレーニング導入時，右がトレーニング終盤のもの．
（平林　一：認知障害例．必携 臨床心理アセスメント．小山充道（編），p 473，金剛出版，2008より引用）

11月27日(月) ②

心理(平井か?) にいの送りで
8:45〜9:15
帰りは月の送りで部屋到着
ノート記入 休憩

9:20 トイレへ ㊨ ⑪+㊆
棒体操に誘心
9:30 ラウンジへ お茶飲!!! 体操は?
〈棒体操始まらず..〉
10:04 ∴部屋戻 ノート記入
今頃体操の声がしてるヨ
まあいいや どうせ×××
トイレ行く⚤歩
10:10 トイレへ ⑪

10:22 部屋戻 ノート記入

次はOT(先生)です。10:55〜
それまで少し休もう
泥は泥でるのか + 歩行訓練と
見せかけて...

PTの代行の先生が出かかったが
お部屋まで 知らせに来て下さった。
同じ時間なので紙を出さな
かったそうです。 先生が
代行して下さるとのこと。

10:55〜11:30 OT(先生)
ボール投げ
ラダー 訓練等(3種程)
階段で戻ってきた
先生に送り頂いた.

11:45 ラウンジへ 歩
↓

12:00
屋食 #食
刀魚, 焼魚(こってりって) 月松茶
芽ひじき煮
なめこ卸し
MENU バナナ(1/2切)
牛乳(ニコニコ)
お茶×2(緑)
薫(カマス?)

12:45 トイレへ 歩
⑪
12:53 部屋戻 ノート記入
歯みがき

13:05 トイレへ 歩
⑪
13:15 部屋戻 ノート記入
13:20 昼寝
14:00 起
トイレ ⑪
14:10 部屋戻
14:20 PT(先生) 14:20〜15:20
→ 裸足歩行など
歩行訓練 恐ろかった〜
15:00終了
ノート記入
15:25 部屋戻 心理雑談
15:33 さんまひらいてさばく練習
(小方針)

15:45 トイレへ ㊨
小
15:53 部屋戻 ノート記入
心理雑談 → 午入 トイレへ
16:32 休息 ぞぞ..?

↓

● 文献

1) 山鳥　重：記憶の神経心理学．山鳥　重，彦坂興秀，河村　満，他（編），pp 2-25, pp 174-176, 医学書院，2002
2) 仲秋秀太郎，三村　將：作話と妄想．こころの科学．138：71-77, 2008
3) 石合純夫：遂行機能と論理記憶障害．リハ医学．49(5)：210-214, 2012
4) 山口晴保：軽度認知障害(MCI)の臨床．認知症の正しい理解と包括的医療・ケアのポイント 第2版．山口晴保（編），pp 44-54, 協同医書出版社，2010
5) Spreen O, Strauss E：Rey-Osterrieth Complex Figure Test. A Compendium of Neuropsychological Tests. pp 157-167, Oxford University Press, New York, 1991
6) Strub RL, Black FW：The Mental Status Examination in Neurology 4th Ed. FA Davis Company, 2000（記憶．高次脳機能検査法―失行・失認・失語の本体と診断―．江藤文夫（訳），pp 93-116, 医歯薬出版，2005）
7) 苧阪満里子：ワーキングメモリを測定する．脳のメモ帳 ワーキングメモリ．pp 55-76, 新曜社，2002
8) 目黒裕子，藤井俊勝，山鳥　重：リーディングスパンと加齢．脳とワーキングメモリ．苧阪直行（編），pp 225-241, 京都大学学術出版会，2000
9) 梅田　聡：「し忘れ」を実験的に再現する．「あっ，忘れてた」はなぜ起こる 心理学と脳科学からせまる．pp 30-83, 岩波書店，2007
10) Swanson KL：I'll Carry The Fork! recovering a life after brain injury. Rising Star Press, Scotts Valley, 1999（反撃開始！．目印はフォーク！ カーラの脳損傷リハビリ日記．ニキ・リンコ（訳），pp 34-44, かもがわ出版，2008）
11) 阿部順士：社会適応に向けた援助の基本．脳外傷者の社会生活を支援するリハビリテーション．永井　肇（編），pp 35-50, 中央法規出版，1999
12) 織　哲也，久保田裕一，平林　一：高次脳機能障害を呈した症例への復学アプローチ―効果的な教科学習とナビ機能付き連絡ノートの使用―．日作療会抄集．45：538, 2011
13) 霜鳥　将，平林　一：遂行機能障害を呈した症例に対する就労支援．日作療会抄集．45：540, 2011
14) 平林　一：認知障害例．必携 臨床心理アセスメント．小山充道（編），pp 468-474, 金剛出版，2008
15) 大塚由美子：当事者団体の取り組み．脳損傷のリハビリテーション 高次脳機能障害支援．大橋正洋（監），土屋辰夫（編），pp 107-113, 医歯薬出版，2011
16) 長谷川　幹：デイサービスで高次脳機能障害者をみる方法とプロセス．高次脳機能障害者とデイサービス．世田谷ボランティア協会 身体障害者デイサービスセンターふらっと（編），pp 145-175, 医歯薬出版，2005

（平林　一）

遂行機能障害

学習目標
- A 遂行機能と前頭葉機能に関する知識を整理する
- B 遂行機能を適切にアセスメントできる
- C 遂行機能障害の特性に合わせたリハビリテーション計画を立案できる

1 遂行機能とは？

　遂行機能とは，未来事象における目標を定め，その目標を実現させるための段取りを立て，目標に向かって実際に行動を開始・継続し，目標に近づくように，実行状況に対して適正かつ効率的，そして時には抑制的な調整も行う一連の過程を支える認知機能の総称である．換言すれば，目標を指向しながら，それに沿って現前の問題を解決していく高次の機能と考えられる．遂行機能は，習慣的行動のような，すでにルーチン化してしまった活動に従事する場合にはそれほど必要ではない．習慣的行動では対処できない事態（例えば新規の課題や，複数の課題が競合してしまい優先順位をつけなければならないような場合など）に遭遇し，状況を自分なりに解釈して，問題を解決していかねばならない局面において，遂行機能の働きが，俄然，重要になってくる．

2 前頭葉機能を理解するための枠組み

　遂行機能障害は前頭葉の局在性損傷と関連するが，実際は，前頭葉の損傷によって生じる神経心理学的症状はもっと多岐にわたっている．このような前頭葉の症状を，脳の解剖学的部位と対応させたStussの理論的枠組み[1]を図1に示す．この枠組みの中では，「遂行的認知機能」が，行動のプランニングや認知的構えの変換といった従来の遂行機能に対応する概念と考えられ，背外側前頭前野が中心的な役割を担う．
　腹内側前頭前野が関与する「行動的−情動的自己調節機能」は，行動や情動の制御に関連しており，ここがダメージを受けたり機能低下を起こすと，脳内環境が攻撃的で暴力を振るいやすいものに変容し，行動ならびに情動障害が現れる．上内側前頭前野が関連する「活性化調節機能」は，行動の開始や持続の基盤になるもので，この領域の損傷は発動性の障害を生じさせる．これら腹内側，上内側前頭前野の損傷は，遂行機能障害よりは社会的行動障害との関連性が強い．
　「メタ認知機能」とは，自己の内的状況に関する知識を保持しており，その知識によって，自分の活動を効果的に制御する機能と関連し，前頭極にその役割が想定されている．

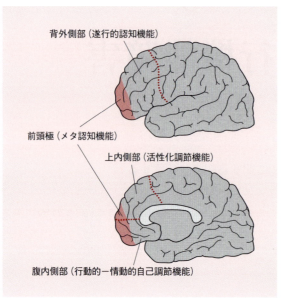

図1 前頭葉機能に関するStussらの理論的枠組み

(原著：Stuss DT：Rehabilitation of frontal lobe dysfunction：a working framework. The Rehabilitation of Executive Disorders：A guide to theory and practice. Oddy M, Worthington A(eds.), p 6, Oxford University Press, New York, 2009)
(和訳：柴崎光代：前頭葉機能障害の認知リハビリテーション．明星大学心理学年報．30：25, 2012より改変して引用)

メタ認知機能が障害されると，自己認識(自分の能力と限界を知る)や，自己モニタリング(行動を統制し修正する)に問題が生じ，認知機能障害に対して代償手段を使おうという動機づけが困難になる．

3 遂行機能の検査にはどのようなものがあるか

　従来の認知機能検査は，あらかじめ準備した枠組みの中で，被検者に何をなすべきか指示を与え，答え(通常は一つ)を探し出すように求めるものが多い．被検者自らが，行動を組み立てたり，優先順位をつけたりすることはないので，遂行機能への負荷が少なく，これらの検査で遂行機能障害の症状を明確に捉えることは難しい．遂行機能の評価には，その機能が強調される工夫を施した検査を用いる必要がある．

　遂行機能障害症候群の行動評価(BADS)は，さまざまな問題解決場面を想定した6つの下位検査と，1つの質問紙尺度により構成された総合的評価法で，2003年に日本語版が鹿島らによって出版されている．遂行機能障害の多様な側面が検討できる利点があるが，日本人被検者による厳密な標準化は行われていない．とくに総得点から障害区分を判定する基準に関しては原版のものをそのまま採用しており，実際に使用してみると，定量的評価が甘い傾向がある[2]．巻末に日本人被検者31名の各下位検査の平均と標準偏差の値が掲載されているので，それを参照して，総得点が平均レベルであっても，1種類でも極端に低値を示した下位検査がある場合や，誤りの反応が質的に正常とは考えにくい場合，遂行機能障害の疑いありとしてさらに検討を加える．

　frontal assessment battery(FAB)は，前頭葉機能のさまざまな要素を多面的にスクリーニングするために考案されたもので，教示や採点が簡便で，短時間で実施できるという特徴がある．とくに高齢者では，BADSよりはFABのほうが使いやすく，言語性

認知機能をみるHDS-RやMMSE-Jなどと併せて実施することで臨床的に有用な情報が得られる．

遂行機能のある特定の側面を評価する検査もある．Wisconsin card sorting test (WCST)はその代表的な検査で，遂行機能の重要な働きの一つであるセットの転換の障害を評価するものである．発想の転換が困難で，一つの考えにこだわって柔軟な思考ができなくなる遂行機能障害患者の特徴が，WCSTの反応パターンに凝集した形で反映される．語の流暢性検査では，特定の頭文字から始まる単語（文字流暢性検査），もしくは特定のカテゴリーに含まれる単語（意味流暢性検査）をできるだけたくさん言うことが求められる．この検査では，知識としてもっている単語を，限られた時間内にたくさん思い出すための工夫（例えば，「し」であれば，その後に他の50音を「し・あ」「し・い」とつけていくことで，想起の手がかりを得るなどの方略）が必要になる．遂行機能に障害があると，その工夫ができない．その他，同時に入力される2つの視覚情報が干渉し合うストループ効果を利用して，習慣的に確立された反応傾向の抑制困難を評価するmodified stroop test，文字（あいう……）と数字（123……）を交互にできるだけ迅速・正確に結んでいくことが求められ，作動記憶の中央実行系に負荷をかけた状態で，さらに視空間探索も行わねばならないtrail making test，効率的なリングの移動順序を計画する能力を試されるハノイの塔課題などがある．

これら遂行機能検査の成績は，全般的知的能力の障害によっても低下する．したがって，遂行機能の評価に際しては，知的機能も併せて評価し，その結果が脳全体の機能低下を表現しているのか，それとも前頭葉の機能欠損を表現しているのかを判断していく必要がある．遂行機能自体は複雑な概念であり，一つの課題が測定しているのは，さまざまな内容を含んだ遂行機能の限られた側面である．ある検査で障害を示すにもかかわらず他の検査では全く正常であるといった乖離が生じることも少なくない．一部の遂行機能検査の成績をみて，遂行機能全体が障害されているとか，保たれているとかいえない点にも留意が必要である．

MEMO ▶ ハノイの塔課題
真ん中の棒に収まっているリングを1個ずつ移動させながら，右か左の棒にピラミッド状になるように積み上げていく．移動する回数が少ないほどよい．一度に動かせるリングは1個で，リングを移動させる時には必ず大きいリングの上に小さいリングが乗るようにしなければならない．

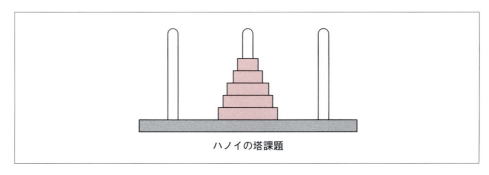

ハノイの塔課題

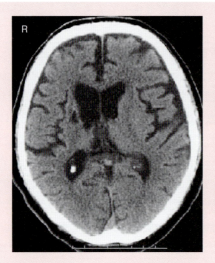
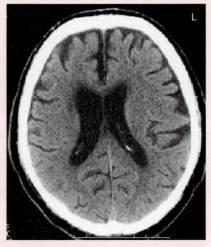

図2 症例のCT
右視床・基底核の脳梗塞と前頭葉から側頭葉にかけての対称性の萎縮が認められる.

4 遂行機能障害によって社会生活に起きそうな問題を予想する

　入院生活のような型にはまっていて変化がない受動的な生活は，遂行機能をさほど必要としない．遂行機能に障害があっても病院での生活で困ることがないため，その影響が過小評価される傾向がある．遂行機能障害による問題が顕在化するのは，むしろ社会生活に戻った後であり，入院中に退院後の生活で起きそうな問題を予想する必要がある．とりわけ留意しなければならないのは，仕事に復帰する場合である．仕事の優先順位がつけられない，行動の計画が立てられずに行き当たりばったりになってしまう，効率の良い作業ができない，やり方が途中で変わってしまう，現実的に無理な目標を立てたり，できると言い張る，などが遂行機能障害の特徴とされているが，これだけでは具体性に乏しい．模擬作業などの実際の仕事に近いことを行って問題点を特定し，それを神経心理学的検査結果と併せて解釈して対策を講じていく必要がある．

　ここに提示する患者（50歳代，博物館学芸員）は，最初にうつ状態と気力の低下が現れ，その後の経過で，無くし物が頻発する，イライラしてアルコールを多飲する，ネット販売で衝動的に商品を購入するなどの問題行動が徐々に顕著となり，前頭側頭葉変性症と診断された症例である．CTでは右視床・基底核の脳梗塞と前頭葉から側頭葉に対称性の萎縮が認められ（**図2**），SPECTでも両側前頭葉の著明な血流低下が確認されている．腰部脊柱管狭窄症による下肢のしびれや認知機能の治療のため，さまざまな医療機関への入退院を繰り返し，退院後一旦は復職するものの，しばらくするとまた休職してしまう状態が長く続いた．最終的に，通常はアルバイトが行っている簡単な事務作業を任されたが，これもうまくできなかったために，退職を余儀なくされた．**表1**は，退職後しばらくして当院に入院した時の神経心理学的検査結果である．WAIS-Ⅲの言語

表1 症例の神経心理学的検査結果

神経心理学的検査				本例の成績
知的機能	WAIS-Ⅲ	知能指数	言語性	129
			動作性	113
		郡指数	言語理解	129
			知覚統合	112
			作動記憶	111
			処理速度	102
注意	CAT	数唱	順唱	8
			逆唱	7
		タッピングスパン	同順	7
			逆順	5
		visual cancellation	「3」正答率	99%
			「か」正答率	97%
		auditory detection	正答率	98%
			的中率	100%
		SMDI	達成率	44%
		memory updating	3スパン正答率	88%
			4スパン正答率	69%
		PASAT	2秒正答率	95%
			1秒正答率	55%
		position stroop	正答率	98%
	WMS-R		注意集中	131
記憶	リバーミード行動記憶検査		プロフィール点	10/24
			スクリーニング点	2/12
	WMS-R		言語性記憶	96
			視覚性記憶	113
			遅延記憶	76
前頭葉関連記憶機能	リーディングスパンテスト(作業記憶)		2文条件	5/5
			3文条件	0/5
	手がかり想起型展望記憶課題(展望記憶)		存在想起	可能
			内容想起	可能
	自発的想起型展望記憶課題(展望記憶)		存在想起	不能
			内容想起	可能
前頭葉機能	BADS		標準化得点	102
	WCST		達成カテゴリー数	1
			ネルソン型保続	8
	やる気スコア			28

性知能は129と優秀知レベルにあり，CATやWMS-Rの注意集中の成績は正常範囲内にあった．WCST(遂行的認知機能)，自発的想起型展望記憶課題(展望記憶)，リーディングスパンテスト(作業記憶)，やる気スコア(意欲)など主として前頭葉系の機能が関与する検査には障害が認められた．リバーミード行動記憶検査は，より日常的な記憶を重視しており，展望記憶に関する課題なども含まれていることから，本例では障害域の成績であった．WMS-Rの言語性記憶や視覚性記憶で一応平均的な成績をとっているので重度の前向性健忘はないが，30分の間隔をおいて再生する遅延記憶がそれらに比べて悪く，過去に起きた出来事の記憶(回想記憶)も健常とはいえない．

　では，本例が困難であった単純作業とはどのようなものであろうか．退職前に割り当てられた仕事は，博物館の収納庫に設置してある温湿度計の記録用紙を，一覧表で指定された通りに用意するのというもので，例えば，第1収納庫用として1番の温湿度計の記録用紙を3枚，2番を1枚，3番を4枚を取り出し，それぞれに「第1収蔵庫　6月2日(取り替え日)」と記載して束ね，同じ作業を，第2収蔵庫(1番2枚，2番0枚，3番4枚，4番1枚)，第3収蔵庫(1番5枚，2番1枚，3番0枚，4番3枚)と繰り返していくものである．アルバイトでも容易にできる課題だが，本例ではミスの連続だったようで，実際にこの作業を模擬的にやってもらうと，記録用紙の枚数の誤りや取り替え日の日付記載の誤りが所々に現れた．この課題は進捗状況に関する記憶(今どの収蔵庫の記録用紙を作成しているのか？　何番の湿温度計？　何枚記録用紙を書いたか？)を頭の片隅に残しておきながら，同時に事務作業も行っていくというもので，短期記憶内に記憶素材をいつでもオンラインできるような状態で保持しながら，それと並行して認知処理を行っている点で，「作業記憶」が必要になる．本例では，これがうまくいかず，記録用紙を書いている間に，どこまでやったのかの記憶が曖昧になることがしばしば見受けられた．さらには，第1収納庫分が終わったら，そこで誤りがないか一旦チェックをいれるなどのモニタリングを行うことはなく，結局，誤りに気づかないまま，作業を終えてしまった．自ら誤りを減らすような段取りや工夫をすることはなかった．すでに退職した後なのでいかんともし難いが，例えば周囲の援助者が実際に作業場面を観察して，作業のどの箇所にどのような問題が生じているのかを明らかにし，その場で対策(作業の進捗状況の可視化できるようにしたり，誤りの有無をチェックする作業手順を挿入していくなど)を立てられる機会があれば，ミスを減らせた可能性もあると思われる．

5 遂行機能障害のリハビリテーション

　遂行機能の障害に対して治療的に取り組むためには，まず，遂行機能のどの側面が障害されているのかについての評価が必要であり，それをもとにアプローチに向けての方針が決定される．障害されている遂行機能に直接働きかけて修復させるアプローチがとられる場合があるが，改善があったとしても，それが遂行機能障害による問題全体にまで効果をもつと期待することは現実的ではない．むしろ，遂行機能障害による問題が生じている個々の状況や場面を特定し，対策を講じていくほうが実際的な場合が多い．患者の日常生活体験に近い課題を用いて患者の対処能力を改善させるとともに，環境に対

して働きかけることも重要になる．環境からの要請を減らしたり，要求の多い環境の排除や回避も，遂行機能障害を有する患者の自立と生活の質を高めるための効果的方略である．

1. 遂行機能障害の改善を目指す直接トレーニング

特定の課題によるトレーニングを通じて，遂行機能を意識的に制御・活性化させていくもので，代表的なものに，問題解決法と自己教示法がある．このような直接的トレーニングは，知的機能の低下や遂行機能障害以外の高次脳機能障害を随伴していなければ，効果が期待できる場合がある．

問題解決法は，von Cramonら[3]によって提唱されたもので，課題の内容をよく吟味し（分析段階），解決に至るまでの過程を，操作しやすいいくつかの工程に振り分けてから，それらを正しい順序で実行し（解決段階），各工程での結果を評価し，誤りがあればそれを見つけて訂正する練習を繰り返し行う．練習の始めでは，それぞれの段階で外的な手がかりやセラピストによる手助けが必要になるが，徐々にそうした援助を差し控えるようにし，最終的には患者に内存化させることを目標とする．彼らの研究では，このようなトレーニングを行った患者群は，遂行機能障害の検査と日常生活場面における行動評価スケールの結果が良好で，効果的な問題解決法の反復練習は，一般的な認知的アプローチよりも優れていると結論している．

自己教示法は，Ciceroneら[4]が報告したもので，行動の様式をコントロールしていくために，言語的な調整を介在させて患者の思考様式を変えていく方法である．彼らはリング移しゲーム（トロントの塔・ハノイの塔など）を治療課題としているが，実施する前に，リングの移動手順を声に出させてみて，実際に課題を実行している最中にも，一つひとつの移動を言語化していくトレーニングを（外言語化段階）を実施している．患者の頭の中で行われるリング移動のシミュレーションは，それを言葉で表現してもらわないかぎり，他者にはわからないし，修正の加えようがない．このトレーニングは遂行過程を言語化することで患者の認知を望ましい方向に変容し，その結果として行動も変えていく認知行動学的手法の一つである．外言語化段階が終了したら，実行手順を小声でつぶやきながら実行していく「外言語化から内言語化への移行段階」へと進み，最終的に頭の中で手順を言葉にし，組み立てながら実行していくことが求められる「内言語化段階」に移行する．トレーニングの詳細については，平林ら[5]を参照していただきたい．遂行機能障害に対するアプローチでは，このような問題を段階的に解決する手法を学ぶトレーニングや，遂行過程を言語を用いて構造化する試みが行われることが多く，エビデンスが蓄積され始めている．

直接トレーニングには，遂行機能の検査に類似した教材を用いて反復練習を行うものがあり，わが国では流暢性課題[6]，Tinker Toy[7]，ハノイの塔[7]などを用いたトレーニングが報告されている．また遂行機能障害のドリル型練習帳[8〜10]も市販されており，トレーニングだけでなく，遂行機能障害に対する患者の理解を深めるための教材としても利用できる．

第2章　高次脳機能障害の実際

計画プロセスと実行プロセスの分離
遂行機能障害の患者では，ハノイの塔課題で内的作業（計画プロセス）と実際のリング移動（実行プロセス）を同時に進めていくことが難しい場合がある．その場合，どのリングをどこの棒に移すかを指示するのが患者，それに従って実際にリングを動かしてみるのがセラピストというように，計画プロセスと実行プロセスの役割を分けて，その中で，模索していくのも有効である．

2．遂行機能障害を有する患者の日常生活への適応を向上させるアプローチ

遂行機能による問題が生じている場面を特定し，具体的に助言を与えたり，代償的戦略を学習させたり，障害に適合した環境調整を行うもので，般化を期待せず，限定された特定の手続きが徐々に定着していくことに的を絞ったアプローチである．

Burgessら[11]は，不安を引き起こす状況に遭遇すると，決まって叫び声を上げる症例に対して行った代償的戦略を報告している．叫び声は，とくにシャワーを使っている場面で頻繁に見られたため，この状況を想定して，水温をチェックして，自分自身に特定の言い回し（沸かしているので，お湯は次第に温かくなる）を繰り返して言えるようになるまで反復練習を行った．その結果，叫び声を上げることが減った．叫び声を上げるという行為は，患者にとって，不安な状況で自然に起こることで，制御不能に陥っている行動スキーマであったが，これに対して，言語的教示を身につけさせ，この状況での不安を弱めるような自己制御法を獲得させることが，不適切な行動スキーマを抑制することに役立ったと彼らは指摘している．

調理や洗濯など，多段階の手順を踏まねばならない日常的行動に障害を呈する重度の遂行機能障害患者には，特定課題ルーチンの教育[12]が行われる．ここでは，遂行機能障害の影響を軽減するように課題の難易度を変更し，課題実施の順序が書かれた手順書と，各手順が終了したことが判断できるチェックリストを用いて，多段階課題の練習を繰り返す．これは，一連の動作の要所要所で，意識的な情報処理モードを働かせて進行状況を確実に認知させ，次にとるべき行動シークエンスを確実に活性化してから実行させる行動学的技法といえる．なお，後述するaction disorganization syndromeは，この日常的多段階行為[13]における障害の一部と重複すると考えられる．

3．遂行機能障害を有する患者の就労支援

遂行機能障害が問題となるのは，入院中よりもむしろ社会生活に戻った後である．遂行機能障害が比較的軽く，復職を目指すケースの場合，実際の仕事に近い作業を行わせることで，遂行機能の評価を行い，問題点が明らかになれば，それに対して補償行動を試みる必要がある．特定の作業の段取りが難しい場合には，行う順番が書かれた手順書を示して，何をするのか復唱してもらいながら，失敗しなくなるまで予行演習を繰り返す．可能であれば，入院中に，実際の職場への「リハビリ出勤」の期間を挿入すると，さらに問題点を絞り込むことができる．セラピストと一緒に，職場に戻るにあたって何をすべきかを整理して，具体的な復職計画表を作成してもよい．復職後は外来で定期的にフォローすることも重要であり，うまくいかなかったことは文章にまとめてきてもらい，その都度，対処法を講じていく．

4．遂行機能障害の外的代償手段

健常者の遂行機能を補助するツールとして，付箋に事柄を書いて，貼って，並び替え

るという手帳が市販されている[14]．頭に入っている事柄を，付箋に書き出すことですべて目に見える状態にするので，個々の事柄を忘れるという心配をせずに考えることに集中でき(作業記憶の補助)，変更があった場合も，並び替えるだけなので再整理がしやすい(段取りの補助)．遂行機能の代償手段では，作業工程を分割化した手順書とチェックリストがしばしば用いられる．作成にあたっては，患者と治療者が一緒に行い，実際にシミュレーションをしながら進めるが，個々の工程や注意すべき点などをすべて付箋に書き出し，並び替えていくという方法を借用できると思われる．自発的な行動が乏しい患者では行動活性化療法で用いる活動記録表や活動スケジュール表[15]，作業時間の予測が甘い患者ではアラームタイマー，発症前から携帯やパソコンを使用していた患者にはリマインダー機能[16]やオンラインスケジューラーサービス[17]などの機能も活用したい．

5．まとめ

　遂行機能障害は，入院中に，検査を用いてその性状を評価できても，家庭や職場などの実際の生活環境に戻った後，どのような影響が現れてくるのかについて具体的なイメージを描きにくい面がある．遂行機能を改善させる試みも行われるが，幅広い側面に対して効果を上げることは難しく，退院した後に生じてくる問題についても，適宜助言を与え，対策を講じ，環境を調整していける体制を整えるのが望ましい．このような点からいえば，医学的なリハビリテーションを終えた後も，生活場面や就労場面でリハビリテーションを提供できる施設と連携して支援をしていくのが現実的なやり方であろう．本稿ではこの領域についてまでは言及できなかったが，実際の生活現場での支援については蒲澤と阿部[18]による事例で学ぶノウハウなどを参照していただきたい．

6　ADVANCED LEVEL ▶前頭葉損傷による物品の系列的操作の障害
－action disorganization syndrome－

　習慣化した複数物品の系列的使用では，一定の目的に到達するために，いくつかの物品の操作を，継時的に適切なやり方で実行していくことが求められる．このような運動の系列的組織化の過程には遂行機能の働きが何かしら関与する可能性があるが，遂行機能障害を有する患者の多くは，通常は過剰学習した日常的な系列動作の遂行は可能である．しかしながら，前頭葉に広範な損傷のある患者では，このような複数物品の系列的操作にも障害を認めることがあり，最近では，この動作障害はaction disorganization syndrome(ADS)[19]と呼ばれるようになってきた．系列動作の障害といえば，従来は左半球後部病巣で生じる観念失行の枠組みで捉えられることが多いが，両症状の違いはどこにあるのであろうか．

　症例1[20]と2(図3)は，くも膜下出血による両側前頭葉損傷後にADSと考えられる複数物品の系列的操作障害を呈した症例である．2例とも発動性は低いが，何かの拍子に立ち上がろうとしたり，近くの物品をつかもうとする行動があり，動作の開始や継続の困難，時に使用行動や模倣行動などの前頭葉性動作障害が認められた．一方，症例3(図3)は脳室穿破を伴う左視床出血に対して左後角経由の内視鏡支援血腫除去術施行後，経路に沿った出血を起こして観念失行と観念運動失行を呈した症例である．**表2，3**に

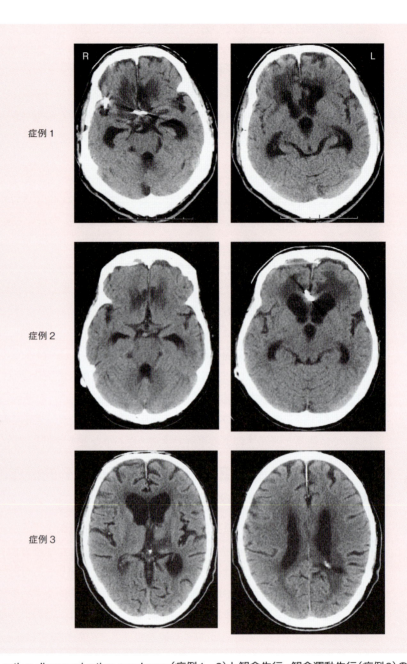

図3 action disorganization syndrome（症例1，2）と観念失行・観念運動失行（症例3）のCT像
症例1は前交通動脈動脈瘤の破裂によるくも膜下出血で発症し，発病同日に開頭クリッピング術と脳室ドレナージ，その1ヵ月後に正常圧水頭症に対して脳室腹腔髄液短絡術が施行されている．症例2は末梢性前大脳動脈瘤破裂によるくも膜下出血で発症し，開頭クリッピング術と脳室ドレナージを施行．術後に左中大脳動脈領域に脳血管攣縮に起因する脳梗塞も認めた．発病1ヵ月後に，正常圧水頭症に対して脳室腹腔髄液短絡術が施行されている．症例1，2ともに，発動性の低下や健忘があり，時に模倣行動や利用行動などの前頭葉性動作障害と，複数物品の系列的操作の障害（ADS）を呈した．CTでは，両例ともに前頭葉腹側面内側の後方から大脳基底核の前方に及ぶ領域の低吸収域が認められた．
症例3は，脳室穿破を伴う左視床出血に対して左後角経由の内視鏡支援血腫除去術施行後，経路に沿った出血を起こしている．リハビリ病院入院中に慢性硬膜下血腫が認められ，穿頭血腫除去術が施行されている．超皮質性感覚失語，観念失行，観念運動失行を呈し，CTでは左視床と，左半球の頭頂葉から後頭葉にかけての低吸収域が認められる．

表2 症例1〜3の単一物品操作

単一物品操作	症例1（ADS）	症例2（ADS）	症例3（観念失行・観念運動失行）
櫛	可能	可能	可能
団扇	可能	可能	誤反応
コマ	可能	可能	可能
カミソリ	可能	可能	可能
金槌	可能	可能	誤反応
ねじ回し	可能	可能	誤反応
フォーク	可能	可能	誤反応

表3 症例1〜3の複数物品の系列的操作

複数物品の系列的操作	症例1（ADS）	症例2（ADS）	症例3（観念失行・観念運動失行）
封筒に手紙を入れ，糊で封をする・切手に糊をつけて封筒に貼る	切手の表側に糊をつける・糊の付いていない切手の裏側を封筒ではなく手紙のほうに貼ろうとする・切手が付かないので，また表側にまた糊をつける	手紙を封筒に入れ，次に切手も封筒に入れて，糊で封をする	切手に糊をつけるが，それをどこに貼ってよいのかわからなくなる
ローソクをローソク立てに立てる・マッチをこすってローソクに火をつける・マッチを灰皿に捨てる	可能	ローソクをローソク立てに立てる・ローソク立てからローソクを抜いて灰皿の上に横に置く・マッチをとってローソク立ての上に置く	マッチの先を灰皿にこすりつけたまま困惑
茶筒の蓋を開け，茶葉をスプーンですくう・急須の蓋を開けて，茶葉を急須の中に入れる・ポットから急須に湯を入れる・急須の蓋を閉めて，急須を持って湯飲みにお茶を注ぐ	茶筒の蓋を開けて，ポットのお湯を，茶筒の中にじかに注ごうとする・急須の蓋を開けて，茶葉を入れないままポットからお湯を注ぐ	茶筒の蓋を開けて，お茶を直接湯飲みに入れ，そこにポットからお湯を注ぐ	どのようにしたらよいのかわからず，手をつけることができない

は，この3例の単一物品操作と複数物品の系列的操作の検査結果を示した．

3症例とも，複数物品を用いた複雑な行為系列の遂行には明らかな障害が認められた．系列行為にみられる誤りの中では，順序の混乱と前頭葉機能との関連が指摘されているが[21]，ADSの2例では，順序過程の誤りが他の誤りよりもとくに多いとはいえない．系列動作の誤反応の内容から失行症とADSを区別することは難しいが，失行の症例では，どうしてよいのか当惑し，動作に躊躇する様子がしばしばみられるのに対して，ADSの2症例は，どちらかというと，誤りに無自覚で，間違っている動作でも，あまりためらうことなく行ってしまう傾向があった．一方，単一物品の操作においては，失

行の症例では錯行為などの誤りが認められるが，ADSの症例では，動作がすぐに開始されないことはあっても，単一物品の使用はおおむね可能であり，これが両症状を見分ける実際的な鑑別点となる．

症例1と2には，系列動作において，患者は口頭で指図を与えるのみで，物品を実際に手にとって操作させない課題も実施した．手続きとしては，患者はどの物品をどのように使用するかを口頭で指示し，セラピストがその指示に従って順に物品を操作していくというものである．両例とも「ローソク・ローソク立て・マッチ」の系列使用はおおむね問題はなかったが，他の系列動作では誤りが認められた．「封筒・手紙・切手・糊」では，症例1は手紙を封筒に貼り付けるように指示し，症例2は手紙を封筒に入れるまでは指示できたが，その後どうするかについては言及することができなかった．「茶筒・急須・ポット・湯飲み」では，症例1は茶葉をそのまま湯飲みに入れ，そこにお湯を注ぐように指示した．症例2は茶葉を入れていない急須にお湯を注ぐよう指示し，その後は「いろんな飲み方があるんですけどね」と言うのみであった．

症例1と2や爲季ら[22]の例では，ADS以外にも使用行動や模倣行動などの前頭葉損傷による自動性の亢進ないしは反応抑制の障害が認められている．今村ら[21]は，視覚刺激に対するresponse inhibitionが障害されると，系列操作を行う場合に，患者の視覚的注意をより引きつけた客体の操作が，順序を無視して行われ，その結果が操作の順序入れ替わりや省略などのエラーとなって現れる可能性を指摘している．一方，単数客体の操作では，操作する物品が一つのため，response inhibitionが障害されたとしても，その影響は観察されにくいという．症例1，2は，複数物品の系列的操作の障害に加えて，口頭で指示するのみで，実際に物品を手にとって操作しない課題にも誤りが認められた．この結果は，系列動作の実行段階に影響すると考えられるresponse inhibitionの障害だけでは説明しにくい．ADSでは，実際の行動だけでなく，複数物品を段階的に使用する際の手順を，頭の中で組み立てる過程ですでに問題が生じている可能性が考えられる．

MEMO ▶ 単一物品の操作

失行の古典的分類に関しては，Liepmannの分類とMorlaasの分類が基本となっている．Liepmannは，複数物品の系列的操作のような"複雑"な一連の動作の障害を観念失行，敬礼などの慣習的動作や物品使用の身振りや仕草などの"単純"な動作の障害を観念運動失行とした．単一物品を実際に操作する動作は，単純な身振り動作である観念運動失行に含まれている．一方，Morlaasは，観念失行を"物品使用における障害"としており，物品の系列的操作の障害は観念失行に，"物品を直接操作しない"敬礼などの慣習的動作や物品使用の身振りの障害は観念運動失行となる．単一物品を実際に操作する動作は，Morlaasの分類では観念失行に含まれる．ここでいつも問題となるのは，単一物品の操作の障害を，単純な身振りの障害である観念運動失行に含めるLiepmannと，物品使用の障害と見なして観念失行に含めるMorlaasの二つの立場があることで，これが現在も引き継がれて失行をわかりづらいものにしている．

両者の違いには，従来の単一物品使用に関する検査自体が内在している問題が影響している可能性もある．例えば，歯ブラシやカミソリを使う検査では，患者に歯ブラシやカミソリを手渡して使用動作を求めるが，歯ブラシを口の中に入れてゴシゴシと歯を磨いたり，本当にひげを剃ったりする患者はまずいない（たまに歯ブラシを口に入れてしまいそうになる患者もいるが，以後，その歯ブラシが使えなくなるので，通常はセラピストに阻止される）．口の外で行う歯ブラシで歯を磨く動作や，カミソリを顔に接触させないで髭を剃る動作は，いずれも物品を持ってはいるものの身振り動作と考えられる．一方，団扇や金槌を使う検査は，団扇で顔を扇ぎ，金槌で釘を打つので，身振りというよりは，実際の使用動作に近いものと考えられる．このように単一物品の操作の検査とはいっても，実はその内容には身振り動作と使用動作の両方の要素が混在しており，検査での誤りが身振り動作の障害にも使用動作の障害にもとれる曖昧さを有している点にも考慮が必要である．

7 まとめ

　従来の遂行機能が意味するものは，目標指向的な行為の実現にとって必要な高次の認知技能であり，その障害は，典型的には，負荷の大きい問題解決場面の中で顕在化するものと考えられてきた．一方で，重度の遂行機能障害があると，調理や洗濯などの一定の目的に到達するためにいくつかの手順を踏んで行う日常的行動にも障害が現れ[12]，さらには，これまでは観念失行の枠組みで捉えられてきたような複数物品の系列的操作の障害についても遂行機能との関連性が指摘されるようになった(action disorganization syndrome)[19]．このような複数物品の系列的操作を含む多段階の日常的行動の障害は，右半球損傷や広範な脳機能障害でも生じるという報告もあり[13]，それらとの異同が問題になる．遂行機能という用語の適用範囲も含めて，今後さらに検討が必要な領域と思われる．

● 文献

1) 柴崎光代：前頭葉機能障害の認知リハビリテーション．明星大学心理学年報．30：23-40, 2012
2) 緒方敦子：BADS(Behavioural Assessment of the Dysexcutive Syndrome)．J Clin Rehabil. 18(9)：823-827, 2009
3) von Cramon DY, Matthes-von Cramon G：Frontal lobe dysfunction in patients-therapeutical approaches. Cognitive Rehabilitation in Perspective. Wood RLI, Fussey I (eds.), pp 164-179, Taylor & Francis, London, 1990
4) Cicerone KD, Wood JC：Planning disorder after closed head injury：a case study. Arch Phys Med Rehabil. 68(2)：111-115, 1987
5) 平林　一，野川貴史，東美奈子，他：遂行機能障害．高次機能障害マエストロシリーズ 4 リハビリテーション介入．鈴木孝治，早川裕子，種村留美，他(編), pp 78-86, 医歯薬出版, 2006
6) 今村陽子，佐藤圭子，安間正子：前頭葉障害症例における流暢性訓練の試み．認知リハ. 139-148, 2002
7) 穴水幸子，加藤元一郎，斉藤文恵，他：右前頭葉背外側損傷に対する遂行機能リハビリテーション．認知リハビリテーション. 51-58, 2005
8) 中島恵子：前頭葉を鍛えるリハビリ．理解できる高次脳機能障害 自分で鍛える！仲間で鍛える！前頭葉のリハビリ. pp 49-100, ゴマブックス, 2006
9) 長野友里，阿部亜紀子，西出有輝子，他：課題マニュアル編．認知機能回復のための訓練指導マニュアル．間瀬光人・阿部順子(監), 名古屋市総合リハビリテーションセンター(編), pp 31-122, メディカ出版, 2009
10) 種村　純，椿原彰夫：教材データ．教材による認知リハビリテーション その評価と訓練法．種村　純・椿原彰夫(編), pp 5-300, 永井書店, 2009
11) Burgess PW, Alderman N：Rehabilitation of dyscontrol syndromes following frontal lobe damage；a cognitive neuropsychological approach. Cognitive Rehabilitation in Perspective. Wood RLI, Fussey I (eds.), pp 183-203, Tylor & Francis, London, 1990
12) Sohlberg MM, Mateer CA：Cognitive Rehabilitation：An Integrative Neuropsychological Approach. The Guilford Press, New York, 2001(遂行機能障害の管理．中島恵子(訳), 高次脳機能障害のための認知リハビリテーション．尾関誠・上田幸彦(監訳), pp 193-219, 協同医書出版社, 2012)
13) 石合純夫：失行という名称がついた諸症状．高次脳機能障害学 第2版. pp 81-88, 医歯薬出版, 2012
14) 末永　卓：それを「いつするか」決める．ふせんでカンタン！テンミニッツ仕事整理術. pp 35-56, 東洋経済新報社, 2010
15) 岡本泰昌：うつ病の行動活性化療法．医学のあゆみ. 242(6/7)：505-509, 2012
16) 野々垣睦美：高次脳機能障害—外的補助手段・代償手段．OTジャーナル. 46(7)：909-912, 2012
17) 加藤貴志，岸本周作，二ノ宮恵美：記憶代償手段としてのオンラインスケジューラーサービスの紹介．総合リハ. 37(3)：261-264, 2009
18) 阿部順子，谷川陽美，青木邦子，他：支援　専門家と家族による．脳外傷者の社会生活を支援するリハビリテーション 実践編 事例で学ぶ支援のノウハウ．永井　肇(監), 蒲澤秀洋・阿部順子(編), pp 109-182, 中央法規出版, 2003
19) 種村　純：遂行機能の臨床．高次脳機能研. 28(3)：312-319, 2008
20) 柏原一幸，中村　淳，平林　一，他：両側前頭葉損傷により複数物品の系列的操作障害を呈した症例．高次脳機能研. 33

(1):91, 2013
21) 今村　徹, 山鳥　重, 圓谷健治, 他：アルツハイマー型痴呆と左半球損傷における観念失行. 神心理. 10(2):95-102, 1994
22) 爲季周平, 阿部泰昌, 山田裕子, 他：Action disorganization syndrome(ADS)を呈した脳梁離断症候群の一例. 高次脳機能研. 29(3):348-355, 2009

(平林　　一)

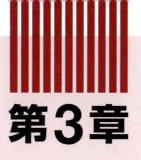

第3章

解剖学的基盤と画像診断

画像の診かたの基礎

FOCAL POINT
A 大脳の各脳回を確認する
B 画像（CT，MRI）と解剖で対応する
C 形態画像と機能画像の特徴を理解する

1 機能解剖の基礎

　ブロードマン[1〜3]は，大脳を，組織学的構造の相違から**図1，2**のように52の領域に分類した．本分類は，脳神経系の各機能をも反映している．

　(1) 前頭葉は，上前頭溝，下前頭溝を境界に上前頭回，中前頭回，下前頭回に分けられ，前頭前野とは，上前頭回と中前頭回の前方部分をいい，後方部分は前運動野である．前頭前野は，① 外側前頭前皮質 lateral prefrontal cortex，② 眼窩前頭前皮質 orbital prefrontal cortex（ブロードマンの11野，13野，14野に相当し，前頭葉底面を指し，腹内側前頭前皮質 ventromedial prefrontal cortex ともいう），③ 内側前頭前皮質 medial prefrontal cortex（24野，25野，32野）に分けられる[4]．外側前頭前皮質は，さらに背外側前頭前皮質 dorsolateral prefrontal cortex（9野，46野，8野）と腹外側前頭前皮質 ventrolateral prefrontal cortex（47野，44野，45野）に分けられる．いわゆるブローカ野は，44野，45野に相当する．前頭葉内側面には，脳梁を囲むように帯状回がある．このうち，前部帯状回は24野，25野をいう．帯状回は辺縁葉（脳下葉・帯状回・帯状回狭・海馬傍回・海馬・歯状回を含む）に属し，前頭葉には含まれず，記憶に関連するPapez回路（海馬回→海馬→脳弓→乳頭体→視床前核→帯状回→帯状束→海馬回）の一部を形成する．脳梁は，前方から吻部，膝部，幹部，膨大部に分けられる．

　(2) 頭頂葉は中心後溝の前方の中心後回（1野，2野，3野）と頭頂葉後部（5野，7野，39野，40野）からなる．頭頂葉後部は頭頂間溝を境界に上頭頂小葉（5野，7野）と下頭頂小葉（39野，40野）に分けられ，下頭頂小葉の前方部分が縁上回（40野），後方部分が角回（39野）である．角回は，縁上回とともに視床と両方向性に結合し，長短の連合線維により同側の後頭葉，側頭葉，前頭葉と密接に結合しており，さらに交連線維により対側の半球とも連絡している[5]．**図1**に見るように，角回は側頭葉の聴覚連合野，後頭葉の視覚連合野，上頭頂小葉の体性感覚連合野に囲まれた位置にあり，多感覚連合野としての異種感覚間連合（例：視覚性言語の聴覚性言語への変換）を行う．

　(3) 側頭葉は，上側頭溝，下側頭溝を境界に上側頭回，中側頭回，下側頭回に分けら

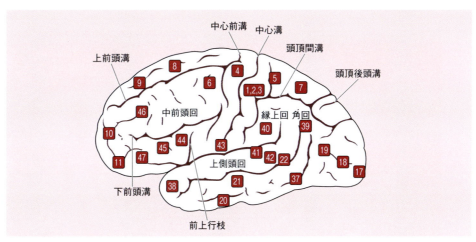

図1　大脳半球外側面とブロードマンの地図
（https://ja.wikipedia.org/wiki/ブロードマンの脳地図，From wikimedia Commons/File:Gray726-Brodman.png 20：27, 23 January 2007［accessed 2015-10-28］を元に作成）

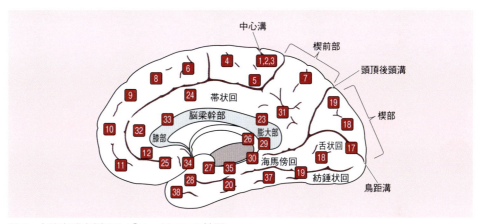

図2　大脳半球内側面とブロードマンの地図
（https://ja.wikipedia.org/wiki/ブロードマンの脳地図，From wikimedia Commons/File:Gray727-Brodman.png 19:23, 23 January 2007［accessed 2015-10-28］を元に作成）

れる．上側頭回は聴覚皮質として機能し，ウェルニッケ野は，上側頭回の後方1/3を占め（22野），聴覚情報の認知に関与する．前述の角回は上側頭溝の延長上の脳回，縁上回はシルヴィウス裂の延長上の脳回である．側頭葉下面には，外側から下側頭回，紡錘状回，海馬傍回と位置する．海馬傍回は後方で舌状回に，内側で帯状回に移行する．

　(4) 後頭葉は，後頭極から順に17野，18野，19野に相当する．17野は網膜からの視覚情報が視床の外側膝状体を経由して皮質に至る一次視覚野で，主に大脳内側（図2）に位置し鳥距溝を囲んでいる．17野からの視覚情報は18野，19野に移行する過程で，対象の空間的な位置と動きの分析に関与する背側経路（後頭葉→頭頂葉：角回への経路で解剖学的には上縦束に対応する）と，対象の認知に関与する腹側経路（後頭葉→側頭葉：下側頭回への経路で解剖学的には下縦束に対応する）に大別される[6]．

　画像を読む場合，以上の解剖学的機能部位が二次元的に表現されるCTやMRI上の

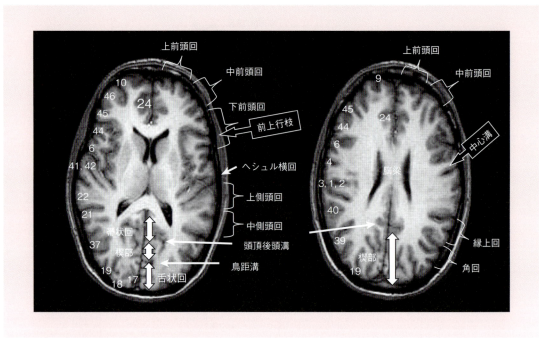

図3 解剖学的機能部位とMRI上の投影部位

どの部分に投影されるのかを知っておかなければならない．図3は大脳水平断のなかの代表的なスライスでのMRI画像上のブロードマン地図および脳回を示している．

2 形態画像と機能画像

画像には，「形態画像」および「機能画像」がある．前者は，疾病や外傷による形態の変化を描出しCT，MRIなどがある．後者は，組織の機能(神経活動)を表現しており，神経活動の傍証となりうる血流の増加を，機能的MRI(functional-MRI：fMRI)，機能的近赤外分光法(functional near-infrared spectroscopy：fNIRS)，SPECT(脳血流シンチグラフィ：single photon emission CT)やPET(ポジトロン放射断層撮影法：positron emission tomography)などを用いて客観的にみる．

(1) CT(図4)

高吸収域(白)として描出されるのは，骨，石灰化，新鮮な出血，一部の腫瘍などである．低吸収域(黒)として描出されるには，古い梗塞巣，古い損傷巣，髄液，脂肪などである．新鮮な出血は初期，白く描出されるが(図4b)，徐々に黒くなる(図4a)．

(2) MRI(図5)

図5にT1，T2強調画像および各特徴をまとめた．

臨床症状を機能解剖学的に厳密に説明するには，空間分解能の高いMRIがCTよりも優れている．また，微細な変化を検出するには，出血の評価にはT2*画像が，脳浮腫の評価にはFLAIR(first fluid attenuation inversion recovery)画像が優れている．図6aは，自動車事故直後から昏睡状態となったびまん性軸索損傷例である．中脳背外側

1　画像の診かたの基礎

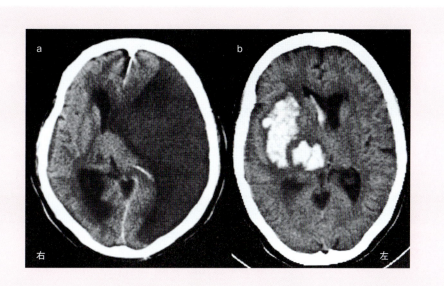

図4　頭部CT
a：左中大脳動脈領域の梗塞（発症2日目）
b：右混合性（被殻，視床）出血（発症2時間後）

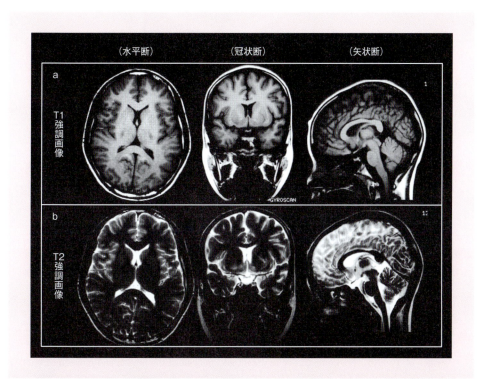

図5　頭部MRI　T1，T2強調画像および特徴
a：1．形態を把握しやすい．
　　2．陳旧性梗塞や挫傷，損傷部位は通常，黒．
b：1．炎症部位や急性期の変化を鋭敏に描出．
　　2．炎症，損傷部位は通常，白．

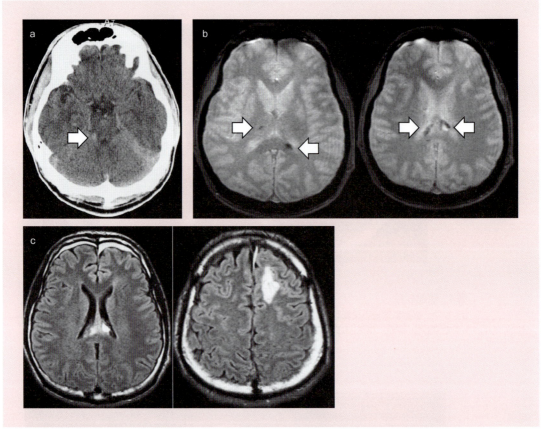

図6 びまん性軸索損傷例（35歳男性）
a：受傷直後CT⇨；中脳背外側にくも膜下出血が認められる．
b：15日後のT2*⇨；微小出血．
c：15日後のFLAIR⇨；脳梁挫傷および前頭前野白質の挫傷．

脳槽にくも膜下出血を認める．T1強調画像では病態の描出が不良であったが，T2*（図6b）（受傷15日後）では視床，脳梁膨大部，脳梁体部に微小出血（挫傷）が確認され，FLAIR（図6c）では，脳梁以外に，左前頭前野白質に損傷が確認された．

● 文献

1) Brodmann K：Die Hirnkarte des Menschen. Vergleichende Lokalisationslehre der Großhirnrinde. pp 130-150, Johann Ambrosius Barth, Leipzig, 1909
2) Brodmann K：Feinere Anatomie des Großhirns. Handbuch der Neurologie, Erster Band：Allgemeine Neurologie. Lewandowsky M, et al（eds.）, pp 206-307, Julius Springer, Berlin, 1910
3) Brodmann K：Physiologie des Gehirns. Neue Deutsche Chirurgie, 11.Band：Die allgemeine Chirurgie der Gehirnkrankheiten. Erster Teil, Krause F（ed）, pp 85-426, Ferdinand Enke, Stuttgart, 1914
4) Petrides M, Pandya DN：Comparative architectonic analysis of the human and macaque frontal cortex. Handbook of neuropsychology, Vol 9. Bollaer F, Grafman J（eds.）, pp 17-58, Elesevier, Amsterdam, 1994
5) 小林　靖：頭頂連合野の入出力．Clin Neurosci. 27(4)：376-379, 2009
6) Ungerleider LG, Mishkin M：Two cortical visual systems. Analysis of Visual Behavior. Ingle DJ, Gooddale MA, Mansfield RJ（eds.）, pp 549-586, The MIT Press, Cambridge, 1982

（渡邉　修・松田　雅弘）

前頭葉障害画像と臨床症状

> **学習目標**　
> A 前頭葉症状を整理する
> B 情緒・感情のコントロールを障害するメカニズムを確認する
> C 前頭葉を中心とする運動機能の仕組みを理解する

　表1に，前頭葉障害による主な症候と推定される責任部位をまとめた[1]．これらの症状群の中で，とくに認知過程の項目に記載した症候は，それぞれが少なからずオーバーラップしており，けっして独立した症候ではない．

1 発動性の低下（アパシー）

　両側前頭葉，とくに前部帯状回の障害で自発性が低下する（表1）．図1はくも膜下出血後に脳血管攣縮により両側前頭葉内側面に梗塞をきたした例である．ADLそのものはできるが，声かけが必要となる．

2 ワーキングメモリーの障害

　ワーキングメモリーとは，一連の作業を遂行するうえで，さまざまな情報を一時的に，意識化する記憶様式である．同窓会に出席し，その当時のカフェテリアのことを想像したり，昔の教室はどこだったかと推測する心理は，ワーキングメモリーである．背外側前頭前皮質（両側46野）が主に担っている．

3 遂行機能障害

　遂行機能とは目的をもった一連の活動を自ら効果的に遂行できる認知能力である．このためには，①心の中で目標を決め，②手順を考え（計画），③そのための複数の方法から取捨選択をし，④実施し（決断），⑤その結果を確認する（フィードバック）などの能力が必要である．責任部位は，脳の広い範囲にまたがるが背外側前頭前皮質（両側46野）が主に担っている．

4 注意障害

　注意機能は，①注意を一点に集中する能力：注意の集中性，②注意を持続させる能力：注意の持続性，③複数の刺激に同時に注意を向ける能力：注意の配分性，④注意の方向を転換する能力：注意の転換性に分けられる．図2は重度の頭部外傷による両側

表1 前頭葉障害による主な症候と推定される責任部位

	症候	具体的症状例	推定される障害部位
運動（プログラム）の障害	対側運動麻痺	弛緩性の麻痺・バビンスキーサイン陽性	運動野（4野）
	肢節運動失行	対側手指の巧緻性が低下	運動前野（6野）
	運動の開始・自発性の障害	運動の開始が障害される，自発的に運動が起きない	補足運動野
	随意眼球運動障害	両側眼球の対側への外転障害	前頭眼野（8野）
	ブローカ失語	言葉が言えない，言葉数が減る	ブローカ野（左44野，左45野）
行為障害	道具の強迫的使用	目前のブラシを右手が意思に反して握り，髪をとかす	脳梁，帯状回
	他人の手徴候	左手が勝手に動いてしまう	脳梁，帯状回
認知過程の障害	流暢性の障害	しりとりの語が想起できない	背外側前頭前皮質
	遂行機能障害	銀行口座に預金するなどの一連の目的動作ができない	背外側前頭前皮質
	ワーキングメモリーの障害	深く考えることができない	背外側前頭前皮質
	概念ないし"セット"の転換障害	新しい事柄に思考を切り替えることができない	背外側前頭前皮質
	フィルター機能の障害	気が散る，集中できない	背外側前頭前皮質
	抽象化の障害	個々の例から共通の特徴を推論することができない	背外側前頭前皮質
	運動維持困難	閉眼しながら舌を出しつづけることができない	背外側前頭前皮質
	注意障害（維持・分散・集中）	気が散りやすい，他に注意が向かない	背外側前頭前皮質，眼窩前頭前皮質
	展望性記憶の障害	約束した時刻に待ち合わせができない	背外側前頭前皮質
器質性精神障害	自発性の低下	1日中，ぼーっとしている，やる気がない	両側前頭葉，帯状回
	脱抑制	怒りやすい，興奮しやすい	眼窩前頭前皮質
	病識（awareness）の低下	自分の障害がわからない，正常だと思っている	両側前頭葉
	感情の鈍麻，平坦化	表情は乏しく，感情に変化がみられない	帯状回
	うつ状態	気分が落ち込んでいる	前頭葉

前頭葉の挫傷例である．注意，遂行機能の問題は避けられない．

5 流暢性の障害

　流暢性とは，言葉や図柄を数多く算出（発想）する能力である．機能的MRIによる研究では，言語性の語句の算出やしりとり課題では左前頭葉（中，下前頭回）が関与する報告が多い[2,3]．一方，図柄を思いつくだけたくさん発想する場合は右の前頭葉が主に関与するといわれている．

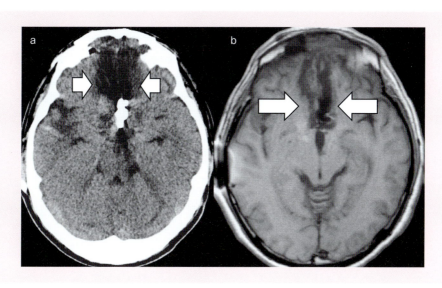

図1 45歳男性，くも膜下出血（発症後1年）
a：CT，b：MRI（T1強調画像）．
両側前頭葉内側面に脳血管攣縮による梗塞巣がある（⇨）．その結果，日常生活能力は保たれているが，発動性の低下（アパシー）により声かけや指示を要した．

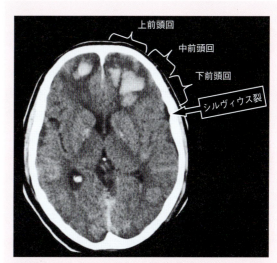

図2 30歳男性，頭部外傷（受傷直後のCT）
昏睡状態で搬送された．両側前頭前野の皮質から皮質下に挫傷（外傷性脳内血腫）がある．両側性に損傷があることから，前頭葉症状（自発性低下，注意障害，遂行機能障害など）が予想される．

6 病識の低下

　自己認識（self awareness），すなわち「自らを知る能力」は前頭葉の機能であると古くから唱えられてきた．前頭葉性の病識低下のある患者は，その大多数において前頭葉は両側性に損傷されている．前頭葉内の厳密な責任病巣は明らかではない．

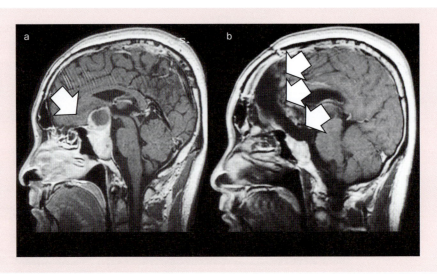

図3 54歳男性，下垂体腺腫
a：術前MRI（腫瘍⇨）では，腫瘍は下垂体窩から前頭葉底面に伸びている．
b：術後MRIでは，手術による前頭葉眼窩面から内側面に至る損傷（⇨）により，人格が豹変し，自己中心的で人への気遣いがなくなった．

7 情緒・感情のコントロールの障害

　すべての情緒，感情は，大脳辺縁系（扁桃体，海馬，帯状回，視床下部，乳頭体，側坐核など）が担うといわれてきた．現在までの膨大な動物実験および臨床からの知見から，恐怖感や不安感などの否定的感情は扁桃体が主体となって活動し，扁桃体との線維連絡の強い前頭前野，とくに眼窩前頭前皮質は，扁桃体に対する抑制線維として機能しているといわれてきた[4,5]．そして，こうした構造の破綻が，前頭葉損傷にみられやすい攻撃性や焦燥感などの情緒・感情のコントロール能力の低下を生じさせていると考えられている．

　また，前頭葉損傷の場合，他部位の損傷に比べ，他者への気配りに欠ける患者が多い．他者の心的状態を理解する能力を「心の理論」といい，この障害は，とくに自閉症の本質的特徴とされてきた．その責任部位は，前頭葉の内側部（内側前頭前皮質）を含むとする意見が多く，重症の脳外傷やくも膜下出血，低酸素脳症などで損傷を受けやすい部位である．図3は下垂体腫瘍術後例である．前頭葉内側面の障害から相手の気持ちに配慮するなどの気配りに欠けた行動をとるようになった．

8 道具の強迫的使用・他人の手徴候（alien hand）

　道具の強迫的使用とは，物を見ると本人の意思とは関係なくそれを使用してしまう行為障害で，左の前頭葉内側面と脳梁膝部の病変で生じ，右手のみに認められる．一方，他人の手徴候は，左手のみに生ずる行為障害で，自分の意思とは無関係に勝手な動きが

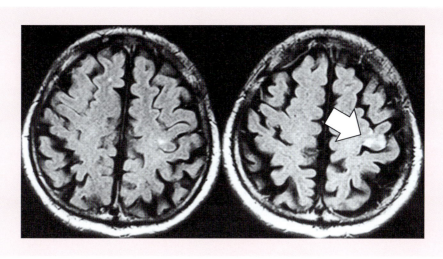

図4　手関節から遠位部のみの麻痺を呈した脳梗塞例（FLAIR画像）
矢印の脳回が運動野の手の領域に相当する．

みられる徴候である．右前頭葉内側面の病変で生じる．

9 展望的記憶の障害

　展望的記憶とは，未来の出来事を成就する（約束を守る）ための記憶である．「明日3時に，Aさんに会う」場合，まずその事実を記憶し，しかもその時刻近くになったら，その記憶を思い起こさなければならない．この記憶は，日々の社会生活において重要であり，前頭葉背外側部（46野）の機能が重視されている．

10 運動障害

　随意運動を遂行する過程で重要となる大脳の神経構造には一次運動野と二次運動野がある．図4は，一次運動野の手の領域のみに梗塞をきたした例である．二次運動野には，一次運動野の前方の前運動野（腹側および背側），一次運動野の内側部の前方に位置する補足運動野，その前方の前補足運動野，補足運動野と前補足運動野の下方に位置する帯状皮質運動野（腹側，背側）が知られている．そしてこれらの構造に基底核，小脳がそれぞれ，大脳・基底核ループ，大脳・小脳連関として連絡している（第3章 6．基底核障害画像と臨床症状の稿参照）．

　補足運動野は，随意運動における自己のペーシングに関与している．臨床的には，大脳半球間裂を占拠する髄膜腫や前交通動脈領域の梗塞で補足運動野が損傷される例が多く，運動の開始や変換の障害，運動の順序動作の障害，左右手の連携した運動の障害，自発性の低下として表出することが多い．

● 文献

1) Kolb B, Whishaw IQ：The Frontal Lobes. Fundamentals of Human Neuropsychology, 4th Ed. pp 305-333, W.H. Freeman and Company, New York, 1996
2) Crosson B, Sadek JR, Maron L, et al：Relative shift in activity from medial to lateral frontal cortex during internally versus externally guided word generation. J Cogn Neurosci. 13(2)：272-283, 2001
3) Calder AJ, Lowrence AD, Young AW：Neuropsychology of fear and loathing. Nat Rev Neurosci. 2(5)：352-363, 2001
4) Soloff PH, Meltzer CC, Becker C, et al：Impulsivity and prefrontal hypometabolism in borderline personality disorder. Psychiatry Res. 123(3)：153-163, 2003
5) Damasio H, Grabowski T, Frank R, et al：The return of Phineas Gage：clues about the brain from the skull of a famous patient. Science. 264(5162)：1102-1105, 1994

〈渡邉　修・松田　雅弘〉

頭頂葉障害画像と臨床症状

学習目標
- A 下頭頂小葉の画像上の位置を把握する
- B 右頭頂葉の特徴を整理する
- C 左頭頂葉の特徴を整理する

　表1に頭頂葉障害による主な症候と推定される責任部位をまとめた．下頭頂小葉（角回，縁上回）は，頭頂連合野を構成し，空間情報の処理に深く関わっている[1]．視空間機能は右頭頂連合野が，左側に比し優位とされているが，言語機能ほどの左右差はない[2]．さらに，左角回は多くの脳機能画像研究のメタアナリシスより，意味処理の過程に強く関与していることが判明している[3]．角回の画像上の位置は，図1を参考にする．

1　右頭頂葉

(1) 左半側空間無視

　左半側空間無視は，従来から右下頭頂小葉，とくに右角回が責任病巣として重要であるといわれてきたが，さらに下頭頂小葉と関連をもつ大脳白質，被殻，視床などにおける広い損傷例で表れやすい．

(2) 左半側身体失認

　左半側身体失認は，自己の左側の身体図式や身体部位の認知障害をいう．左半側空間無視が自己の身体の外側の無視であるのに対し，左半側身体失認は自己の身体の内側の無視であり，本質は似ている．責任病巣は，右側前運動野，前頭前野と頭頂葉との回路を重視する報告がみられる[4]．図2は，頭部外傷により角回，縁上回が挫傷し半側空間無視および半側身体失認が認められた例である．

(3) 構成失行

　構成失行は，幾何学図形の模写や積木の組み立てなどの構成能力の障害である．左右のどちらの大脳半球でも生ずるが，右半球損傷のほうが視空間性認知に関与することから顕著となる．

(4) 着衣失行

　着衣失行とは，運動，感覚障害がないのに衣服を着ることができない，あるいは誤った着方をしてしまう症候を指す．これも視空間認知障害に起因する．

(5) 地誌的障害

　地誌的障害は，左右の広い地理的空間のなかで，自己の位置を客観的に認知すること

表1 頭頂葉障害による主な症候と推定される責任部位

	症候	具体的症状例	推定される主な障害部位
右半球	肢節運動失行	左手での運動が拙劣	中心後回
	皮質性感覚障害	左手での位置覚，立体覚，二点識別覚などの障害	中心後回
	視覚性運動失調	左手で左視野の物体に手を伸ばすと前後左右にずれる	頭頂間溝から上頭頂小葉
	左半側空間無視	左側の柱にぶつかる，左側のおかずを残す	角回，縁上回を中心とする広範な領域
	左半側身体失認	麻痺している手を認めない	角回，縁上回を中心とする広範な領域
	着衣失行	服の空間的位置関係がわからないことで着衣ができない	上頭頂小葉，下頭頂小葉
	構成失行	図形や立体を把握できず模写困難	頭頂葉
	道順障害	方向や方角がわからないことで道に迷う	脳梁膨大部から楔前部（頭頂葉内側面）
左半球	肢節運動失行	右手での運動が拙劣	中心後回
	皮質性感覚障害	右手での位置覚，立体覚，二点識別覚などの障害	中心後回
	視覚性運動失調	右手で右視野の物体に手を伸ばすと前後左右にずれる	頭頂間溝から上頭頂小葉
	観念失行	歯磨きの仕方がわからない	角回
	観念運動失行	自発的動作は可能，模倣など要求された動作は困難	縁上回や上頭頂小葉，角回周辺
	構成失行	図形や立体を把握できず模写困難	頭頂葉
	伝導失語	発語は流暢で聴覚理解も比較的保持．復唱が障害	縁上回およびその皮質下とくに弓状束
	ゲルストマン症候群	手指失認，左右失認，失書，失算	角回，縁上回
	純粋失書	書字が選択的に障害	上頭頂小葉，下頭頂小葉

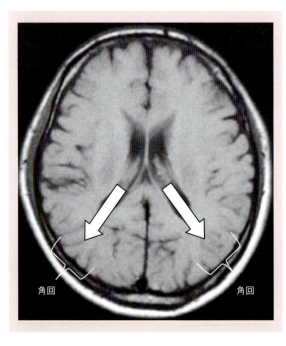

図1 角回の位置
角回は図の側脳室のスライスで八の字の延長上の皮質におおよそ相当する．

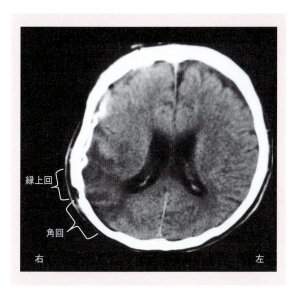

図2　65歳男性，頭部外傷
右頭頂小葉を主とする脳挫傷がみられた．左半側空間無視および左片麻痺に対する否認（左半側身体失認）が認められた．

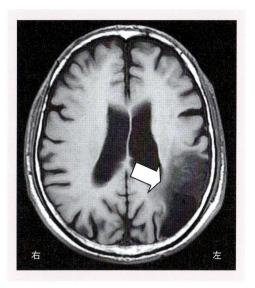

図3　60歳男性，右利き，脳梗塞
左中大脳動脈の分枝である角回動脈の梗塞例．角回，縁上回の梗塞（⇨）によりゲルストマン症候群が認められた．

が困難な障害である．右頭頂葉や左右の海馬・海馬傍回，舌状回に責任病巣を求める報告が多い．

(6) 病識の低下[5]

病識とは，広くは自己の障害に関する全体像と，その障害の日常生活や家族，社会への影響を自覚することを指し，狭義には，片麻痺や記憶障害，易怒性などの個々の障害を自覚することを指す．右大脳半球損傷内の責任病巣は特定されていない．前頭葉症状としても病識の低下が表れる．

2　左頭頂葉

(1) 失行

行為の目的は理解し，運動，感覚障害がないにもかかわらず，実際にはその行為ができない認知的運動の異常をいう．このなかで，「観念失行」は一連の行為の運動プログラムが喪失し道具の使用ができない症候をいう．したがって自動的動作も意図的動作もできない．しかし模倣は真似をするだけなので，運動プログラムが喪失していても可能となる．下頭頂小葉が主な責任病巣である．一方，「観念運動失行」は，運動プログラムは保持されているが意図的な運動への変換ができない．したがって模倣やパントマイムはできない．しかし自動的動作は可能な場合を指す．責任病巣として，下頭頂小葉から前頭葉に向かう領域が想定されている．

(2) 失読失書

読み書きの障害．自発話や話し言葉の理解は問題がない．後頭葉にある文字の視覚情報の，音韻への変換および音韻から書字運動覚への変換に障害がある．責任病巣は左角

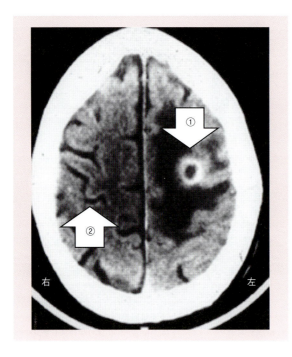

図4 肺がんの脳転移(①⇨). ②矢印は右中心溝で,特徴的な下に凸の出っ張り(precentral knobという)がある.この部分が手の領域の運動野を表す.リング上の腫瘍周囲は黒く描出される浮腫で,右麻痺が予想される.しかし,このレベルのみの病巣では,浮腫は限局し高次脳機能障害は軽度である.

回が重視されている.

(3) ゲルストマン症候群

①失算(数字の概念を失う),②失書(字が書けない),③左右失認(右・左の区別がわからない),④手指失認(各指が親指なのか人差し指なのかわからない)の4徴候の組み合わせをいう.数字の概念は,視覚系,聴覚系,触覚系それぞれの情報が集まる下頭頂小葉(頭頂連合野)にある(図3).

図4は左頭頂葉の転移性脳腫瘍(原発は肺がん)である.浮腫は中心溝前後にとどまり,角回や縁上回には及んでいないので顕著な高次脳機能障害はみられない.

● 文献

1) Davidson RJ, Putnam KM, Larson CL：Dysfunction in the neural circuitry of emotion regulation--a possible prelude to violence. Science. 289(5479)：591-594, 2000
2) Bryden MP, Hecaen H, DeAgostini M：Patterns of cerebral organization. Brain Lang. 20(2)：249-262, 1989
3) Binder JR, Desai RH, Graves WW, et al：Where is the semantic system? A critical review and meta-analysis of 120 functional neuroimaging studies. Cereb Cortex. 19(12)：2767-2796, 2009
4) Vallar G, Ronchi R：Anosognosia for motor and sensory deficits after unilateral brain damage：a review. Restor Neurol Neurosci. 24(4-6)：247-257, 2006
5) 渡邉 修, 米本恭三：病識の低下. 高次脳機能障害のリハビリテーション Ver 2. 江藤文夫・武田克彦・原 寛美, 他 (編), pp 88-94, 医歯薬出版, 2004

(渡邉　修・松田　雅弘)

4 側頭葉障害画像と臨床症状

学習目標
- A ウェルニッケ野をCT上で確認する
- B 記憶を司る神経回路を確認する
- C クリューヴァー・ビューシー症候群を説明する

表1に側頭葉障害による主な症候と推定される責任部位をまとめた．

1 聴覚情報の処理の障害

一次聴覚野はヘシュル横回といい，上側頭回の上面（シルヴィウス裂の中に位置する）にある．聴覚情報は，従来，ヘシュル横回からウェルニッケ野を通り，認識（理解）という過程を踏むと考えられていたが，聴覚理解には，中側頭回や上側頭回前部，角回なども関与するといった報告もある．語音を他の音と区別して認知するレベルでの障害が純粋語聾である．

ついで，言語音を認知できてもその意味が理解できない病態が感覚性失語である．左上側頭回後方1/3に位置するウェルニッケ野が責任病巣とされている．ウェルニッケ失語は，ブローカ失語と異なり，自己の障害に気づいていない例が多い．

図1は，左中大脳動脈閉塞によるウェルニッケ失語例である．図1のb，cのスライスでウェルニッケ野が描出される（白の矢印）．一方，図2は，側頭葉てんかんに対し，左側頭葉の切除術を受けた例である．切除部位が下側頭回から中側頭回前部にとどまったため，ウェルニッケ失語は発症していない．

2 記憶障害

記憶を支える重要な神経基盤は，Papezの回路とYakovlevの回路である（図3[1]）．Papezの回路は，海馬回→海馬→脳弓→乳頭体→視床前核→帯状回→帯状束→海馬回と一周する回路で，側頭葉内側部に位置する海馬，コルサコフ症候群の責任病巣の一部を形成する乳頭体，第三脳室の手術を行う場合に切断することもある脳弓，視床出血後の記憶障害の責任部位である前核，前大脳動脈閉塞例や重度脳外傷例で損傷を受けやすい帯状回を含む．

MEMO ▶ コルサコフ症候群
- ビタミンB_1不足，アルコール中毒，頭部外傷などで生じ，長期記憶の前向性健忘と見当識障害を伴う過去の記憶が忘れる逆向性健忘，作話が生じる．
- 理解力や計算などの能力は比較的保持されるが，記憶力は著しく低下する．

表1 側頭葉障害による主な症候と推定される責任部位

	症候	具体的症状例	推定される主な障害部位
右半球	記憶障害（視覚性）	朝の食事風景が思い浮かばない	海馬を中心とするPapez回路
	街並失認	自宅や付近の建物が初めて見るような感じで道に迷う	右または両側の，海馬傍回後部〜帯状回前半部
左半球	感覚性失語	人の話を理解できない	上側頭回後方1/3（ウェルニッケ野）
	記憶障害（言語性）	昨日に出会った人の名前が言えない	海馬を中心とするPapez回路
両半球	皮質聾	音は聞こえるが，意味はわからない．耳障り	ヘシュル横回
	純粋語聾（語音弁別の障害）	言葉が外国語のように聞こえる．文字にするとわかる	ヘシュル横回，聴放線
	クリューヴァー・ビューシー症候群	おとなしくなる，何でも口に入れる，性行動の亢進，恐怖感の欠如	両側扁桃体

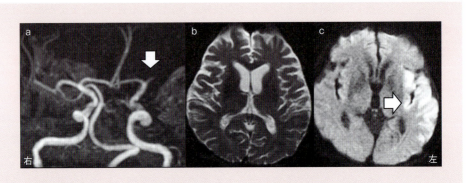

図1 70歳男性，右利き，脳梗塞．運動麻痺はないが，感覚性失語が著明な例．発症2時間後の画像所見
a：MRA 左中大脳動脈は起始部から閉塞（⇨）．
b：T2強調画像では所見は明らかではない．
c：FLAIR画像では，ウェルニッケ野を含む虚血（⇨）が検出された．

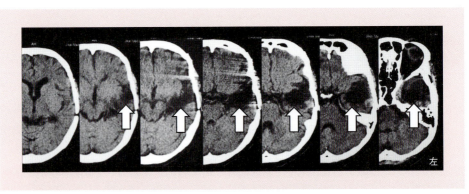

図2 32歳女性．側頭葉てんかんに対し5年前に左側頭葉切除術施行
切除部は中頭蓋窩底部から低吸収域（⇨）として描出され，主に下側頭回，海馬が切除されている．失語は健忘性失語のみで聴覚理解は良好．ウェクスラー記憶検査改訂版（WMS-R）では言語性77，視覚性84，遅延再生83であった．

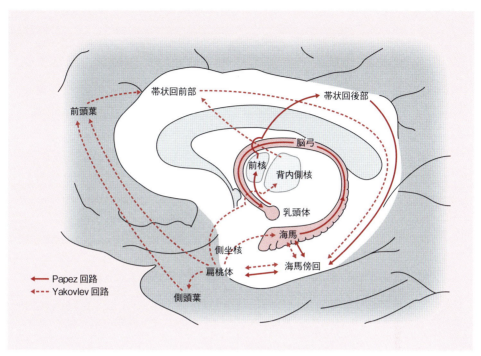

図3 Papezの回路とYakovlevの回路
(川村光毅:脳の形態と機能―精神医学に関連して. 上島国利, 立山萬里(編), 精神医学テキスト 改訂第2版, p 20, 南江堂, 2005より引用)

　一方,Yakovlevの回路は,扁桃体→視床背内側核→前頭葉底部後方→側頭葉前部→扁桃体と回る回路で,くも膜下出血や重度脳外傷で損傷を受けやすい前頭葉基底部を含んでいる.いずれの回路も宣言性の記憶障害(「昨日,野球をした」などと言語化されうる記憶)の責任病巣といわれている.一般に,これらの部位のみの損傷では純粋健忘(知能は正常で記憶のみの障害)を呈し,メモやスケジュール帳などの外的補助手段の利用が可能であるが,さらに知能低下や前頭葉障害として自発性の低下を合併するとこうした外的補助手段を自主的に利用することは困難となる.

　記憶障害の程度は,以上の記憶に関わる組織が両側性に損傷を受けた場合に重篤となる.図2の例は,左側のみの海馬切除であったため,記憶検査の成績低下は軽度であった.図4は重症頭部外傷例である.左側頭葉全域にわたって挫傷がみられる.本例は全失語であるが,このような重症例では通常,海馬も両側性に損傷を受けていることが多く,記憶障害も重篤となる.

　低酸素状態にさらされた時,脳の各部位で脆弱性が異なる[2].ヒトでは,大脳皮質(とくに第3,4層),線条体,淡蒼球,視床,海馬(アンモン角),小脳プルキンエ細胞が最も低酸素で影響を受けやすい.一方,黒質の網様帯,歯状核,オリーブ核,扁桃体は低酸素に比較的強く,視床下部や脳幹の他の神経細胞群,脊髄は,通常,低酸素による損傷を免れやすいとされている.こうしたことから,記憶障害は頻度の高い障害の一つとなる.

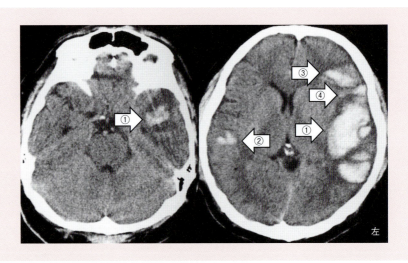

図4 25歳．脳挫傷（交通事故）例．受傷1時間後の頭部CT
搬送時GCS＝E2V2M3で重度頭部外傷に分類された．左側頭葉挫傷（①）のみならず，右側頭葉にも挫傷（②）がある．左前頭葉内（③）の挫傷および左シルヴィウス内のくも膜下出血（④）も合併した．本例は，意識が回復したのちも，興奮性および全失語が後遺した．側頭葉は，前頭葉と並び，脳挫傷の好発部位である．

3 クリューヴァー・ビューシー症候群

　両側の側頭葉前部の切除によって，クリューヴァー・ビューシー症候群が発現する．すなわち，情動の変化，食行動の変化，性行動の変化，精神盲などが表れる．臨床では，びまん性軸索損傷や脳炎などの両側性障害でみられ，社会的行動障害と認識されている．

● 文献

1) 川村光毅：脳の形態と機能─精神医学に関連して．上島国利，立山萬里（編），精神医学テキスト 改訂第2版．p 20, 南江堂, 2005
2) Brierley JB, Graham DI：Hypoxia and vascular disorders of the central nervous system. Greenfield's Neuropathology 4th Ed. Blackwood W, Corsellis JAN（eds.）, pp 125-207, Edwin Arnold, London, 1984

（渡邉　修・松田　雅弘）

5 後頭葉障害画像と臨床症状

第3章 解剖学的基盤と画像診断

学習目標
- A 同名半盲をきたす画像上の部位を確認する
- B 視覚失認の2つのタイプを理解する
- C 地誌的障害の2つのタイプを理解する

　後頭葉は視覚情報の処理を行う．したがってその障害は，損傷部位および範囲によってさまざまな特徴のある視覚障害を呈する．**表1**に後頭葉障害による主な症候と推定される責任部位をまとめた．

1 一次視覚野（17野）を主とする障害[1]

　網膜からの情報は視床の外側膝状体を経由して一次視覚野に入る．この過程の損傷で視野内に暗点（scotoma）が形成される．右後頭葉皮質下の視放線領域の梗塞であれば左同名半盲となる．**図1**は，くも膜下出血後に後大脳動脈に血管攣縮がみられ，左後頭葉および海馬に梗塞をきたし，右同名半盲および記憶障害がみられた例である．

　また，低酸素脳症などで両側の17野の機能が喪失すると皮質盲となり，両眼の視力を失う．この場合，視力検査で完全に盲目であることが検証される．しかし，稀に，患者が自己の盲目を自覚しない，時に否認することがある（アントン徴候）．

　一方，見えていないはずの暗点内に提示した物体を追視したり，指さしできる場合がある．患者はこの視覚を頼りに移動できる場合さえある．Weiskrantzはこの現象を盲視（blind sight）と名づけた．そのメカニズムは明らかになっていないが，17野の一部が保持されている可能性や17野以外の領域や皮質下線維の関与が考えられている．

2 二次視覚野（18野，19野）を主とする障害[2]

　17野からの視覚情報が二次視覚野に伝達する過程で，物体の形態が知覚されないレベルの障害を統覚型視覚失認という．この場合，文字や形を模写することができない．両側の後頭葉もしくは右優位の後頭葉損傷で発現するとの報告が多い．一方，形態の認知は可能で模写もできるが，その意味が理解できない障害を連合型視覚失認という．この場合，提示された物品の名称も用途も言うことができない．病巣は両側後頭側頭葉とする報告が多い．

3 相貌失認

　熟知している人の顔を特異的に，視覚的認知することができない場合を相貌失認とい

表1 後頭葉障害による主な症候と推定される責任部位

症候	具体的症状例	推定される主な障害部位
同名半盲	損傷側と反対の視野が左右の眼球で欠損する	外側膝状体から一次視覚野（17野）へ至る視放線および17野
皮質盲	両眼の視力の喪失．盲の否認（視覚性アントン徴候）	両側後頭葉
バリント症候群	精神性注視麻痺，視覚性失調，視覚性注意障害	両側の頭頂葉－後頭葉障害
純粋失読	書字は良好だが，字が読めない	左後頭葉（舌状回〜紡錘状回中心）と脳梁膨大部
相貌失認	熟知している人の顔がわからない	両側の後頭葉（とくに舌状回〜紡錘状回）
色彩失認	色名から正しい色を選択できない	左後頭葉
統覚型視覚失認	形態認知の障害．複数の重なり図形が同定できない	両側後頭葉
連合型視覚失認	形態は認知されるが意味がわからない	両側後頭葉－側頭葉
同時失認	部分は認知できるが状況全体はわからない	両側の頭頂葉－後頭葉障害
街並失認	自宅周囲の建物が初めてのように見える	海馬傍回後部〜舌上回前半部，紡錘状回

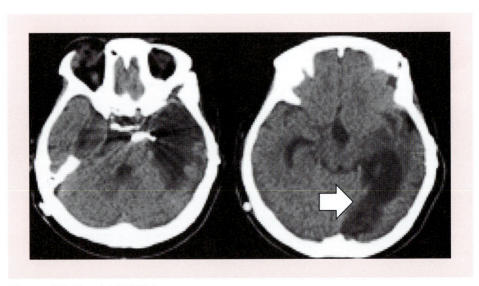

図1 53歳女性，くも膜下出血
クリッピング術後に左後大脳動脈の閉塞（⇨）をきたし，右同名半盲および記憶障害が残った（海馬は後大脳動脈の分枝が栄養している）．

う．その人の声や服装などからその人を同定することはできる．この症候は通常，両側性の紡錘状回の損傷でみられやすいが，右紡錘状回のみでも発現する．健常者に対するfMRIによる相貌認知課題でも紡錘状回が賦活し，fusiform face areaといわれている．

4 バリント症候群

バリント症候群は，精神性注視麻痺，視覚性注意障害，視覚性失調の3つの症候を示す病態である．精神性注視麻痺は，精神的にある対象に興味があっても，注視すること

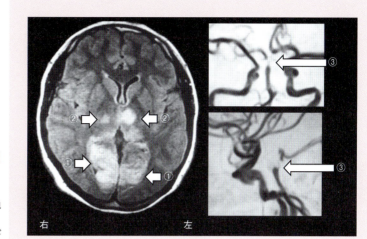

図2 脳底動脈解離による梗塞例
① 舌状回，楔部，帯状回後部の梗塞．
② 視床背内側核中心の梗塞．
③ 脳底動脈は上部で閉塞，後交通動脈は描出されていない．
① により，両側の同名半盲および街並失認が生じた．

ができない症候をいう．一方，視覚性注意障害は，視覚的に複数の対象が入力されても，一対象しか認知できない．視覚性失調は視覚対象に手を伸ばすことができない症候をいう．

5 同時失認

同時失認とは，情況画の部分は理解できるが，全体像が把握できない（例：家庭の全体図の中で，父，母，子どものそれぞれのしていることはわかるが，全体が家族団らんの絵であるとは理解できない）障害であるが，この症候は，バリント症候群の中の視覚性注意障害に相当する．

6 街並失認

道に迷う，自分の部屋に戻れないなどの地誌的障害には，建物を認識できないなどの街並失認と地理的方向性がわからなくなる道順障害の2つがある．街並失認は，視覚認知を司る後頭葉の病変として，道順障害は，空間的認知を司る頭頂葉の病変で表れやすい．図2は，脳底動脈解離により両側視床および両側の舌状回，後部帯状回，楔部に梗塞をきたした例である．脳底動脈は遠位で狭窄し，さらにその遠位で両側後大脳動脈が描出されているが，視床への穿通枝を出す後交通動脈はみられない．高次脳機能障害として，街並失認，前行性健忘，注意障害がみられた．

● 文献

1) Gazzaniga MS, Ivry RB, Mangun GR：Higher Perceptual Functions. Cognitive Neuroscience The biology of the mind 2nd Ed. pp 193-243, WW Norton & Company, New York, 2002
2) 永井知代子：視覚失認．高次脳機能障害のリハビリテーション Ver 2. 江藤文夫，武田克彦，原　寛美，他（編），pp 70-75, 医歯薬出版，2004

（渡邉　修・松田　雅弘）

6 基底核障害画像と臨床症状

FOCAL POINT
A 基底核の位置関係をCT上で整理する
B 視床の構造を整理する
C 基底核，視床，小脳，大脳の線維連絡を整理する

1 基底核の構造と機能，大脳半球との線維連絡

　基底核は，大脳の皮質下にある神経核群の総称である．主な核は，尾状核，被殻，淡蒼球(外節，内節)，視床下核，黒質(緻密部，網様部)，前障である．視床は含まれないが，画像診断のうえでは，同一のスライスに描出されるので，ここで触れる．発生学的に尾状核と被殻は共通であることから，合わせて線条体と呼ばれる．被殻と淡蒼球は合わせてレンズ核という．レンズ核はその先端を内方に向けた錐体状をなし，被殻がその外側部を，淡蒼球がその内側部を形成する．

　図1は，代表的な頭部CTスライスにおける基底核の位置関係と主な脳出血を図示している．被殻出血は内包を外側から圧迫し，視床出血は内側から圧迫し，運動麻痺を引き起こす．図2は，被殻出血と視床出血の実際の頭部CTである．

　大脳皮質のほとんどすべての領野からの入力が主に線条体に入り，以後，上記の各種基底核を経由して，基底核の出力核である淡蒼球内節ないし黒質網様部から視床(前腹側核，外側腹側核)に送られ，大脳皮質に返される．すなわち，基底核は，大脳皮質⇒大脳基底核⇒視床⇒大脳皮質が形成する回路の一部を構成している．したがって，基底核や視床の損傷が，それぞれの投射先である前頭葉局所症候を呈することがある．例えば，パーキンソン病にみる被殻の障害は，運動の開始(あるいは速度変化)の障害として，補足運動野の機能低下として発現する．図3は，右尾状核出血例である．急性期治療が過ぎても，前頭葉に近い尾状核損傷の影響が残り，知能は比較的良くても前頭葉を測定するBADSでは低成績であり，就労が困難な例であった．

MEMO ▶ BADS(The Behavioural Assessment of the Dysexecutive Syndrome)
- 前頭葉機能と強く関連する遂行機能に関する包括的検査バッテリーである．
- 規則転換カード検査，行為組立検査，鍵探し検査，時間判断検査，動物園地図検査，修正6要素検査の6種類の下位検査と，20の質問の遂行機能障害質問紙から構成される．
- 下位検査は課題の達成度と所要時間で0～4点の5段階で評価され，合計24点満点である．遂行機能障害質問紙は「感情・人格の変化」，「動機付けの変化」，「行動の変化」，「認知の変化」が5段階で評価される．

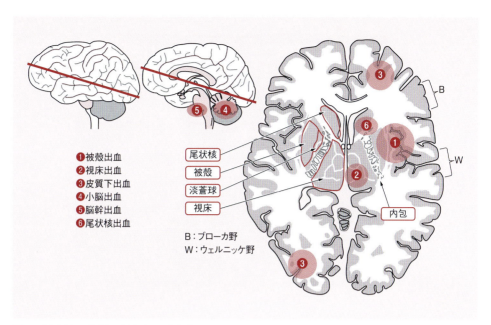

図1 基底核の位置関係と主な脳出血

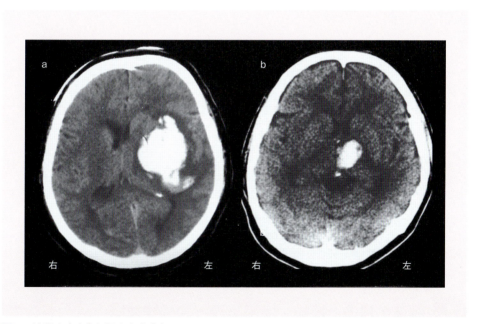

図2 被殻出血(a)と視床出血(b)
a：血腫が，内側には，内包を破壊し視床に及び，外側は，大脳皮質下まで伸びている．右片麻痺および失語症状が予想される．
b：血腫は視床前核を中心として内包前脚に伸びている．錐体路は内包の後脚を走行するので，麻痺は軽度で，大脳皮質からも遠いことから高次脳機能障害は軽度と予想される．

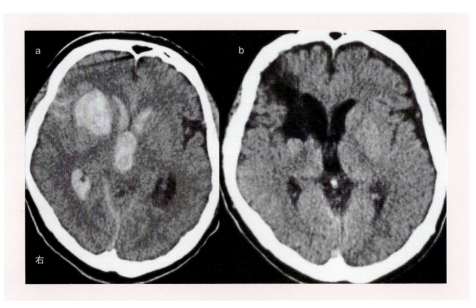

図3 尾状核出血
a：発症時のCT．右尾状核を中心に出血があり，脳室内に穿破している．
b：4年後のCT．尾状核出血の後遺症として前頭葉症状が残存．WAIS-Rでは言語性IQ 90，動作性IQ 70に比し，前頭葉機能を測定しているBADS（遂行機能障害症候群の行動評価）では，年齢補正した標準化得点は48と極端な低下を示した．

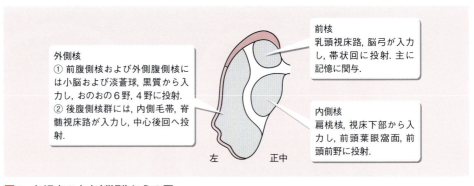

図4 左視床の上方（背側）からの図
主な3核群への入力線維と投射先を示す．

2 視床の構造と機能，大脳半球との線維連絡

　視床には複数の核がある．大きく，外側核，前核，内側核に分ける（図4）．外側核には末梢の表在感覚，深部感覚が入力する後腹側核群，対側の小脳が入力する前腹側核が含まれる．したがってこれらの損傷により，おのおの，重篤な感覚障害，対側小脳症状が発生する．また前核は，記憶を司るPapez回路の一部を形成しており，乳頭視床路，脳弓が入力し，その後，帯状回に投射する．したがって前核の損傷で主に記憶障害がみられる．内側核は，前頭葉との線維連絡が豊富であることから，その障害は，発動性の

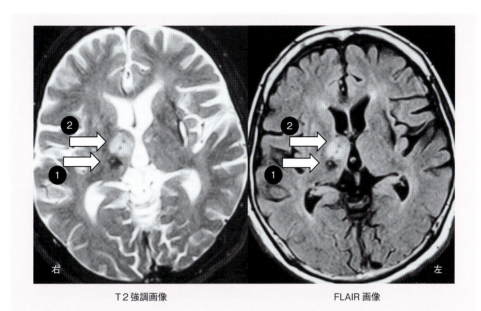

図5 60歳女性．3年前に右視床出血(① ⇨)を発症し，1ヵ月前に右視床梗塞(② ⇨)を発症した．① は外側核群の損傷で，ADL上は大きな影響はなかったが，② が発症したことで前核が障害され，記憶障害が顕著になった．

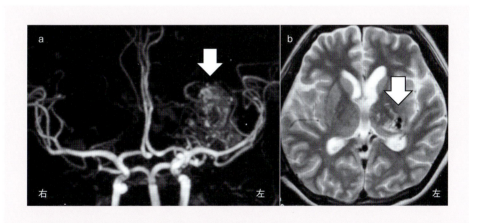

図6 左視床外側後部を占拠した脳動静脈奇形の出血例
a：MRAでは中大脳動脈領域に血管奇形(⇨)がみられる．
b：左視床外側部および内包が損傷(⇨)を受け，感覚障害および片麻痺が残存した．

低下，注意障害，遂行機能障害などの前頭葉症状を引き起こす可能性が高い．視床出血で脳室に穿破した例では，内側核が損傷を受ける．

図5は，右視床内に時期を変えて，梗塞および出血を呈した例である．外側群に限局した梗塞の時は，ADL上，大きな問題は起きなかったが，二度目の前核への出血で記憶障害が顕著になった．図6は，左視床の外側核を中心に出血した脳動静脈奇形である．

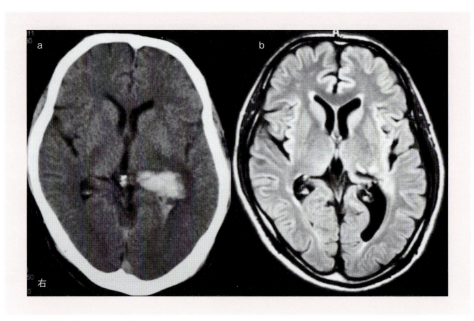

図7　52歳男性．左視床出血
a：発症時のCT　b：3ヵ月後のMRI
本例は，感覚障害，運動障害および高次脳機能障害は全くみられなかった．左外側膝状体および視放線のみが出血で損傷を受けた例であった．

　MRAでは，ナイダス（nidus）と呼ばれる血管塊が描出されている．内包にも出血が及んだため片麻痺も合併した．図7は，視床出血でも感覚障害がなかった例である．視床の左外側膝状体および視放線のみに限局していた．

（渡邉　修・松田　雅弘）

fMRI，fNIRSなど脳機能画像

学習目標
- **A** ニューロイメージングについて知ろう
- **B** fMRIとfNIRSは脳の神経活動の何を捉えているのか知ろう
- **C** 実際のfMRIとfNIRSの随意運動と認知活動時の脳機能画像について理解する

1 ニューロイメージングの技術が脳機能を視覚化する

　ニューロイメージングは，1980年代以降，飛躍的に進展し，脳の局所機能が詳細に画像化されるようになった．代表的な脳機能計測には機能的核磁気共鳴画像法（fMRI：functional magnetic resonance imaging），機能的近赤外分光法（fNIRS：functional near-infrared spectroscopy），ポジトロン放射断層撮影法（PET：positron emission tomography），脳波（EEG：electroencephalogram），脳磁図（MEG：magnetoencephalography），脳血流シンチ（SPECT：single photon emission computed tomography）などがある．各機器は，計測する指標が異なり，後述する時間分解能，空間分解能も異なる．また計測時の体位，身体抑制などに注意を払うものもあることから，脳機能計測にあたっては，相互補完的な利用が望まれる（表1）．

2 fMRI（機能的MRI）は脳活動の何を見ているのか

　神経が活動すると，局所の酸素消費が増すので脱酸素化ヘモグロビン（Hb）が一時的に上昇する（initial dip）．しかし数秒後には，前述のように血流が増加してくるため，脱酸素化Hb濃度は相対的に減少する．すなわち，この脳血流の増大（約50％）が酸素消費の増大（約5％）よりも大きいために，静脈側の血管内では脱酸素化Hb濃度は低下する．臨床で使用されているMRIは，水素の原子核プロトンが特定の周波数の電波に共鳴して信号（電磁波）を放出する現象を利用し画像化しているが，この脱酸素化Hbは，プロトン信号を低下させる性質（常磁性体）があることから，神経活動がはじまると，脱酸素化Hb濃度の低下によりプロトン信号強度は回復する．この信号強度の差（BOLD：blood oxygenation level dependent効果[2]）を利用して画像化したものがfMRIである．したがって，fMRI信号は神経活動から数秒遅れて検出されていることになる．そして，この神経活動時の画像から安静時の画像を差し引き（subtraction）すると，その活動に特異的な領域がイメージングされる．時間分解能はPETよりも優れ，数秒単位である．空間分解能は数mmから数cmである．しかし臥位で頭部を固定しなければならないと

表1 各脳機能イメージング測定法の利点と欠点

	fMRI	PET	MEG	EEG	fNIRS
空間分解能	◯〜◎	◯	◯〜◎	△〜◯	×〜△
時間分解能	◯	△	◎	◎	◯
脳深部の評価	◎	◯	△	×	×
携帯性	×	×	×	◎	◯
測定中の動きの制限	×	△	×	△	◯
安全性	◯	◯	◎	◯	◎
コスト	△	×〜△	×〜△	◎	◯
定量性	△	◯	×	×	×〜△

注：空間分解能（詳細な部位の検出力），時間分解能（短い時間での検出力），安全性（放射性など人体への有害性），携帯性（持ち運びやすさ）
（三原雅史，畠中めぐみ，宮井一郎：fNIRS．脳科学と理学療法．大西秀明，森岡 周（編），p 118，三輪書店，2009 より許諾を得て転載，注釈を改変）

いう制限がある．またfMRIは脳血流の変動のみを評価し，絶対値の計測はできない（**表1**）．

3 fMRIの実際

　fMRIは臥位でのみ計測が可能である．したがって，随意運動であれば手指のタッピングなど，手指動作時の脳内活動が計測されることが多い．筆者らは，手指対立運動時の運動野の賦活に関する左右差を検討したところ，利き手と比較して，非利き手は円滑な動きができないために両側の運動関連領野が活動していることを報告した[3]．

　また，Erteltら[4]は，fMRIを用いて，脳卒中後の患者に対して目的動作を観察させた時の脳神経活動を計測した．その結果，**図1**のように，運動関連領野の活動に加えて，両側腹側運動前野，両側上側頭回，補足運動野，対側縁上回の活動がみられたと報告した．このように，他者の動作を観察している時に活動する神経群は，近年，「ミラーニューロン」といわれ（Rizzolattiら[5]），話題を呼んだ．こうした神経群は，自己がある運動をする時に活動する神経群と，同様の運動をする第三者を観察する時に活動する神経群が同一であることから，他人への"共感"に関連すると神経群ではないかといわれているからである．

　また，筆者らは，非利き手での箸操作の運動イメージについて，fMRIで実験を行った．運動野のみならず前運動野などの運動を準備する部位とミラーニューロンに関連する部位にも活動がみられた[6]．このように随意運動だけではなく，認知的な課題を行っている時の脳内活動に関しても，飛躍的に研究が進んでおり，リハビリテーションの効果を検証するうえでも有益なツールとなっている．

4 fNIRS（機能的NIRS）は脳活動の何を見ているのか

　酸素化Hb，脱酸素化Hbはそれぞれ光の吸収量に差がある．これを利用して，生体

7 fMRI, fNIRSなど脳機能画像

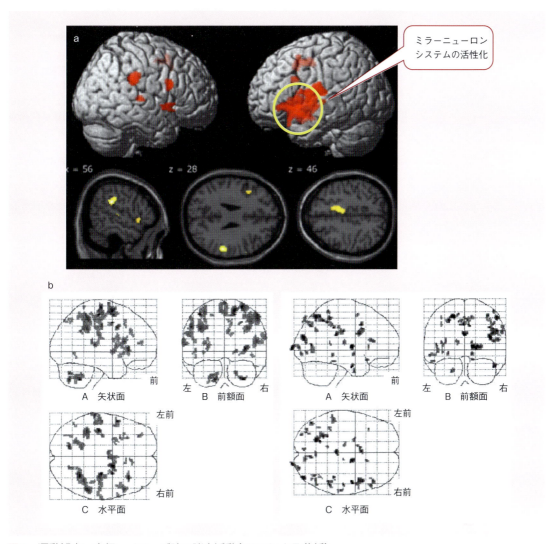

図1 運動観察・実行・イメージ時の脳内活動（fMRIによる分析）

a：運動観察時の脳内活動
54種類の目的動作の観察することを含めたリハビリテーションを実施した．慢性期脳卒中患者（中等度運動障害）の統制群（n=8）に比べ，観察を行った実験群（n=8）に有意な上肢機能改善がみられた．脳活動は両側腹側運動前野，両側上側頭回，補足運動野，対側縁上回のミラーニューロンを含む活性化がみられた．
（Ertelt D, Small S, Solodkin A, et al：Action observation has a positive impact on rehabilitation of motor deficits after stroke. Neuroimage. 36（Suppl. 2）：T171, 2007 より許諾を得て転載）

b：運動実行とイメージ時の脳内活動
健常成人において箸によるつまみ運動（左手：非利き手）：実際の運動（箸によるつまみ動作を実行）と，イメージ（箸を持ちつまみ運動イメージ）を行った結果，イメージにおいても狭いながらも運動関連領野の活動がみられた．
（松田雅弘，渡邉 修，来間弘展，他：非利き手による箸操作の運動時，イメージ時，模倣時の脳内機能の比較—機能的MRIの検討—．理療科．26(1)：119, 2011 より引用）

を最も通過しやすい近赤外光，とくに波長700〜950 nmの光を照射し，直下脳内の酸素化Hb，脱酸素化Hbの濃度変化を検出する．実際には，物質の吸光度はその物質内の光吸収物質の濃度と光の通過距離（光路長）に比例するという原理（修正Beer-Lam-

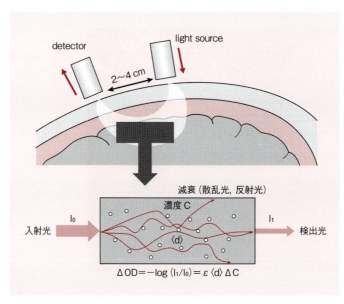

図2　fNIRSの原理
頭表上に配置された送光ファイバーより照射された近赤外光は，皮膚・頭蓋骨を透過して脳実質にて散乱しながら一部が頭表上の受光ファイバーに達する．その光量は大脳皮質のヘモグロビン濃度によって異なり，その変化を測定できる．
OD：吸光度，$\langle d \rangle$：光路長，ε：モル吸光度係数，C：吸光物質の濃度．
(三原雅史，畠中めぐみ，宮井一郎：fNIRS．脳科学と理学療法．大西秀明，森岡　周（編），p 117，三輪書店，2009 より許諾を得て転載，注釈を改変)

bert則)を用いて，近赤外光を照射し，受光量から吸収された量を求め，酸素化Hb，脱酸素化Hbの変化を計算している(図2)．したがって，求められる数値は相対値であり，絶対値ではない．時間分解能は比較的高く100ミリ秒単位だが，空間分解能は低い．大脳深部や小脳などは評価できない．

5　fNIRSの実際

　Miyaiら[7]は，fNIRSを利用してトレッドミルでの歩行中の脳機能活動を計測した結果，内側一次運動野および補足運動野を中心に，対称的な酸素化Hbの増加を認めたと報告した(図3a)．
　筆者らは脳外傷者3名に対して計算課題時の脳内活動を撮像した結果，正答率の低い例ほど，前頭葉の活動領域が拡大しており，計算に際し，注意機能が過度に動員された結果であると思われた(図3b)．また，村田ら[8]は，高齢者を対象にfNIRSを用いて，Trail making test(TMT)施行中の前頭葉の活動を計測し，高齢者においても前頭葉の活動が増大したことを報告した．このように，fNIRSは，歩行などの粗大な動作でも，臨床検査で用いられる認知課題遂行時でも，脳表(主に大脳皮質)の活動を計測することが可能である．

6　fMRI/fNIRSを利用した脳卒中の機能回復に関する研究

　Katoら[9]は，脳卒中後の機能回復に伴った脳神経活動の変化をfMRIで撮像した結果，非麻痺側の運動は対側の運動関連領野のみの活動であったが，麻痺側の運動時は，両側の運動関連領野の活動がみられたと報告している(図4)．われわれは，片麻痺の回復を継時的にfMRIにて追跡し，対側半球および前頭前野の活動の増大をみた(図5)．また，Wardら[10]は，麻痺手の把握運動について，縦断的調査を行った結果，運動関連領野や

7 fMRI, fNIRSなど脳機能画像

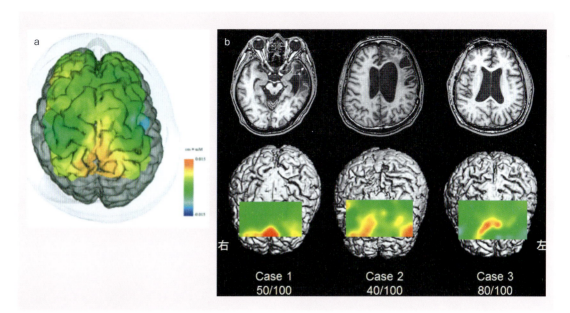

図3 fNIRSの脳機能画像
a：トレッドミル歩行中の脳活動（健常者）
内側一次運動野を中心に補足運動野などの活動上昇．
（三原雅史，畠中めぐみ，宮井一郎：fNIRS. 脳科学と理学療法．大西秀明，森岡 周（編），p119, 三輪書店，2009より許諾を得て転載）
b：脳外傷者3名に対する暗算課題時の前頭葉の脳活動と正答率（100点満点における点数）．

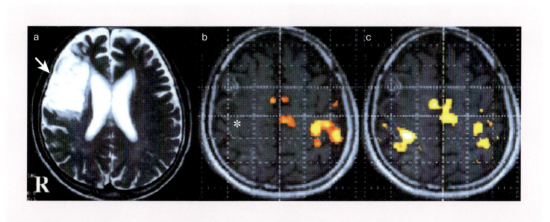

図4 脳卒中後の麻痺側・非麻痺側運動時のfMRIの脳機能画像
a：右半球損傷のMRI画像
b：非麻痺側（右）手運動時；反対側一次運動野・感覚野，補足運動野の活動．
c：麻痺側（左）手運動時；両側の一次運動野，補足運動野，頭頂葉の活動．
(Kato H, Izumiya M, Koizumi H, et al：Near-infrared spectroscopic topography as a tool to monitor motor reorganization after hemiparetic stroke. a comparison with functional MRI. Stroke. 33(8)：2034, 2002より許諾を得て転載)

217

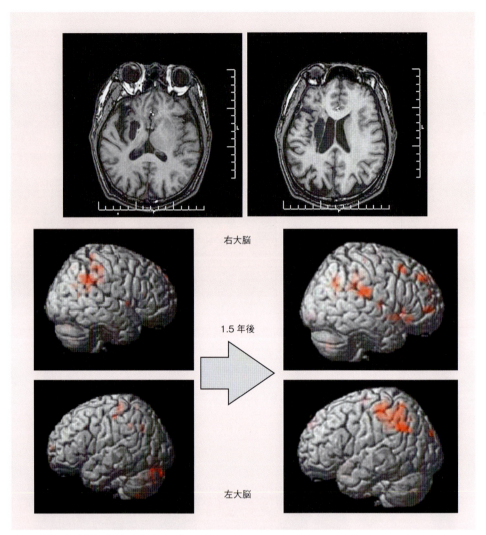

図5　脳梗塞症例の経時変化（fMRI）
58歳男性．2年前，左片麻痺にて発症．左手の把握運動の1.5年の変化．

前頭前野，基底核，視床，小脳などの活動は，麻痺の回復とともに減少すると報告した．
　一方，Miyaiら[11)]は，fNIRSを用いて脳卒中患者8名に対する2ヵ月の入院リハビリテーションでトレッドミルにおける歩容の変化と脳活動の変化を報告した．初期評価では障害側よりも非障害側の感覚運動野と運動前野，補足運動野の酸素化Hbの濃度が高かったが，最終評価では，感覚運動野の活動の左右差が減少し，障害側運動前野の活動が上昇した．すなわち，歩行率の増大，遊脚時間の左右差の改善と脳活動の変化に関連性が認められたと述べている．
　このように脳卒中後の回復に関連する脳活動の変化が，冒頭で述べた各種のニューロイメージング機器によって報告されるようになり，神経可塑性の解明に役立っている．

● 文献

1) 三原雅史, 畠中めぐみ, 宮井一郎：fNIRS. 脳科学と理学療法. 大西秀明, 森岡 周(編), pp 116-122, 三輪書店, 2009
2) Ogawa S, Lee TM, Nayak AS, et al：Oxygenation-sensitive contrast in magnetic resonance image of rodent brain at high magnetic field. Magn Reson Med. 14(1)：68-78, 1990
3) 松田雅弘, 渡邉 修, 来間弘展, 他：手指対立運動における感覚運動野の賦活に関する左右差の検討—機能的MRIによる分析—. 理療科. 21(4)：387-391, 2006
4) Ertelt D, Small S, Solodkin A, et al：Action observation has a positive impact on rehabilitation of motor deficits after stroke. Neuroimage. 36(Suppl. 2)：T164-T173, 2007
5) Rizzolatti G, Fadiga L, Gallese V, et al：Premotor cortex and the recognition of motor actions. Brain Res Cogn Brain Res. 3(2)：131-141, 1996
6) 松田雅弘, 渡邉 修, 来間弘展, 他：非利き手による箸操作の運動時, イメージ時, 模倣時の脳内機構の比較—機能的MRIの検討—. 理療科. 26(1)：117-122, 2011
7) Miyai I, Tanabe HE, Sase I, et al：Cortical mapping of gait in humans：a near-infrared spectroscopic topography study. Neuroimage. 14(5)：1186-1192, 2001
8) 村田 伸, 村田 潤, 児玉隆之, 他：地域在住高齢者におけるTrail making test施行時の脳循環動態. 理療科. 23(5)：561-565, 2008
9) Kato H, Izumiya M, Koizumi H, et al：Near-infrared spectroscopic topography as a tool to monitor motor reorganization after hemiparetic stroke：a comparison with functional MRI. Stroke. 33(8)：2032-2036, 2002
10) Ward NS, Brown MM, Thompson AJ, et al：Neural correlates of motor recovery after stroke：a longitudinal fMRI study. Brain. 126(Pt 11)：2476-2496, 2003
11) Miyai I, Yagura H, Hatakenaka H, et al：Longitudinal optical imaging study for locomotor recovery after stroke. Stroke. 34(12)：2866-2870, 2003

(松田　雅弘・渡邉　修)

索引

欧文索引

A

action disorganization syndrome 178, 179
AD 39
ADS 179
Alzheimer's disease 39
APT 32
attention process training 32
auditory detection task 28
AVLT 154

B

BAAD 30
BADS 172
behavioral and psychological symptoms of dementia 40
behavioral assessment of attentional disturbance 30
BIT 120
BLS 136
BPO 79
BPSD 40, 41, 43, 44, 45, 46
Broca 2
Burke Lateropulsion Scale 136

C

CAT 28
Catherine Bergego Scale 118
CIMT 4
clinical assessment for attention 28

cognitive dysfunction 2
continuous performance test 26
contraversive pushing 133
CPT 26
CT 188

D

D構造 62
dementia with Lewy bodies 39
diaschisis 4
digit span 26
DLB 39
dual task 28

F

FAB 172
fMRI 213, 214
fNIRS 213, 214
frontal assessment battery 172

G

GCS 14
Glasgow Coma Scale 14

H

homunculus 3

I

IP 62

J

Japan Coma Scale 14
JCS 14

L

leg orientation 141

M

memory updating test 28
mild cognitive impairment 39
MMS 154
modified stroop test 173
MRI 188

P

paced auditory serial addition task 29
PASAT 29
position stroop test 29
Pusher現象 133
Pusher現象の重症度分類 136
Pusher評価チャート 136

R

rating scale of attentional behavior 29
response inhibition 182
Rey聴覚言語性学習検査 154
RSAB 29

rTMS　5

S

S構造　62
scale for contraversive pushing　135
SCP　135
SDMT　28
SPTA　79
SPV　133
subjective postural vertical　133
subjective visual vertical　133
SVV　133
symbol digit modalities test　28

T

tDCS　5
TMT-A　27
TMT-B　28
trail making test　173
trail making test A　27
trail making test B　28

V

visual cancellation task　27
VPTA　95, 100

W

WCST　173
Wisconsin card sorting test　173
WMS-R　153
working memory　31

和文索引

あ

アウェアネス　162
アパシー　191
誤りなし学習　81, 97
アルツハイマー病　39, 44, 46

い

意識変容　11
一貫性　56
意味記憶　150
意味記憶障害　153
意味情報　62
意味性錯語　52
意味性錯読　64
意味役割　62

う

ウェクスラー記憶検査　153
ウェルニッケ野　50
迂言　53
運動障害　195
運動無視　114

え

エジンバラ式利き手調査表　116
エピソード記憶　150
遠隔記憶　150

お

音韻　61
音韻意識　58
音韻失読　64
音韻情報　63
音韻性錯語　52

オンラインスケジューラーサービス　179

か

外因性手がかり　130
外的補助法　158
角回　78, 93
覚醒度　11
格付与　62
可塑性　3
活用　63
活用語尾　68
仮名ひろいテスト　27
感覚様式　89
環境調整　157
喚語困難　52
慣習的動作　182
感情　194
干渉モデル　6
観念運動失行　76, 77, 78, 199
観念失行　75, 76, 77, 78, 199

き

記憶更新検査　28
記憶障害　201
利き手　116
規則性　57
気づき　162
基底核　208
機能回復ステージ理論　6
機能解剖　186
機能画像　188
機能語　54
機能範疇　54
基本形　69
逆向健忘　152
競合的半球間抑制　4
近時記憶　150

く

空間処理障害　114
空間定位障害　114
屈折辞句　62

け

形式性錯語　52
形態　61
形態画像　188
形態情報　63
形態素　54
形態認知　95
経頭蓋直流電気刺激　4
傾眠　11
系列行為　79, 81, 85
欠如モデル　6
ゲルストマン症候群　92, 200
言語訓練　55
言語性対連合学習検査　154
健忘失語　53

こ

語彙　61
語彙化錯読　64
語彙性　56
語彙性効果　56
項構造　62
高次神経機能障害　2
高次脳機能障害　2
構成失行　197
拘束誘発性運動療法　4
行動異常および心理症状　40
行動活性化療法　179
広範囲な脳機能の活性化トレーニング　157
語幹　67

語幹末音素　69
心の理論　194
呼称　53
語性錯語　52
古典分類　50
古典論　49
語の流暢性検査　173
コルサコフ症候群　152
昏睡　11
昏迷　11

さ

再帰性発話　53
作業記憶　151, 176
錯語　52
錯文法　53
作話　152
作動記憶　31
左右識別障害　92, 97
左右失認　92
参照枠　106

し

ジェスチャー　75, 76, 82
視覚失認　205
視覚障害　205
視覚消去現象　107
視覚情報　205
視覚性錯読　64
視覚性失認　89, 91
視覚性抹消課題　27
視覚探索トレーニング　121, 123
自覚的視覚的垂直軸　133
自覚的身体的垂直軸　133
視空間ワーキングメモリー　113
自己教示法　177
自己認識　193
視床　210
視床下部調節系　12
時制　63
肢節運動失行　76

持続性注意　24
失行　199
失語症　49
失語症候群　52
失書　59
失読　59
失読失書　199
失文法　52
失名詞失語　53
失名辞失語　51
自動性と意図性の解離　83
ジャーゴン発話　52
周辺症状　41
手指失認　92, 97
出現頻度　55
純粋健忘症候群　152
使用依存性可塑性　4
使用失行　77
上行性網様体賦活系　11
上縦束　112, 115
上中下検査　29
情緒　194
助詞　52
触覚性失認　91
新造語　52
深層失読　64
心像性　56
身体パラフレニア　93
親密度　55
親密度効果　56

す

遂行機能　171
遂行機能障害　191
遂行機能障害症候群の行動評価　172
スクリーニング　59
図-地知覚　100

せ

生成文法　61

接尾辞　54
前言語符号　61
前向健忘　152
前交通動脈症候群　163
全失語　51
全体論　50
選択性注意　24
前頭葉局所症候　208
前頭葉性動作障害　179
前脳基底部健忘　152
全般性注意　23
線分二等分試験　117, 119
せん妄　11

そ

相貌失認　92, 205
即時記憶　150

た

対光反射　13
対座法　108
代償手段の活用トレーニング　157
他人の手徴候　194
単一物品の操作　182
段階的接近　53
短期記憶　150
単語属性　55

ち

チェーン・ストークス呼吸　13
地誌的障害　197
着衣失行　197
注意　23
注意障害　191
注意の方向づけ　130
中央実行系　151
中核症状　41
聴覚情報　201
聴覚性検出課題　28

索引

聴覚性失認　91
聴覚的把持力　52
長期記憶　150
超皮質性運動失語　51
超皮質性感覚失語　51
超皮質性混合失語　51
直接トレーニング　157
陳述記憶　150

つ

通常表記　56

て

テ形　69
手続き記憶　150
転換性注意　24
伝導失語　51
展望記憶　151

と

同音疑似語　56
統語　61
統合型視覚性失認　92
統語情報　62
瞳孔不同　13
同時失認　207
同名 (性) 半盲　107
特定課題ルーチンの教育　178
閉じ込め症候群　16
トップダウン　113, 121
トップダウンのアプローチ　6

な

内因性手がかり　130
内的記憶方略　158
内容語　67
ナビゲーションブック　162

に

二重課題　28
日常的多段階行為　178
日本版行動性無視検査　117
ニューロイメージング　213
認知神経心理学　54
認知モデル　82
認知リハビリテーション　5

の

能動性注意　130
脳ヘルニア　13

は

背側経路　90, 91
配分性注意　24
ハノイの塔課題　173
バリント症候群　206
半球間抑制　5, 109
反響言語　53
半昏睡　11
半側空間無視　105
半側身体失認　93, 97
パントマイム　75, 76, 82
パントマイム失行　77
反復経頭蓋磁気刺激　4

ひ

非語　56
左半側空間無視　197
左半側身体失認　197
非同音非語　56
描画　117
描画試験　120
表記妥当性　56
病識の低下　199
標準高次視知覚検査　95
標準高次動作性検査　79

標準注意検査法　28
表象　106
病態失認　93, 97
品詞効果　65
頻度効果　55

ふ

複雑図形検査　154
復唱　51
複数物品の系列的操作　182
腹側経路　90
ブザー課題　155, 157
不足モデル　6
プライミング効果　130
プリズム順応法　121, 122
ブローカ失語　50
ブローカ野　50
ブロードマン　187
プロソディー　51
文法障害　52

へ

ベントン視覚記銘力検査　154

ほ

方向性注意障害　109
補完現象　53
ボトムアップ　113, 121
ボトムアップアプローチ　7
掘り下げ検査　59

ま

街並失認　207
抹消試験　117, 119

み

道順障害　207
三宅式記銘力検査　154

む

無動無言症　16

め

命令形　69
メモリーノート　167

も

妄想　152
もうろう状態　11
モーラ　56
模写　117
模写試験　120
モダリティ　89, 90, 96, 100

も

問題解決法　177

ゆ

有意味・無意味綴り言語記憶検査　154

よ

容量性注意　25

り

リーディングスパンテスト　155, 157
離断症候群　50
リバーミード行動記憶検査　154
リハビリ出勤　178

リ

リマインダー機能　179
流暢性　51

れ

レキシコン　62
レビー小体型認知症　39
連合型視覚性失認　92

ろ

論理的記憶検査　154

わ

ワーキングメモリー　191

検印省略

PT・OTのための高次脳機能障害ABC

定価（本体 5,500円＋税）

2015年11月25日　第1版　第1刷発行

編集者　網本　和（あみもと　かず）
発行者　浅井　麻紀
発行所　株式会社 文光堂
　　　　〒113-0033　東京都文京区本郷7-2-7
　　　　TEL （03）3813-5478（営業）
　　　　　　（03）3813-5411（編集）

©網本 和, 2015　　　　　　　　印刷・製本：公和図書

乱丁, 落丁の際はお取り替えいたします.

ISBN978-4-8306-4529-7　　　　　　　　Printed in Japan

- 本書の複製権, 翻訳権・翻案権, 上映権, 譲渡権, 公衆送信権（送信可能化権を含む）, 二次的著作物の利用に関する原著作者の権利は, 株式会社文光堂が保有します.
- 本書を無断で複製する行為（コピー, スキャン, デジタルデータ化など）は, 私的使用のための複製など著作権法上の限られた例外を除き禁じられています. 大学, 病院, 企業などにおいて, 業務上使用する目的で上記の行為を行うことは, 使用範囲が内部に限られるものであっても私的使用には該当せず, 違法です. また私的使用に該当する場合であっても, 代行業者等の第三者に依頼して上記の行為を行うことは違法となります.
- JCOPY〈出版者著作権管理機構 委託出版物〉
本書を複製される場合は, そのつど事前に出版者著作権管理機構（電話 03-3513-6969, FAX 03-3513-6979, e-mail：info@jcopy.or.jp）の許諾を得てください.